D. Illy

Behandlungsmanual Soziale-Netzwerke-Nutzungsstörung

Daniel Illy

Behandlungsmanual Soziale-Netzwerke-Nutzungsstörung

Verhaltenstherapeutisch orientierte Gruppenbehandlung zur Teilabstinenz bei Adoleszenten

Das „Git Gud in Social-Life"-Programm

1. Auflage

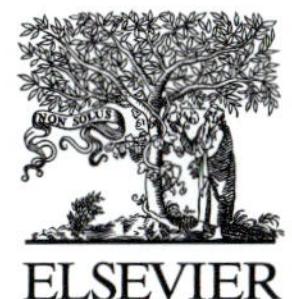

ELSEVIER

Elsevier GmbH, Bernhard-Wicki-Str. 5, 80636 München, Deutschland
Wir freuen uns über Ihr Feedback und Ihre Anregungen an kundendienst@elsevier.com

Behandlungsmanual Soziale-Netzwerke-Nutzungsstörung, 1. Auflage, von Daniel Illy

ISBN 978-3-437-23072-1
eISBN 978-3-437-05415-0

Wichtiger Hinweis für den Benutzer
Die medizinischen Wissenschaften unterliegen einem sehr schnellen Wissenszuwachs. Der stetige Wandel von Methoden, Wirkstoffen und Erkenntnissen ist allen an diesem Werk Beteiligten bewusst. Sowohl der Verlag als auch die Autorinnen und Autoren und alle, die an der Entstehung dieses Werkes beteiligt waren, haben große Sorgfalt darauf verwandt, dass die Angaben zu Methoden, Anweisungen, Produkten, Anwendungen oder Konzepten dem aktuellen Wissenstand zum Zeitpunkt der Fertigstellung des Werkes entsprechen.
Der Verlag kann jedoch keine Gewähr für Angaben zu Dosierung und Applikationsformen übernehmen. Es sollte stets eine unabhängige und sorgfältige Überprüfung von Diagnosen und Arzneimitteldosierungen sowie möglicher Kontraindikationen erfolgen. Jede Dosierung oder Applikation liegt in der Verantwortung der Anwenderin oder des Anwenders. Die Elsevier GmbH, die Autorinnen und Autoren und alle, die an der Entstehung des Werkes mitgewirkt haben, können keinerlei Haftung in Bezug auf jegliche Verletzung und/oder Schäden an Personen oder Eigentum, im Rahmen von Produkthaftung, Fahrlässigkeit oder anderweitig übernehmen.

Für die Vollständigkeit und Auswahl der aufgeführten Medikamente übernimmt der Verlag keine Gewähr.
Geschützte Warennamen (Warenzeichen) werden in der Regel besonders kenntlich gemacht (®). Aus dem Fehlen eines solchen Hinweises kann jedoch nicht automatisch geschlossen werden, dass es sich um einen freien Warennamen handelt.

Bibliografische Information der Deutschen Nationalbibliothek
Die Deutsche Nationalbibliothek verzeichnet diese Publikation in der Deutschen Nationalbibliografie; detaillierte bibliografische Daten sind im Internet über https://www.dnb.de abrufbar.

23 24 25 26 27 5 4 3 2 1

In ihren Veröffentlichungen verfolgt die Elsevier GmbH das Ziel, genderneutrale Formulierungen für Personengruppen zu verwenden. Um jedoch den Textfluss nicht zu stören sowie die gestalterische Freiheit nicht einzuschränken, wurden bisweilen Kompromisse eingegangen. Selbstverständlich sind **immer alle Geschlechter** gemeint.

Planung: Ursula Jahn
Projektmanagement: Cornelia von Saint Paul
Redaktion: Dipl.-Biol. Isabella de la Rosée, Höhenkirchen-Siegertsbrunn/Den Haag, NL
Rechteklärung: Stefan Schneidhuber, München
Herstellung: Dietmar Radünz, Leipzig
Satz: Thomson Digital, Noida/Indien
Druck und Bindung: Drukarnia Dimograf Sp. z o. o., Bielsko-Biała/Polen
Umschlaggestaltung: SpieszDesign, Neu-Ulm
Titelfotografie: © stock.adobe.com

Aktuelle Informationen finden Sie im Internet unter **www.elsevier.de.**

Vorwort

Dieses Therapiemanual zum Thema der Abhängigkeit von Sozialen Netzwerken und anderen Internetsüchten erscheint im zeitlichen Kontext der anderen bislang von mir verfassten Bücher in diesem Verlag. Gemeinsam mit meinem Kollegen Jakob Florack habe ich 2018 in diesem Verlag einen Ratgeber zur „Videospiel- und Internetabhängigkeit" (Computerspielstörung) verfasst und spätestens seitdem wurde das Störungsbild ein Herzensthema für mich. Die initial bereits 2015 gemeinsam in Berlin gegründete Ambulanzsprechstunde und Gruppentherapie konnte ich 2019 und 2021 auf zwei weitere Kliniken ausdehnen. Seitens der Bücher folgten ein Praxishandbuch (2020) und ein Therapiemanual (2021) zum Thema. Man kann also mit Fug und Recht behaupten, dass ein Großteil meiner Arbeit auf dieses Thema ausgerichtet war.

Und dennoch lag der Fokus stets auf den videospielenden Jungs. Zwar „verirrte" sich immer mal wieder ein Mädchen in meine Sprechstunde, ein paar nahmen auch erfolgreich an der Gruppentherapie teil, und doch schien das Angebot überwiegend die Eltern von „zockenden" Jungs anzusprechen. Ich kann durchaus transparent mitteilen, dass dies zu Teilen auch mein eigenes „Versagen" war. Von der Flyer-Gestaltung (die eher Jungs ansprach) bis hin zu meiner eigenen Haltung gegenüber Sozialen Netzwerken und der Ausrichtung der Gruppentherapie. Wie ich noch darlegen werde, sind aber gerade weibliche Jugendliche mit einer Abhängigkeit von Sozialen Netzwerken (Soziale-Netzwerke-Nutzungsstörung) eine nicht zu unterschätzende Risikogruppe und damit waren eine Anpassung des Therapiekonzepts und somit auch ein eigener Ratgeber und ein Therapiemanual längst überfällig. Klar, es gibt natürlich Überschneidungen zwischen Videospielen und Sozialen Netzwerken, allerdings gibt es auch wichtige Unterschiede und ganz eigene Themen wie zum Beispiel Cybergrooming und Mobbing. Das vorliegende Therapiemanual soll all jenen, die sich mit dem Thema beschäftigen möchten, eine Anleitung und Unterstützung in der Behandlung von betroffenen (hoffentlich vielen weiblichen) Jugendlichen sein.

Möglich wurde dies natürlich nur dank der großartigen Unterstützung, die ich dabei hatte. Das betrifft zunächst alle Kolleginnen und Kollegen, die mich seit 2015 bei der Umsetzung dieses Themas in den drei Kliniken, in denen ich in dieser Zeit gearbeitet habe, begleitet haben.

Doch die klinische Arbeit macht noch keinen Ratgeber. Mein Dank geht daher vorab an Jakob Florack, mit dem damals alles seinen Anfang nahm, und natürlich an den Elsevier-Verlag für die abermals hervorragende Betreuung und kompetente Umsetzung des Projekts. Ich möchte insbesondere Frau Jahn, Frau von Saint Paul, Herrn Dangl und Frau de la Rosée danken. Mein Dank gilt auch allen Leserinnen und Lesern dieser Zeilen. Ihr Interesse an diesem Thema rückt diese aus meiner Sicht so wichtige Zielgruppe ins Rampenlicht und bietet vielen jungen Frauen die Möglichkeit, eine spezifische Behandlung für ein allgegenwärtiges, aber doch massiv unterversorgtes Problem zu erhalten.

Mein abschließender und größter Dank gilt allerdings einer ganz besonderen Gruppe meiner Patienten: den Mädchen und jungen Frauen, die sich dafür entschieden haben, Hilfe bei ihrem Problem mit Sozialen Netzwerken anzunehmen und die sich auch nicht davon abschrecken ließen, in einer Gruppentherapie mit sechs „Zocker-Jungs" zu sitzen. Danke, dass ihr euch darauf eingelassen und meinen Fokus erweitert habt!

Berlin, im Frühjahr 2023
Dr. med. Daniel Illy

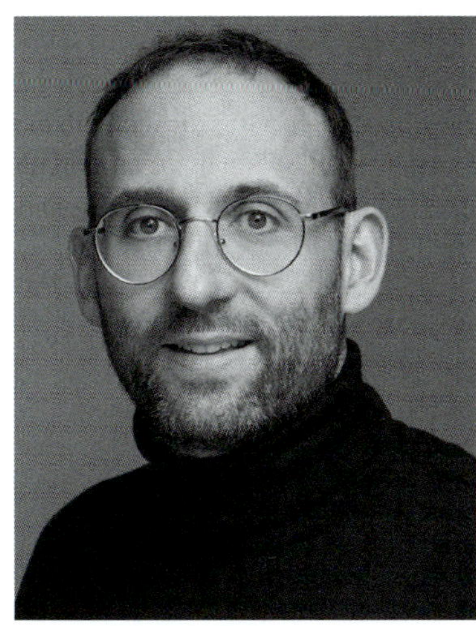

Adressen

Dr. med. Daniel Illy
Facharzt für Psychiatrie und Psychotherapie
Facharzt für Kinder- und Jugendpsychiatrie
und -psychotherapie
Leitender Oberarzt
Asklepios Fachklinikum Lübben
Kinder- und Jugendpsychiatrie
Tagesklinik Königs Wusterhausen
Cottbuser Str. 53 a+b
15711 Königs Wusterhausen

Abkürzungen

ADHS	Aufmerksamkeitsdefizit-/Hyperaktivitätsstörung
CSAS	Computerspielabhängigkeitsskala
CSAS-FE	Computerspielabhängigkeitsskala für Eltern
CSAS-J	Computerspielabhängigkeitsskala Jugendliche
CSVk-S	Skala zum Computerspielverhalten bei Kindern und Jugendlichen
DSM	Diagnostic and Statistical Manual
ICD	International Classification of Disorders
MI	Motivational Interviewing, Motivierende Gesprächsführung
mind.	mindestens
OSVk-S	Skala zum Onlinesuchtverhalten bei Kindern und Jugendlichen
PIGDS	Parental version of the Internet Gaming Disorder Scale
PMR	Progressive Muskelrelaxation
USK	Unterhaltungssoftware Selbstkontrolle

Abbildungsnachweis

Der Verweis auf die jeweilige Abbildungsquelle befindet sich bei allen Abbildungen im Werk am Ende des Legendentextes in eckigen Klammern.

F1039	Rehbein F: Computerspiel- und Internetabhängigkeit. In: Porsch T, Pieschl S: Medien und deren Schatten. Hogrefe, 2014.
F1086-002	Brand M, et al.: Integrating psychological and neurobiological considerations regarding the development and maintenance of specific Internet-use disorders: An Interaction of Person-Affect-Cognition-Execution (I-PACE) model. In: Neuroscience & Biobehavioral Reviews. Volume 71, Pages 252–266. Elsevier, December 2016.
F1100-001	Shahnawaz M G, Rehman U, et al.: Social Networking Addiction Scale. In: Cogent Psychology. Volume 7, Issue 1. Taylor & Francis, 2020.
G853	Höcker A, Engberding M, Rist F: Prokrastination: Ein Manual zur Behandlung des pathologischen Aufschiebens. Hogrefe, 2. Aufl. 2017.
G878	Wölfling K, et al.: Computerspiel- und Internetsucht: Ein kognitiv-behaviorales Behandlungsmanual. Kohlhammer, 2012.
G1131	Kielholz P, Ladewig D: Die Abhängigkeit von Drogen. Deutscher Taschenbuch-Verlag, 1973.
L231	Stefan Dangl, München.
M936	Dr. med. Daniel Illy, Berlin.
O249	Dietmar Radünz, Leipzig.

Fehler gefunden?

An unsere Inhalte haben wir sehr hohe Ansprüche. Trotz aller Sorgfalt kann es jedoch passieren, dass sich ein Fehler einschleicht oder fachlich-inhaltliche Aktualisierungen notwendig geworden sind.
Sobald ein relevanter Fehler entdeckt wird, stellen wir eine Korrektur zur Verfügung. Mit diesem QR-Code gelingt der schnelle Zugriff.

https://else4.de/978-3-437-23072-1

Wir sind dankbar für jeden Hinweis, der uns hilft, dieses Werk zu verbessern. Bitte richten Sie Ihre Anregungen, Lob und Kritik an folgende E-Mail-Adresse: kundendienst@elsevier.com

Inhaltsverzeichnis

I Theorie

KAPITEL

1 Symptomatik

Die Erstbeschreibung einer „Internetabhängigkeit" geht auf den New Yorker Psychiater *Ivan Goldberg* zurück und war zunächst ironisch gemeint. Die aufkommende Internet-Euphorie jener Jahre ließ ihn 1995 anhand der allgemeinen Abhängigkeitskriterien bereits bestehender Suchterkrankungen eine Liste von Symptomen erstellen. Er versandte diese per E-Mail an Kollegen und erhielt überraschenderweise starken Zuspruch. Nachfolgend etablierte sich die Amerikanerin *Kimberley Young* als wohl bekannteste Pionierin auf dem Gebiet. Sie war die erste, die umfassende Studien durchführte (Young, 1999). Anhand der Merkmale der Glücksspielabhängigkeit (die klassischen „Casino-Spiele") arbeitete sie Kriterien für einen „pathologischen Internetgebrauch" aus. Davon abgeleitet entwickelte sie die ersten Therapieansätze. Liest man diese frühen Studien, so scheinen sie inzwischen etwas aus der Zeit gefallen. „Informations-Overload im Zusammenhang mit der Nutzung von Datenbanken" (Young et al., 1999) ist heute jedenfalls kein guter Titel mehr für einen Ratgeber. Der Markt hat sich enorm in die Breite entwickelt und es gibt vielzählige Internetangebote und Applikationen. Das Modell in ➤ Abb. 1.1 veranschaulicht dies ganz gut.

Demnach stehen mehrere themenspezifische Internetsüchte und die bereits an anderer Stelle (Manual Videospiel- und Internetabhängigkeit von Illy & Florack, 2021) besprochene Videospielabhängigkeit nebeneinander. Es gibt jedoch auch Überschneidungen, etwa, wenn Videospiele innerhalb sozialer Netzwerke konsumiert werden. Mischabhängigkeiten treten zudem sehr häufig auf. Steht keine der Nutzungsformen im

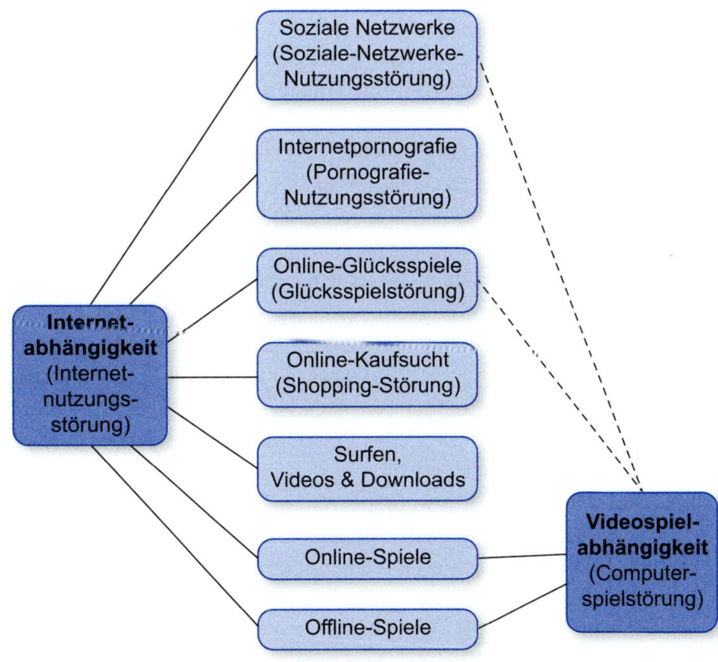

Abb. 1.1 Formen der Videospiel- und Internetabhängigkeit [F1039/L231] (Modifiziert nach: Rehbein F: Computerspiel- und Internetabhängigkeit. In Porsch T, Pieschl S [Hrsg.]: Neue Medien und deren Schatten. Göttingen: Hogrefe 2014; 219–243.)

Vordergrund und geht es hauptsächlich darum, online zu sein, so ist an eine generalisierte Internetabhängigkeit zu denken. In Abgrenzung zu den stofflichen Süchten (wie etwa der Alkoholabhängigkeit) werden diese Süchte auch als nicht stoffgebundene oder Verhaltenssüchte bezeichnet. Das vorliegende Buch wird sich auf die Sozialen Netzwerke konzentrieren.

1.1 Die „Social Network Disorder" im DSM-5

Ab wann gilt das Verhalten eines Menschen als abhängig? Erstmalige Berücksichtigung in einem Klassifikationssystem (und damit auch die Legitimierung als Erkrankung) fand die Abhängigkeit von Videospielen (nicht aber explizit die Abhängigkeit von Soziale-Netzwerke-Inhalten!) unter dem Namen **„Internet Gaming Disorder"** im Jahr 2013, als sie in das Forschungskapitel des US-amerikanischen Klassifikationssystems für psychische Störungen **(DSM-5)** aufgenommen wurde. Das DSM-5 nannte insgesamt **neun Abhängigkeitskriterien,** welche das Störungsbild erstmalig einheitlich beschreibbar machten. An diese Kriterien wurden die meisten diagnostischen Verfahren angelehnt, auch die der Untersuchungen zur Soziale-Netzwerke-Nutzungsstörung („Social Network Disorder"), wobei auch Unterschiede zur Computerspielstörung („Internet Gaming Disorder") bestehen.

Nachfolgend wird Bezug genommen auf die **„Soziale-Netzwerke-Abhängigkeits-Skala"** (Social Networking Addiction Scale) von Shanawaz und Rehman (2020). In Klammern werden die weiteren Kriterien der „Internet Gaming Disorder" genannt, die sich in Teilen auch auf Soziale Netzwerke übertragen lassen, in der oben genannten Skala jedoch nicht vollständig berücksichtig werden.

1. Gedankliche Vereinnahmung/übermäßige Beschäftigung

Die gedankliche Vereinnahmung beschreibt das Denken an Soziale-Netzwerke-Inhalte in eigentlich nicht dafür vorgesehenen Situationen und die Planung einer weiteren Nutzung in Phasen einer Abstinenz, zum Beispiel während der Schulsituation. Je nach möglicher Verfügbarkeit werden Inhalte auch während anderer Tätigkeiten genutzt (zum Beispiel in der Ausbildung, wenn keine entsprechende Kontrolle erfolgt). Die Vereinnahmung kann sich auch darin äußern, dass gewisse Lebensbereiche vollständig in Sozialen Netzwerken dokumentiert werden, etwa, wenn jedes Essen fotografiert und gepostet wird oder Urlaubsorte nur aufgrund der Postbarkeit auf Instagram ausgewählt werden. Weitere Hinweise sind die unmittelbare Nutzung nach dem Aufwachen oder die zwanghafte Nutzung vor anderen Aktivitäten (etwa vor dem Sporttraining), z. B., um auf neue „Likes" zu prüfen. Entscheidend ist hierbei immer die Frage: Ginge es auch ohne? Was, wenn man beispielsweise bei der Oma kein WLAN und keine mobilen Daten auf dem Handy zur Verfügung hätte? Würde man auch durch den Tag kommen, wenn man sein Smartphone zu Hause vergessen hätte?

2. Gefühlsregulation

Der Einsatz von Suchtmitteln zur Regulation von Gefühlen ist jedem Menschen bildlich vor Augen. Der Raucher, der sich nach einer stressigen Situation hastig eine Zigarette anzündet, soll hier als Beispiel dienen. Auch Soziale-Netzwerke-Inhalte werden als Reaktion auf negative Gefühle konsumiert. Die in der Schule erhaltene schlechte Note führt beispielsweise zum sofortige Konsum nach dem Schulschluss. Ein Teufelskreis aus weniger Lernen, weiterem Leistungsabfall, noch mehr Konsum kann entstehen. Betroffene berichteten insbesondere davon, dass sie der Konsum beruhigt. Problematisch wird das vor allem dann, wenn Internetinhalte irgendwann die einzige Möglichkeit werden, mit negativen Gefühlen umzugehen. Ein wichtiger Faktor der Sozialen Netzwerke ist dabei die Bestätigung durch andere. Der aktuelle Post, das zuletzt hochgeladene Video sollen Likes generieren und dem Urheber somit ein Gefühl der Anerkennung bescheren. Bleibt dieser Erfolg aus, so können auch durch den Konsum selbst negative Gefühle entstehen, die wiederum anders kompensiert werden müssen (z. B. durch noch mehr Konsum).

3. Toleranzentwicklung

Die Toleranzentwicklung zeigt sich vor allem in einer zunehmenden Nutzungszeit der Betroffenen. Um den gleichen Effekt (beispielsweise Entspannung) zu verspüren, muss im zeitlichen Verlauf einer Abhängigkeit immer mehr konsumiert werden. Das Konzept ist von stofflichen Süchten gut bekannt. Teilweise verändern sich auch die Nutzungsinhalte der Abhängigen. Bei anderen Nutzungsformen, etwa den pornografischen Inhalten, werden die Filme immer „krasser", bei Soziale-Netzwerke-Inhalten sind es dann beispielweise bestimmte „Challenges", auf die man sich einlässt, oder es werden zusätzliche Plattformen genutzt.

4. Entzugserscheinungen

Entzugserscheinungen sind bei stofflichen Süchten, wie z. B. der Alkoholabhängigkeit, gut beschrieben, etwa das typische Zittern oder eine psychomotorische Unruhe. Solche Symptome finden sich auch bei den Verhaltenssüchten wie der Abhängigkeit von Sozialen Netzwerken. In der Regel sind die Entzugserscheinungen bei stofflichen Süchten ausgeprägter, allerdings lassen sich einige psychische Symptome beschreiben, etwa Traurigkeit und leichtere Irritierbarkeit bei fehlender Nutzungsmöglichkeit. Gerade nach abruptem Entzug (z. B. nach Einzug des Handys durch die Eltern) kommt es bei Betroffenen zu Unruhe und aggressivem Verhalten. Dies kann sich im Extremfall zu aggressiven Übergriffen steigern. Auch Herzrasen, Schwitzen und Schlafstörungen können entsprechende Hinweise sein.

5. Konflikte
Darunter verstehen die Autoren das Kriterium „Lügen/Verheimlichen/Täuschen anderer", das in der DSM-5 für die Internet Gaming Disorder beschrieben wird. Gemeint ist damit in erster Linie, dass heimlich konsumiert wird (zum Beispiel in der Nacht oder bei der besten Freundin) und dass Konsumzeiten gegenüber den Angehörigen nicht zugegeben oder beschönigt werden. Das Sich-nicht-eingestehen-wollen erstreckt sich häufig auch auf die eigene Person, etwa durch (unbewusst) falsche Angaben der tatsächlichen Nutzungszeit. Von den Autoren wird hierunter auch die Einschränkung der Schlafdauer aufgrund des Konsums eingeordnet. Wie nachfolgend noch zu sehen sein wird, wären hier auch aus dem Konsum entstehende Probleme einzuordnen, auch wenn sie im Fragebogen nicht explizit genannt werden.

6. Kontrollverlust
Kontrollverlust bedeutet, dass Abhängige eigentlich aufhören wollen zu konsumieren, es allerdings nicht schaffen, das auch entsprechend umzusetzen. Anfang und Ende der Nutzungszeit können nicht mehr selbstbestimmt reguliert werden, häufig „verliert" man sich im Konsum und merkt gar nicht, wie schnell die Zeit vergeht. Je jünger die betroffenen Kinder, desto eher haben Eltern noch die Möglichkeit, sich durchzusetzen; mit der Pubertät schwindet in der Regel der Einfluss zunehmend. Sind die Betroffenen dann als junge Erwachsene ganz auf sich gestellt, kann der Konsum nochmal deutlich zunehmen, weil nun keiner mehr so genau hinschaut. Für Eltern ist an dieser Stelle wichtig zu wissen, dass pauschale „Bildschirmzeiten" zwar ein gutes Mittel sind, gerade bei jüngeren Kindern die Handynutzung zu lenken, Eltern sollten sich aber trotzdem mit dem auseinandersetzen, was ihr Kind da genau macht. Gerade bei Spielen, aber auch bei neuen Apps oder neuen Aspekten innerhalb der genutzten Applikationen ist es zeitweise normal, zunächst etwas mehr Zeit mit dem Medium zu verbringen. Schließlich ist alles Neue aufregend und spannend. In der Regel lässt die anfängliche Faszination dann aber im Verlauf nach. Tut sie es nicht, ist an einen Kontrollverlust zu denken.

(7. Verhaltensbezogene Einengung/Interessenverlust)
Die verhaltensbezogene Einengung äußert sich typischerweise darin, dass Betroffene angeben, früheren Hobbies nicht mehr nachzugehen. Die gesamte freie Zeit wird auf den Konsum ausgerichtet. Kinder berichten dann, dass ihnen z. B. der Sport im Verein nicht mehr so viel Spaß bereite. Der Interessenverlust kann sich auch auf soziale Kontakte erstrecken. Reale Freundschaften laufen aus und werden nur teilweise durch Online-Bekanntschaften ersetzt. Hier bestehen auch Überschneidungen mit begleitenden depressiven Erkrankungen. Wie bereits erwähnt, wird das Kriterium eigentlich nur für die Internet Gaming Disorder im Klassifikationssystem beschrieben. Ich habe es an dieser Stelle aber der Vollständigkeit halber mit aufgenommen, da es immer wieder Patienten gibt, die auch bei der reinen Social-Media-Abhängigkeit entsprechende Symptome beschreiben.

(8. Fortsetzung trotz psychosozialer Probleme)
Die Fortsetzung des Konsums im Bewusstsein der daraus entstehenden psychosozialen Probleme ist ein zentrales Merkmal von Suchterkrankungen und auch im Fall der Abhängigkeit von Internetmedien von großer Relevanz. Für den professionellen Behandler kann es zudem eine gute Möglichkeit sein, zwischen „gesunden" Vielnutzern und „kranken" Abhängigen zu unterscheiden. Streit mit den Eltern, schulische oder berufliche negative Folgen durch den Konsum, all das wird von Abhängigen in Kauf genommen, um den Konsum aufrechtzuerhalten. Nahezu alle meine Patienten werden fremdmotiviert von Eltern vorgestellt, die in diesem Bereich Auffälligkeiten sehen und sich Sorgen machen. Auch hierfür bietet die „Soziale-Netzwerke-Abhängigkeits-Skala" keine eigene Kategorie an; aufgrund der hohen Relevanz würde ich Auffälligkeiten in diesem Bereich jedoch unter dem fünften Punkt, Konflikte, einordnen.

(9. Gefährdung/Verluste)
Hierunter werden (gewissermaßen als Zuspitzung des letzten Punktes) Verlust oder Gefährdung des Schul-, Ausbildungs-, Studien- oder Arbeitsplatzes aufgrund des Konsums, sowie Beziehungsabbrüche mit Angehörigen, Partnern oder Freunden zusammengefasst. Zur Erfüllung des Kriteriums muss es nicht zum endgültigen Verlust gekommen sein, es reicht schon der drohende Verlust. Sätze wie: „Wenn du nicht endlich das Handy weglegst, dann setzen wir dich vor die Tür!" sind in Notsituationen schon einigen Eltern über die Lippen gekommen. Erneut bietet die „Soziale-Netzwerke-Abhängigkeits-Skala" hierzu keine eigene Kategorie an, es greifen jedoch wiederum die unter dem achten Punkt bereits genannten Anmerkungen.

MERKE

Die neun Abhängigkeitskriterien der Internet Gaming Disorder nach DSM-5, kombiniert mit den Kriterien der Social Networking Addiction Scale von Shanawaz und Rehman (2020). In Klammern werden die weiteren Kriterien der „Internet Gaming Disorder" genannt, die sich in Teilen auch auf Soziale Netzwerke übertragen lassen, in der genannten Skala jedoch nicht vollständig berücksichtigt werden.

1. Gedankliche Vereinnahmung/übermäßige Beschäftigung
2. Gefühlsregulation
3. Toleranzentwicklung
4. Entzugserscheinungen
5. Konflikte
6. Kontrollverlust
7. (Verhaltensbezogene Einengung/Interessenverlust)
8. (Fortsetzung trotz psychosozialer Probleme)
9. (Gefährdung/Verluste)

Das vorliegende Manual stellt vor allem die **Abhängigkeit von Sozialen Netzwerken** in den Mittelpunkt. Für die Behandlung der Videospielabhängigkeit bietet sich das im Jahr 2021 erschienene Manual an (Illy & Florack, 2021), von dem das vorliegende Buch gewissermaßen eine spezifische Weiterentwicklung darstellt. Grundsätzlich lassen sich viele der hier besprochenen Inhalte jedoch auch auf themenspezifische Internetsüchte oder die generalisierte Internetabhängigkeit anwenden.

Zur einfacheren Handhabung (die Anwendung der Kriterien der Internet Gaming Disorder erfordert eine zu starke Anpassung an Soziale Netzwerke) wird im Diagnostikteil (➤ Kap. 3) in Anlehnung an die **„Soziale-Netzwerke-Abhängigkeitsskala“** (Social Networking Addiction Scale von Shanawaz und Rehman, 2020) je ein Fremd- und Selbstbeurteilungsbogen zur Diagnosemöglichkeit einer Soziale-Netzwerke-Nutzungsstörung zur Verfügung gestellt. An dieser Stelle ist aber nochmals auf die Relevanz der in Klammern stehenden Kriterien hinzuweisen. Diese werden, wie bereits erwähnt, in der Skala nicht berücksichtigt.

1.2 Die „Soziale-Netzwerke-Nutzungsstörung" im ICD-11

Für die in Deutschland gültige ICD-11 wird die Anzahl der Symptome für die Computerspielstörung auf nur **drei Kriterien** reduziert.

MERKE

Kriterien für das Vorliegen einer Computerspielstörung:
1. Kontrollverlust
2. Interessenverlust
3. Fortsetzung trotz negativer Konsequenzen

+ Zusatzkriterium: Funktionale Beeinträchtigung aufgrund des Konsums („Signifikante Einschränkungen in persönlichen, familiären, schulischen, beruflichen oder anderen Lebensbereichen")

Die Störung muss 12 Monate bestehen oder eine entsprechende Schwere der Symptomatik aufweisen.

Auch wenn die Schaffung der Diagnose im ICD-11 ausdrücklich zu begrüßen ist – gerade für die Psychotherapie ist die Kenntnis der DSM-5-Kriterien auch weiterhin relevant, etwa weil nur so die Dysfunktionale Gefühlsregulation erfasst wird.

Die Soziale-Netzwerke-Nutzungsstörung ist (analog zur DSM-5) **nicht gesondert diagnostizierbar.** Das bedeutet, es muss eine komorbide psychische Störung vorliegen, um eine spezifische Behandlung rechtfertigen zu können. Mit dieser Herangehensweise konnte ich von 2015 bis zum Erscheinen des ICD-11 als einzige Möglichkeit auch videospielabhängige Patienten im Rahmen einer Institutsambulanz (mit Fallpauschalen) behandeln. Oder aber man verwendet die ICD-11-Diagnose der Computerspielstörung und passt die Kriterien wie bereits dargelegt an Soziale Netzwerke an. Als klinische Herangehensweise haben sich dabei die bereits beschriebene Berücksichtigung der DSM-5-Kriterien und die Diagnosestellung mit Hilfe der im Diagnostikteil (➤ Kap. 3) vorgestellten Fremd- und Selbstbeurteilungsbögen in Anlehnung an die **„Soziale-Netzwerke-Abhängigkeitsskala“** (Social Networking Addiction Scale von Shanawaz und Rehman, 2020) bewährt.

MERKE

Es empfiehlt sich dabei jedoch auf jeden Fall, fachlich und letztlich auch abrechnungstechnisch korrekt vorzugehen. Eine Computerspielstörung ist keine Soziale-Netzwerke-Nutzungsstörung! Formal gibt es letztere aus den genannten Gründen (noch) nicht. Liegt wirklich keine komorbide Störung vor (was bei den Prävalenzraten unwahrscheinlich ist), so wäre mit den Krankenkassen im Einzelfall die spezifische Behandlung einer Soziale-Netzwerke-Nutzungsstörung unter dem Oberbegriff einer Computerspielstörung zu prüfen. Ähnlich galt es bis zur Schaffung der ICD-11-Diagnose, für die Computerspielstörung keine Impulskontrollstörung zu vergeben (wobei hierbei die inhaltlichen Unterschiede nochmals deutlich offensichtlicher sind).

KERNAUSSAGEN

- Es existiert noch keine offizielle Diagnose einer Soziale-Netzwerke-Nutzungsstörung.
- Die Anlehnung an die Kriterien der Internet-Gaming-Disorder (DSM-5) bzw. Computerspielstörung (ICD-11) ist in vielen Fällen möglich, allerdings existieren auch spezifische Unterschiede.
- Als klinische Herangehensweise hat sich Berücksichtigung der DSM-5-Kriterien und die Diagnosestellung mit Hilfe der im Diagnostikteil (➤ Kap. 3) vorgestellten Fremd- und Selbstbeurteilungsbögen in Anlehnung an die Social Networking Addiction Scale bewährt.

KAPITEL

2 Epidemiologie

Epidemiologische Fragestellungen ließen sich lange Zeit zunächst nur durch Betrachtung der vergebbaren Diagnose „Computerspielstörung“ klären. Die **Prävalenzraten** der „Internet Gaming Disorder“ variieren stark und reichen von 0,7–27,5 % (Mihara et al., 2017). Grund hierfür sind vor allem fehlende wissenschaftliche Studien, da es sich um ein sehr neues und noch nicht breit erforschtes Krankheitsbild handelt. Erst 2013 erfolgte die Aufnahme in die DSM-5, was sich durchaus positiv auf die nachfolgenden Publikationen auswirkte. Erstmalig sprach man wissenschaftlich gesehen eine gemeinsame Sprache. Vermutlich werden in den kommenden Jahren, nach der Aufnahme in die ICD-11, weitere und belastbarere Studien erscheinen.

Ein wichtiger Durchbruch in der Beschreibung des Krankheitsbildes war die PINTA-Studie (Rumpf et al., 2011). Diese bezog sich auf die gesamte Internetabhängigkeit, nicht nur auf das Gaming. Die aus der Studie abgeleitete Häufigkeitsrate ergab einen Wert von 1 % der Bevölkerung zwischen 14 und 64 Jahren (Männer 1,2 %, Frauen 0,8 %). **Interessanterweise, und das ist die Hauptmotivation für dieses Buch, waren die 14- bis 16-jährigen Mädchen stärker von einer Abhängigkeit betroffen als die Jungen (gesamt 4,0 %, Mädchen 4,9 %, Jungen 3,1 %). Die Theorie des Autors hierbei: Mädchen, obwohl sogar häufiger von Abhängigkeit betroffen, tauchen vor allem aufgrund eines sozial erwünschteren Konsums („Mit Freundinnen chatten“ vs. „Ballerspiele“) weniger häufig in spezifischen Behandlungsangeboten wie den Sprechstunden des Autors auf.** Die PINTA-Studie konnte auch aufzeigen, dass die Internetabhängigkeit ein wichtiges Thema im Jugendalter ist und dort gehäuft auftritt (1 % 14–64 Jahre, 2,4 % 14–24 Jahre und 4,0 % 14–16 Jahre). Auch der gefährdete Gebrauch (also lediglich die Teilerfüllung der Abhängigkeitskriterien) zeigte einen deutlichen Anstieg im jüngeren Lebensalter (4,6 % 14–64 Jahre, 13,6 % 14–24 Jahre, 15,4 % 14–16 Jahre).

Doch seitdem sind über 10 Jahre ins Land gegangen. Damals gab es weder TikTok noch Fortnite. Und auch die Corona-Pandemie war noch kein Thema. Eine aktuellere Studie stammt aus dem Jahr 2014 und hat knapp 13.000 Jugendliche zur Abhängigkeit von Videospielen befragt (Müller et al., 2014). Von den Befragten, die zwischen 14 und 17 Jahre alt waren, erfüllten 1,6 % die vollen Kriterien einer „Internet Gaming Disorder“, 5,1 % zeigten einen gefährdeten Konsum. Das ist weniger als in der PINTA-Studie, allerdings wurde hier ja auch nur nach Gaming gefragt.

Studien zur reinen Soziale-Netzwerke-Nutzungsstörung sind (auch aufgrund der fehlenden Diagnose) noch seltener; erwähnen sollte man an dieser Stelle allerdings die Metaanalyse von Cheng et al. (2021). Insgesamt gehen die Autoren von 5 % Betroffenen einer Abhängigkeit von Sozialen Netzwerken aus. Würde man das auf Deutschland übertragen (was man nur eingeschränkt kann), wäre das eine wirklich hohe Anzahl Betroffener. Eine deutsche Studie findet im Zeitraum eines Jahres eine Rate von 2,6 % Betroffener (Wartberg et al., 2020).

Ebenfalls gezielt deutsche Jugendliche angeschaut hat sich die Arbeitsgruppe der Studie „DAK-Gesundheit: WhatsApp, Instagram und Co. – so süchtig macht Social Media“ aus dem Jahr 2018. Erstmals wurden hier in Deutschland die Intensität der Nutzung sowie die Auswirkung sozialer Medien bei 12- bis 17-jährigen Kindern und Jugendlichen untersucht. Das Ergebnis: 85 % der 12- bis 17-Jährigen nutzen soziale Medien täglich und die durchschnittliche Nutzungshäufigkeit steigt mit zunehmendem Alter an. Die 16- bis 17-Jährigen nutzen soziale Medien in der Regel jeden Tag. Die durchschnittliche tägliche Nutzungsdauer aller Altersgruppen liegt bei 166 Minuten. Mädchen (182 Minuten) nutzen Soziale Netzwerke länger als Jungen (151 Minuten).

Diese Daten wurden erhoben, bevor die COVID-19-Pandemie mit ihren Einschränkungen zu einem Anstieg der täglichen Medienzeiten der regelmäßigen Nutzer um 75 % geführt hat, eine Thematik, die ebenfalls von der DAK-Arbeitsgruppe untersucht wird und zum Zeitpunkt der Entstehung dieses Buches noch nicht vollständig ausgewertet ist (DAK-Gesundheit, 2020). Da die Nutzungsdauer einen Risikofaktor für die Abhängigkeit darstellt, ist im zeitlichen Verlauf eines Jahres nach den Lockdown-Maßnahmen mit einem Anstieg der Abhängigkeit zu rechnen. Erste Daten lagen während der Entstehung dieses Buches bereits vor. So zeigte sich in einer Studie aus Hamburg (DAK-Gesundheit, 2021) während der Pandemie ein Anstieg der Videospielabhängigkeit von 2,7 % auf 4,1 % und der Social-Media-Abhängigkeit von 3,2 % auf 4,6 %.

Die Soziale-Netzwerke-Nutzungsstörung scheint also auch in Deutschland einen nicht unerheblichen Teil der Bevölkerung zu betreffen, wobei insbesondere Kinder und Jugendliche entsprechend gefährdet scheinen. Aller Voraussicht nach wird die Thematik aufgrund des technischen Fortschritts, der zunehmenden Vernetzung und den „Nachwehen“ der pandemiebedingten Maßnahmen eher zunehmen.

KERNAUSSAGEN

- Die Prävalenzraten der „Internet Gaming Disorder", generell der Internetbezogenen Störungen, schwanken aufgrund der Uneinheitlichkeit der zur Verfügung stehenden Konzepte und Erhebungsinstrumente stark. Eine deutliche Verbesserung der Studienlage ergab sich seit Einführung der Diagnose im Jahr 2013 (DSM-5).
- Die deutsche PINTA-Studie war eine der ersten umfassenden epidemiologischen Studien in Deutschland zu dieser Thematik. Sie konnte eine deutliche Zunahme der Prävalenzraten im Jugendalter aufzeigen. Es gibt einen Fokus auf männliche Betroffene.
- Allerdings waren die 14- bis 16-jährigen Mädchen stärker von einer Abhängigkeit betroffen als die Jungen (gesamt 4,0 %, Mädchen 4,9 %, Jungen 3,1 %).
- Mädchen scheinen aufgrund eines sozial erwünschteren Konsums („Mit Freundinnen chatten" vs. „Ballerspiele") weniger häufig in spezifischen Behandlungsangeboten wie den Sprechstunden des Autors aufzutauchen. Sie sind damit eine Risikogruppe und Hauptmotivation der Entstehung dieses Manuals.
- Die Auswirkungen der COVID-19-Pandemie sind zum Zeitpunkt der Entstehung dieses Buches noch nicht vollständig abzuschätzen. Eine massive Zunahme der Medienzeiten zeigt sich schon jetzt. Ebenso lassen erste Studien bereits einen Anstieg der Abhängigkeitsraten erkennen.

KAPITEL

3 Diagnostik

Die Diagnostik einer Soziale-Netzwerke-Nutzungsstörung erfordert die ausführliche psychiatrische Exploration der Patientin. Die nachfolgend vorgestellten Fragebögen (➤ Abb. 3.1, ➤ Abb. 3.2) können nur eine zusätzliche Information auf dem Weg der diagnostischen Entscheidung darstellen, entscheidend sind der klinische Eindruck und die Anamnese.

MERKE

Fragebögen sollten niemals alleiniges Diagnostikum sein, um eine Soziale-Netzwerke-Nutzungsstörung zu diagnostizieren oder auszuschließen. Entscheidend sind vor allem der klinische Eindruck und die Anamnese. Dennoch dienen Fragebögen nicht zuletzt auch einer Verlaufsbeobachtung, was gerade im teilabstinenzorientierten Ansatz sehr wichtig ist.

Bei der Exploration von Kindern und Jugendlichen ist der Einbezug von Angehörigen (in der Regel der Eltern) essenziell. Meist stehen sich die Problem-Einschätzung der Angehörigen und die der Betroffenen diametral entgegen (vor allem bei Konfliktthemen wie Videospielen oder im pubertären Altersbereich). Im diagnostischen Erstgespräch, vor allem aber in den Angehörigengesprächen (➤ Kap. 8) sollten Therapierende daher versuchen, die unterschiedlichen Haltungen zu verstehen und eine Annäherung zu erwirken.

Essenziell im Rahmen der ganzheitlichen Betrachtung der Patientinnen (aber auch, um bis zur Schaffung einer Diagnose überhaupt Leistungen abrechnen zu können) ist die Diagnostik hinsichtlich komorbid bestehender Störungen (➤ Kap. 4).

Erschwerend kommt hinzu, dass es, wie bereits dargelegt, die Diagnose „Soziale-Netzwerke-Nutzungsstörung" offiziell nicht gibt. Man kann sich, wie bereits in ➤ Kap. 1 dargelegt, testdiagnostisch zwar der inzwischen etablierteren Computerspielstörung annähern, allerdings ist der Vergleich an manchen Stellen etwas schwierig. Der Autor hat sich deshalb dazu entschlossen, die „Social Networking Addiction Scale" von Shanawaz und Rehman (2020) zu übersetzen und zu modifizieren. Hier gibt es einen Cut-Off-Wert, auch wenn natürlich die oben getätigten Aussagen unbedingt zu beachten sind und durch die Modifikation der Test bereits so verfremdet wurde, dass man ihn wissenschaftlich gesehen nicht mehr verwenden sollte.

➤ Abb. 3.1 liefert eine Eigeneinschätzung für Betroffene, ➤ Abb. 3.2 eine entsprechende Fremdbeurteilung für Bezugspersonen.

MERKE

Die Einschätzung der Betroffenen selbst ist (unter Einbezug der Anamnese) maßgeblich für die Diagnosestellung. Eine Abhängigkeitsdiagnose kann nicht fremdanamnestisch gestellt werden.

Zur Auswertung werden die Zahlen der jeweils obersten Zeile zusammengezählt. Der Gesamtwert sollte nun irgendwo zwischen 21 und 147 liegen. Ein Wert ab 85 kann auf eine bestehende Abhängigkeit hinweisen und sollte in Zusammenschau mit der Anamnese ggf. die Planung einer spezifischen Behandlung (zum Beispiel dieser Gruppentherapie) nach sich ziehen.

KERNAUSSAGEN

- Die Diagnostik einer Soziale-Netzwerke-Nutzungsstörung sollte stets auf Basis einer ausführlichen Anamnese und einer psychiatrischen Einschätzung der Betroffenen erfolgen.
- Ergänzend können die hier vorgestellten Fragebögen zur Selbst- und Fremdbeurteilung verwendet werden.
- In der Regel liegen beim Vergleich der Fremd- und Selbstbeurteilung diskrepante Einschätzungen der Symptomatik vor, diese sollten therapeutisch aufgegriffen werden (übertriebene Wahrnehmung der Eltern vs. fehlende Reflexion der Betroffenen).
- Die Fragebögen sind vor allem im teilabstinenten Therapieverlauf zur Verlaufsbeobachtung hilfreich.

Bitte schätze dich selbst anhand der nachfolgenden Fragen ein und entscheide dich jeweils für eine der vorgeschlagenen Antwortmöglichkeiten. Nimm dir dafür ein bisschen Zeit, um so genau wie möglich antworten zu können. Du solltest die Zahlenwerte der ersten Zeile jeweils mit einem Stift umkreisen.

1. Während der Schule/des Lernens sind meine Gedanken noch bei Soziale-Netzwerke-Angeboten.

1	2	3	4	5	6	7
Stimmt überhaupt nicht	Stimmt nicht	Stimmt teilweise nicht	Kann stimmen/ nicht stimmen	Stimmt teilweise	Stimmt	Stimmt auf jeden Fall

2. Ich nutze Soziale-Netzwerke-Angebote unmittelbar nach dem Aufwachen.

1	2	3	4	5	6	7
Stimmt überhaupt nicht	Stimmt nicht	Stimmt teilweise nicht	Kann stimmen/ nicht stimmen	Stimmt teilweise	Stimmt	Stimmt auf jeden Fall

3. Ich prüfe auch in der Schule (z. B. in den Pausen)/während des Lernens, ob es Neuigkeiten in meinen Soziale-Netzwerke-Angeboten gibt.

1	2	3	4	5	6	7
Stimmt überhaupt nicht	Stimmt nicht	Stimmt teilweise nicht	Kann stimmen/ nicht stimmen	Stimmt teilweise	Stimmt	Stimmt auf jeden Fall

4. Ich logge mich in meine Soziale-Netzwerke-Angebote ein, bevor ich eine Aufgabe oder Aktivität beginne.

1	2	3	4	5	6	7
Stimmt überhaupt nicht	Stimmt nicht	Stimmt teilweise nicht	Kann stimmen/ nicht stimmen	Stimmt teilweise	Stimmt	Stimmt auf jeden Fall

5. Ich nutze Soziale-Netzwerke-Angebote, wenn ich verärgert bin.

1	2	3	4	5	6	7
Stimmt überhaupt nicht	Stimmt nicht	Stimmt teilweise nicht	Kann stimmen/ nicht stimmen	Stimmt teilweise	Stimmt	Stimmt auf jeden Fall

6. Soziale-Netzwerke-Angebote helfen mir dabei, meine Stimmung zu bessern.

1	2	3	4	5	6	7
Stimmt überhaupt nicht	Stimmt nicht	Stimmt teilweise nicht	Kann stimmen/ nicht stimmen	Stimmt teilweise	Stimmt	Stimmt auf jeden Fall

7. Ich bin entspannter, wenn ich Soziale-Netzwerke-Angebote nutze.

1	2	3	4	5	6	7
Stimmt überhaupt nicht	Stimmt nicht	Stimmt teilweise nicht	Kann stimmen/ nicht stimmen	Stimmt teilweise	Stimmt	Stimmt auf jeden Fall

8. Aktuell verbringe ich immer mehr Zeit mit Soziale-Netzwerke-Angeboten.

1	2	3	4	5	6	7
Stimmt überhaupt nicht	Stimmt nicht	Stimmt teilweise nicht	Kann stimmen/ nicht stimmen	Stimmt teilweise	Stimmt	Stimmt auf jeden Fall

9. Verglichen mit früher, verbringe ich mehr Zeit mit Soziale-Netzwerke-Angeboten.

1	2	3	4	5	6	7
Stimmt überhaupt nicht	Stimmt nicht	Stimmt teilweise nicht	Kann stimmen/ nicht stimmen	Stimmt teilweise	Stimmt	Stimmt auf jeden Fall

10. Ich muss länger als früher Soziale-Netzwerke-Angebote nutzen, um zufrieden zu sein.

1	2	3	4	5	6	7
Stimmt überhaupt nicht	Stimmt nicht	Stimmt teilweise nicht	Kann stimmen/ nicht stimmen	Stimmt teilweise	Stimmt	Stimmt auf jeden Fall

Abb. 3.1 Fragebogen Soziale-Netzwerke-Abhängigkeits-Skala, modifiziert von Illy nach Shanawaz und Rehman (2020) – Eigenbeurteilung durch Betroffene [F1100-001/M936/O249]

11. Ich bin traurig, wenn ich nicht die Möglichkeit habe, mich in Soziale-Netzwerke-Angebote einzuloggen.

1	2	3	4	5	6	7
Stimmt überhaupt nicht	Stimmt nicht	Stimmt teilweise nicht	Kann stimmen/ nicht stimmen	Stimmt teilweise	Stimmt	Stimmt auf jeden Fall

12. Ich werde gereizt, wenn ich nicht die Möglichkeit habe, mich in Soziale-Netzwerke-Angebote einzuloggen.

1	2	3	4	5	6	7
Stimmt überhaupt nicht	Stimmt nicht	Stimmt teilweise nicht	Kann stimmen/ nicht stimmen	Stimmt teilweise	Stimmt	Stimmt auf jeden Fall

13. Ich bin frustriert, wenn ich nicht die Möglichkeit habe, Soziale-Netzwerke-Angebote nutzen zu können.

1	2	3	4	5	6	7
Stimmt überhaupt nicht	Stimmt nicht	Stimmt teilweise nicht	Kann stimmen/ nicht stimmen	Stimmt teilweise	Stimmt	Stimmt auf jeden Fall

14. Ich werde unruhig, wenn ich keine Zeit habe, Soziale-Netzwerke-Angebote zu nutzen.

1	2	3	4	5	6	7
Stimmt überhaupt nicht	Stimmt nicht	Stimmt teilweise nicht	Kann stimmen/ nicht stimmen	Stimmt teilweise	Stimmt	Stimmt auf jeden Fall

15. Ich habe schon einmal versucht, meine Nutzungszeit von Soziale-Netzwerke-Angeboten zu verheimlichen.

1	2	3	4	5	6	7
Stimmt überhaupt nicht	Stimmt nicht	Stimmt teilweise nicht	Kann stimmen/ nicht stimmen	Stimmt teilweise	Stimmt	Stimmt auf jeden Fall

16. Ich habe schon mal meine Eltern oder andere hinsichtlich meiner Nutzung von Soziale-Netzwerke-Angeboten angelogen.

1	2	3	4	5	6	7
Stimmt überhaupt nicht	Stimmt nicht	Stimmt teilweise nicht	Kann stimmen/ nicht stimmen	Stimmt teilweise	Stimmt	Stimmt auf jeden Fall

17. Ich habe schon einmal meine Schlafdauer reduziert, da ich Soziale-Netzwerke-Angebote nutzen wollte/musste.

1	2	3	4	5	6	7
Stimmt überhaupt nicht	Stimmt nicht	Stimmt teilweise nicht	Kann stimmen/ nicht stimmen	Stimmt teilweise	Stimmt	Stimmt auf jeden Fall

18. Ich habe schon einmal erfolglos versucht, meine Nutzungsdauer von Soziale-Netzwerke-Angeboten zu reduzieren.

1	2	3	4	5	6	7
Stimmt überhaupt nicht	Stimmt nicht	Stimmt teilweise nicht	Kann stimmen/ nicht stimmen	Stimmt teilweise	Stimmt	Stimmt auf jeden Fall

19. Ich habe schon einmal versucht, keine Soziale-Netzwerke-Angebote mehr zu nutzen, habe es jedoch nicht geschafft.

1	2	3	4	5	6	7
Stimmt überhaupt nicht	Stimmt nicht	Stimmt teilweise nicht	Kann stimmen/ nicht stimmen	Stimmt teilweise	Stimmt	Stimmt auf jeden Fall

20. Ich kann meine Nutzungszeit von Soziale-Netzwerke-Angeboten nicht reduzieren.

1	2	3	4	5	6	7
Stimmt überhaupt nicht	Stimmt nicht	Stimmt teilweise nicht	Kann stimmen/ nicht stimmen	Stimmt teilweise	Stimmt	Stimmt auf jeden Fall

21. Ich habe schon wiederholt erfolglos versucht, meine Nutzungszeit von Soziale-Netzwerke-Angeboten zu reduzieren.

1	2	3	4	5	6	7
Stimmt überhaupt nicht	Stimmt nicht	Stimmt teilweise nicht	Kann stimmen/ nicht stimmen	Stimmt teilweise	Stimmt	Stimmt auf jeden Fall

Abb. 3.1 *(Forts.)*

Bitte schätzen Sie Ihr Kind anhand der nachfolgenden Fragen ein und entscheiden Sie sich jeweils für eine der vorgeschlagenen Antwortmöglichkeiten. Sie sollten sich dabei Zeit nehmen, um so genau wie möglich antworten zu können. Sie sollten die Zahlenwerte der ersten Zeile mit einem Stift umkreisen.

1. Während mein Kind in der Schule ist/lernen soll, scheinen seine Gedanken noch auf Soziale-Netzwerke-Angeboten ausgerichtet zu sein.

1	2	3	4	5	6	7
Stimmt überhaupt nicht	Stimmt nicht	Stimmt teilweise nicht	Kann stimmen/ nicht stimmen	Stimmt teilweise	Stimmt	Stimmt auf jeden Fall

2. Mein Kind nutzt Soziale-Netzwerke-Angebote unmittelbar nach dem Aufwachen.

1	2	3	4	5	6	7
Stimmt überhaupt nicht	Stimmt nicht	Stimmt teilweise nicht	Kann stimmen/ nicht stimmen	Stimmt teilweise	Stimmt	Stimmt auf jeden Fall

3. Mein Kind prüft auch in der Schule (z. B. in den Pausen)/während des Lernens, ob es Neuigkeiten in seinen Soziale-Netzwerke-Angeboten gibt.

1	2	3	4	5	6	7
Stimmt überhaupt nicht	Stimmt nicht	Stimmt teilweise nicht	Kann stimmen/ nicht stimmen	Stimmt teilweise	Stimmt	Stimmt auf jeden Fall

4. Mein Kind loggt sich in seine Soziale-Netzwerke-Angebote ein, bevor es eine Aufgabe oder Aktivität beginnt.

1	2	3	4	5	6	7
Stimmt überhaupt nicht	Stimmt nicht	Stimmt teilweise nicht	Kann stimmen/ nicht stimmen	Stimmt teilweise	Stimmt	Stimmt auf jeden Fall

5. Mein Kind nutzt Soziale-Netzwerke-Angebote, wenn es verärgert ist.

1	2	3	4	5	6	7
Stimmt überhaupt nicht	Stimmt nicht	Stimmt teilweise nicht	Kann stimmen/ nicht stimmen	Stimmt teilweise	Stimmt	Stimmt auf jeden Fall

6. Soziale-Netzwerke-Angebote scheinen meinem Kind dabei zu helfen, seine Stimmung zu bessern.

1	2	3	4	5	6	7
Stimmt überhaupt nicht	Stimmt nicht	Stimmt teilweise nicht	Kann stimmen/ nicht stimmen	Stimmt teilweise	Stimmt	Stimmt auf jeden Fall

7. Mein Kind wirkt während der Nutzung von Soziale-Netzwerke-Angeboten entspannter.

1	2	3	4	5	6	7
Stimmt überhaupt nicht	Stimmt nicht	Stimmt teilweise nicht	Kann stimmen/ nicht stimmen	Stimmt teilweise	Stimmt	Stimmt auf jeden Fall

8. Aktuell verbringt mein Kind immer mehr Zeit mit Soziale-Netzwerke-Angeboten.

1	2	3	4	5	6	7
Stimmt überhaupt nicht	Stimmt nicht	Stimmt teilweise nicht	Kann stimmen/ nicht stimmen	Stimmt teilweise	Stimmt	Stimmt auf jeden Fall

9. Verglichen mit früher, verbringt mein Kind mehr Zeit mit Soziale-Netzwerke-Angeboten.

1	2	3	4	5	6	7
Stimmt überhaupt nicht	Stimmt nicht	Stimmt teilweise nicht	Kann stimmen/ nicht stimmen	Stimmt teilweise	Stimmt	Stimmt auf jeden Fall

10. Mein Kind scheint länger als früher Soziale-Netzwerke-Angebote nutzen zu müssen, um zufrieden zu sein.

1	2	3	4	5	6	7
Stimmt überhaupt nicht	Stimmt nicht	Stimmt teilweise nicht	Kann stimmen/ nicht stimmen	Stimmt teilweise	Stimmt	Stimmt auf jeden Fall

Abb. 3.2 FragebogenSoziale-Netzwerke-Abhängigkeits-Skala, modifi ziert von Illy nach Shanawaz und Rehman (2020) – Fremdbeurteilung durch Erziehungsberechtigte [F1100-001/M936/O249]

11. Mein Kind wirkt traurig, wenn es nicht die Möglichkeit hat, sich in Soziale-Netzwerke-Angebote einzuloggen.

1	2	3	4	5	6	7
Stimmt überhaupt nicht	Stimmt nicht	Stimmt teilweise nicht	Kann stimmen/ nicht stimmen	Stimmt teilweise	Stimmt	Stimmt auf jeden Fall

12. Mein Kind wird gereizt, wenn es nicht die Möglichkeit hat, sich in Soziale-Netzwerke-Angebote einzuloggen.

1	2	3	4	5	6	7
Stimmt überhaupt nicht	Stimmt nicht	Stimmt teilweise nicht	Kann stimmen/ nicht stimmen	Stimmt teilweise	Stimmt	Stimmt auf jeden Fall

13. Mein Kind wirkt frustriert, wenn es nicht die Möglichkeit hat, Soziale-Netzwerke-Angebote nutzen zu können.

1	2	3	4	5	6	7
Stimmt überhaupt nicht	Stimmt nicht	Stimmt teilweise nicht	Kann stimmen/ nicht stimmen	Stimmt teilweise	Stimmt	Stimmt auf jeden Fall

14. Mein Kind wird unruhig, wenn es keine Zeit hat, Soziale-Netzwerke-Angebote zu nutzen.

1	2	3	4	5	6	7
Stimmt überhaupt nicht	Stimmt nicht	Stimmt teilweise nicht	Kann stimmen/ nicht stimmen	Stimmt teilweise	Stimmt	Stimmt auf jeden Fall

15. Mein Kind hat schon einmal versucht, seine Nutzungszeit von Soziale-Netzwerke-Angeboten zu verheimlichen.

1	2	3	4	5	6	7
Stimmt überhaupt nicht	Stimmt nicht	Stimmt teilweise nicht	Kann stimmen/ nicht stimmen	Stimmt teilweise	Stimmt	Stimmt auf jeden Fall

16. Mein Kind hat mich oder andere schon mal hinsichtlich seiner Nutzung von Soziale-Netzwerke-Angeboten angelogen.

1	2	3	4	5	6	7
Stimmt überhaupt nicht	Stimmt nicht	Stimmt teilweise nicht	Kann stimmen/ nicht stimmen	Stimmt teilweise	Stimmt	Stimmt auf jeden Fall

17. Mein Kind hat schon einmal seine Schlafdauer reduziert, da es Soziale-Netzwerke-Angebote nutzen wollte/musste.

1	2	3	4	5	6	7
Stimmt überhaupt nicht	Stimmt nicht	Stimmt teilweise nicht	Kann stimmen/ nicht stimmen	Stimmt teilweise	Stimmt	Stimmt auf jeden Fall

18. Mein Kind hat schon einmal erfolglos versucht, seine Nutzungsdauer von Soziale-Netzwerke-Angeboten zu reduzieren.

1	2	3	4	5	6	7
Stimmt überhaupt nicht	Stimmt nicht	Stimmt teilweise nicht	Kann stimmen/ nicht stimmen	Stimmt teilweise	Stimmt	Stimmt auf jeden Fall

19. Mein Kind hat schon einmal versucht, keine Soziale-Netzwerke-Angebote mehr zu nutzen, hat es jedoch nicht geschafft.

1	2	3	4	5	6	7
Stimmt überhaupt nicht	Stimmt nicht	Stimmt teilweise nicht	Kann stimmen/ nicht stimmen	Stimmt teilweise	Stimmt	Stimmt auf jeden Fall

20. Mein Kind kann seine Nutzungszeit von Soziale-Netzwerke-Angeboten nicht reduzieren.

1	2	3	4	5	6	7
Stimmt überhaupt nicht	Stimmt nicht	Stimmt teilweise nicht	Kann stimmen/ nicht stimmen	Stimmt teilweise	Stimmt	Stimmt auf jeden Fall

21. Mein Kind hat schon wiederholt erfolglos versucht, seine Nutzungszeit von Soziale-Netzwerke-Angeboten zu reduzieren.

1	2	3	4	5	6	7
Stimmt überhaupt nicht	Stimmt nicht	Stimmt teilweise nicht	Kann stimmen/ nicht stimmen	Stimmt teilweise	Stimmt	Stimmt auf jeden Fall

Abb. 3.2 *(Forts.)*

KAPITEL

4 Komorbiditäten

Auf dem Weg der Internet Gaming Disorder, eine Diagnose zu werden und damit auch weiteren Verhaltenssüchten (wie zum Beispiel einer Soziale-Netzwerke-Nutzungsstörung) den Weg zu bereiten, wurde unter Forschenden und Klinikern teilweise heftig über den Stellenwert der Diagnose gestritten (Aarseth et al., 2017). Gegner der Schaffung einer neuen Diagnose brachten dabei unter anderem vor, dass die Abhängigkeit von Videospielen und Internetmedien gar keine eigenständige Erkrankung darstelle, sondern dass die Abhängigkeit nur sekundär, als Ausdruck einer anderen psychischen Störung auftrete, etwa einer Angsterkrankung oder Depression.

Unabhängig davon, dass die Argumentation aus Sicht des Autors dieses Buches dadurch entkräftet wird, dass (natürlich unter entsprechender Behandlung einer komorbid bestehenden „primären" Störung) eine störungsspezifische Behandlung der Verhaltensabhängigkeit indiziert ist (siehe auch Illy, 2018), mit einem haben die Kritiker natürlich recht: Die Rate an komorbid bestehenden Störungen ist sehr hoch. 2013 schauten sich Bozkurt und Kollegen Jugendliche mit einer Internetnutzungsstörung an und untersuchten sie darauf. Sie fanden dabei mitunter relativ hohe Raten an komorbiden Störungen: u. a. ADHS (83,3 %), Angststörung (71,7 %), Soziale Angststörung (35,0 %) und Depression (30,0 %).

Wie bereits mehrfach erwähnt, war in all den Jahren bis zur Schaffung der Diagnose in der ICD-11 eine Behandlung von Videospielabhängigen nur über die begleitende Erkrankung möglich. Bei isoliert Abhängigen von Sozialen Netzwerken wird das auch weiterhin so sein. Insofern sind die hohen Raten an komorbiden Störungen von Vorteil, um Betroffene in entsprechenden Settings (zum Beispiel Institutsambulanzen mit Fallpauschalen) spezifisch behandeln zu können (➤ Kap. 1).

In den meisten klinischen Verläufen ist nicht festzustellen, welche der Erkrankungen zuerst da war. Führt die Soziale-Netzwerke-Nutzungsstörung im Verlauf zu einer Depression oder hat sich die depressive Patientin irgendwann dazu entschlossen, vermehrt Soziale Netzwerke zu nutzen, da ihr die reale Kommunikation zu mühsam war, und damit erst im Verlauf eine Abhängigkeit entwickelt? Ein klassisches Henne-Ei-Problem ist entstanden. Das Problem ist natürlich nicht neu und bereits seit Jahrzehnten bei stofflichen Abhängigkeiten bekannt.

Da für Verhaltensabhängigkeiten keine spezifischen psychopharmakologischen Behandlungsoptionen bestehen, kommt der Behandlung der komorbiden Störungen ggf. eine entsprechende Bedeutung zu (insbesondere bei schweren Depressionen und den Aufmerksamkeitsstörungen).

Die Datenlage hinsichtlich der komorbiden Störungen, die nur bei der Soziale-Netzwerke-Nutzungsstörung auftreten, ist eher schlecht. Häufig wurden die Internetbezogenen Störungen gemeinsam untersucht (siehe etwa Schoe et al., 2016). Hier daher ein Überblick der wichtigsten psychischen (und körperlichen) Begleiterkrankungen der „Internetnutzungsstörung".

4.1 Aktivitäts- und Aufmerksamkeitsstörungen (ADHS)

Die Aktivitäts- und Aufmerksamkeitsstörung (ADHS) präsentiert sich (vor allem im Kindesalter) mit der typischen **Symptomtrias**

1. Hyperaktivität
2. Aufmerksamkeitsstörung
3. Impulsivität.

Das ICD-11 greift die Subtypen-Einteilung des DSM-5 auf. So werden ein vorwiegend unaufmerksamer Typus, ein vorwiegend hyperaktiv-impulsiver Typus und ein gemischter Typus unterschieden. Eine Störung aus dem Formenkreis der Autismus-Spektrum-Störung gilt nicht mehr als Ausschlusskriterium und das Alterskriterium wurde relativiert. So muss die Störung fortan nur noch in „Kindheit und Jugend“ beginnen, sollte allerdings nicht im Alter unter 3 Jahren vergeben werden.

Typischerweise unterliegt die Symptomatik der Aktivitäts- und Aufmerksamkeitsstörung einem Wandel im Jugendalter und es kommt zu einer Abnahme der Hyperaktivität. In den Vordergrund tritt meist die Impulsivität. Diese muss sich jedoch nicht zwangsläufig in aggressiv-impulsiven Durchbrüchen äußern. Auch Risikoverhalten (Mutproben, sexuelles Risikoverhalten) oder Substanzkonsum können vordergründig bestehen. Problematisch hierbei ist vielfach die Abgrenzung zu einem „normalen“ pubertären Verhalten.

Digitale Medien und Aufmerksamkeitsstörungen kommen wunderbar miteinander aus, nicht umsonst zeigen sich so hohe Raten der beiden Störungen. Das hängt damit zusammen, dass Betroffene daran gewöhnt sind, ihre Aufmerksamkeit ständig neu auszurichten und dabei sehr offen für unvorhergesehene Reize sind. Dieses Muster wird von Sozialen Netzwerken, Videospielen und Co. sehr passend bedient. Ständig passiert etwas Neues, blinkt es hier und macht es dort „Pling“. „Was gibt's Neues auf Insta? Ach krass, coole Challenge, mal kurz checken. Oh krass, Tina ist live, was geht? Was ist das denn für ein ‚weirdes‘ Bild? Und warum schreibt mir Tim nicht zurück?“.

Vielfach fragen sich Bezugspersonen, warum man diese Begeisterung nicht auch für die Erledigung der Hausaufgaben aufbringen kann. Das Problem dabei: Die Steuerung der Aufmerksamkeit durch Medien findet aufgrund äußerer Reize statt, das Erledigen der Aufgaben jedoch setzt eine Fokussierung nach innen voraus, was Betroffenen ungemein schwerfällt. Impulsivität und Hyperaktivität tragen weiter dazu bei, dass das Eingliedern in Regelsysteme (z. B. Schule oder Familie) schwerfällt. Es kann zum Schuleschwänzen oder zum Konsum von Drogen (zum Beispiel Cannabis oder Amphetamine als Selbstmedikation) kommen.

Im Zuge des Erwachsenwerdens verlieren ca. ⅓ der Betroffenen ihre Symptome, vielfach werden diese aber auch in die Biografie der erkrankten Person „eingebaut“. So werden beispielsweise entsprechende berufliche Tätigkeiten bevorzugt oder Theaterbesuche vermieden. Die diagnostische Trennschärfe kann damit im Verlauf verloren gehen.

4.2 Angsterkrankungen (insbes. Soziale Phobie)

Das ICD-11 lässt die Grundeinteilung der „Erwachsenen-Diagnosen“ auf Seiten der phobischen Störungen (Agoraphobie, Soziale Phobie, spezifische Phobien), sowie auf Seiten der nichtphobischen Störungen (Panikstörung und generalisierte Angststörung) unangetastet. Leider bleibt auch die unspezifische Diagnose „Angst und depressive Störung, gemischt“ bestehen, die man aus Gründen des Informationsverlustes eher vermeiden sollte und (sofern die Kriterien erfüllt werden) lieber als spezifische Angststörung und depressive Episode diagnostizieren sollte. Neu und sehr sinnvoll ist die Zuordnung des selektiven Mutismus zu den Angststörungen. Bei den klassischen „Kinder-Diagnosen“ finden sich ebenfalls einige Veränderungen gegenüber ICD-10. Die emotionalen Störungen werden zugunsten der Erwachsenendiagnosen aufgegeben (was einer besseren symptomatischen Beschreibung der Krankheitsbilder zugutekommt), mit Ausnahme der Trennungsangst, die fortan auch bei Erwachsenen diagnostiziert werden kann.

Die Symptomatiken unterscheiden sich je nach Störungsbild und sollten der Zielgruppe dieses Buches geläufig sein, daher soll nachfolgend auf eine besonders mit Sozialen Medien verbundene Angsterkrankung eingegangen werden: Die **Soziale Phobie.** Hierbei haben Betroffene Ängste vor sozialen Situationen und zum Beispiel die Sorge, zu erröten oder sich zu blamieren. Gerade an dieser Stelle sind Soziale Netzwerke natürlich sehr verlockend, bieten sie doch die Möglichkeit, Kontakte zu knüpfen oder sich in einer bestimmten Art und Weise selbst darzustellen, ohne anderen Menschen von Angesicht zu Angesicht begegnen zu müssen. Hier die digitalen Medien auch als Ressource zu begreifen, ist aus Sicht des Autors ein Schlüsselmoment in der Behandlung solcher Erkrankter. Die Kernfrage dabei: Was fehlt dem- bzw. derjenigen in der realen Welt, was er oder sie online aber offensichtlich hat?

4.3 Depressionen

In der ICD bemisst sich der Schweregrad einer depressiven Episode nach der Anzahl der vorliegenden Symptome und lässt sich in leicht (2 Hauptsymptome, 2 Nebensymptome), mittelgradig (2 Hauptsymptome, 3–4 Nebensymptome) und schwer (3 Hauptsymptome und mindestens 4 Nebensymptome) aufteilen. Die Symptome müssen für mindestens zwei Wochen bestehen. Die Hauptsymptome der Depression sind gedrückte Stimmung, Anhedonie und Antriebsmangel.

Depressionen sind häufige Erkrankungen und betreffen etwa jeden Fünften im Laufe seines Lebens. Je jünger ein Kind ist, desto untypischer sind meist die Symptome. Eine Depression kann sich zum Beispiel auch durch Bauchschmerzen (ohne entsprechende Ursache) oder aggressive Ausbrüche äußern. Auch im Jugendalter gibt es Betroffene, die nicht zwangsläufig ohne Energie im Bett liegen müssen, aber dennoch gereizt oder traurig sein können. In so einem Fall kann es verlockend sein, die schlechten Gefühle durch die Nutzung digitaler Medien in gute umzuwandeln. Das können das „Binge-Watching“ von Serien, das Videospiel oder eben auch das Soziale Netzwerk sein.

In der Therapie ist zu beachten, dass es depressiven Patienten nicht ohne weiteres möglich sein wird, eine lustbetonte Tätigkeit wie den Medienkonsum von „heute auf morgen“ durch eine nicht lustbetonte Tätigkeit (Lernen und Hausaufgaben statt Insta) ersetzen zu können. Aus diesem Grund bekommt die aktive Freizeitgestaltung einen entsprechenden Stellenwert in diesem Therapiemanual.

4.4 Körperliche Erkrankungen

Die körperlichen Auswirkungen eines hohen Medienkonsums sind noch nicht gut erforscht, und leider trifft man immer wieder auf populärwissenschaftliches Halbwissen. An anderer Stelle (Illy, 2020) hat der Autor bereits ausführlich dazu Stellung bezogen. An dieser Stelle sollen daher nur kurz die wichtigsten Dinge mit Fokus auf die Nutzung Sozialer Netzwerke zusammengefasst werden.

Die bei Videospielabhängigen anzutreffenden körperlichen Auswirkungen auf das **Körpergewicht** (Fettleibigkeit oder durch Vernachlässigung Untergewicht) sind bei Betroffenen der Soziale-Netzwerke-Nutzungsstörung eher weniger anzutreffen. Durchaus haben aber die konsumierten Inhalte und das durch Soziale Netzwerke geprägte Schönheitsideal Auswirkungen auf die Betroffenen, im Extremfall etwa die Pro-Ana-Bewegung. Auch die **hygienische Vernachlässigung** und **Rückschmerzen** sind bei „Gamern“ sicherlich häufiger anzutreffen als bei den Abhängigen Sozialer Netzwerke. Das hängt vermutlich mit den Konsumzeiten zusammen. In der Summe mögen das Instagram-abhängige Mädchen und der Videospiel-abhängige Junge vielleicht sogar die gleiche Nutzungszeit haben, das Mädchen wird aber in der Regel eher „nebenbei“ konsumieren, während der Junge für Stunden in den Eskapismus des Spiels flüchtet. Haltungsschäden sind natürlich aber auch bei Smartphone-Nutzung beschrieben, dazu muss man nur mal schauen, in welcher unnatürlichen Haltung Menschen in Bus oder Bahn auf ihr Handy-Display blicken.

Bei den Auswirkungen auf unsere **Augen** scheiden sich die Geister. Manfred Spitzer etwa erklärt in seinem Buch „Die Smartphone-Epidemie“ (Spitzer, 2019) die Hälfte der Weltbevölkerung in 30 Jahren für kurzsichtig. Darauf ist der Autor dieses Buches bereits ausführlich an der eben erwähnten anderen Stelle eingegangen (Illy, 2020), zudem sei an dieser Stelle ein Podcast, in dem Spitzer und Illy zu Wort kommen, empfohlen (RadioEins, 2021).

Im Laufe dieses Buches wird noch deutlicher werden, warum es aus Sicht des Autors so wichtig ist, bei der Arbeit mit Abhängigen von digitalen Medien in einigen Bereichen eine konträre Position zu der des Kollegen Spitzer einzunehmen. So viel lässt sich aber schon sagen: Das andauernde Starren auf Smartphone-Bildschirme ist sicher nicht gut für unsere Augen. Bis die genauen Folgen besser erforscht sind, sollte man sich als Behandelnder jedoch mit Aussagen à la Spitzer zurückhalten. Das hat einen wichtigen Grund: Es macht für die von Abhängigkeit Betroffenen einen großen Unterschied, ob man ihnen sagt, sie sollten ihre Nutzungszeit einschränken (oder das Handy am besten wegwerfen), da sie sonst blind werden, oder man ihnen vermittelt, dass ihr Konsum sicherlich negative Auswirkungen auf ihre Augen hat, welche genau aber noch erforscht werden müssen. Die Aussage unserer Eltern, dass man vom Fernsehschauen viereckige Augen bekommt, hat schon in unserer Kindheit eher gegenteilige Effekte gehabt. Wir fanden sie so unpassend, dass wir erst recht geschaut haben. Was in jedem Fall ein Thema bei der Dauernutzung digitaler Medien ist, sind **trockene Augen** (das kennen viele von der beruflichen Bildschirmnutzung) und **Kopfschmerzen** (auch über die Augen ausgelöst).

Eine wirklich häufige körperliche Begleiterkrankung sind **Einschlafstörungen** durch unzureichenden Anstieg an Melatonin am Abend aufgrund der hellen Lichtquelle. Dazu gibt es einige Studien, auch solche, die gezeigt haben, dass die Reduktion von Bildschirmzeiten am Abend zu einer Verbesserung der Schlafqualität und einer erhöhten Leistungsfähigkeit am Folgetag führt (Perrault et al., 2019). Viele Jugendliche kontern dann mit entsprechenden Blaulichtfiltern an ihren Endgeräten. Hier ist zu sagen, dass es, unabhängig vom emittierten Licht, natürlich auch um eine durch den abendlichen Konsum getriggerte psychologische Komponente geht. Wer das Gefühl hat, unbedingt noch auf den nächsten Post oder die nächste Nachricht warten zu müssen, der wird nur schwer die Augen schließen und im wahrsten Sinne des Wortes abschalten können.

Insgesamt ist festzuhalten, dass psychiatrische Komorbiditäten vielfach das therapeutische Outcome erschweren, jedoch meist so eng mit dem Konsum verknüpft sind, dass eine Trennung in der Therapie sowieso nicht sinnvoll erscheint. Zudem ermöglichen sie Behandelnden die störungsspezifische Behandlung über die komorbid vergebbare Diagnose.

Da ein auffälliger Medienkonsum vielfach den Erstkontakt zum psychiatrischen Helfersystem darstellt, ist bei der Diagnose der jeweiligen Störungen eine entsprechende Sorgfalt zu empfehlen.

KERNAUSSAGEN

- Das Vorliegen komorbider psychischer Erkrankungen ist die Regel bei Jugendlichen mit einem auffälligen oder abhängigen Medienkonsum.
- Die häufigsten komorbiden Störungen sind dabei Aufmerksamkeitsstörungen, Angststörungen (insbesondere Soziale Phobie) und Depressionen. Zudem sind körperliche Folgeerscheinungen zu beachten (wenn auch weniger intensiv als bei Videospielabhängigen).
- Ungeachtet des „Henne-Ei-Problems“ spielen komorbide Störungen eine wichtige Rolle in der Therapieplanung und sollten leitliniengerecht behandelt werden.

II Praxis

KAPITEL

5 Voraussetzungen

Das in diesem Manual vorgestellte Gruppenpsychotherapieprogramm richtet sich an jugendliche Teilnehmende mit einer Abhängigkeit von Sozialen Medien (Soziale-Netzwerke-Nutzungsstörung). Zur besseren Erfassung der Risikogruppe ist es primär auf weibliche Betroffene ausgelegt. Selbstverständlich können jedoch auch männliche und nichtbinäre Jugendliche an dem Programm teilnehmen. Da ein reflexionsorientierter, psychotherapeutischer Prozess angestoßen werden soll, liegt das **Mindestalter bei 14 Jahren.** Bei jüngeren Kindern ist aufgrund der Entwicklungspsychologie davon auszugehen, dass medienpädagogische Interventionen der Eltern deutlich erfolgsversprechender sind. Außerdem sollte auf eine möglichst homogene Altersverteilung geachtet werden, da manche der inhaltlichen Schwerpunkte (z. B. Partnerschaft und Sexualität) jüngere Kinder überfordern könnten. Wie immer in der Arbeit mit Kindern und Jugendlichen gilt jedoch, dass der Entwicklungsstand und nicht das biologische Alter zu berücksichtigen ist. So kann es in Einzelfällen auch möglich sein, jüngere Kinder in der Gruppe zu behandeln (oder Älteren aus denselben Gründen eine Alternativbehandlung, z. B. in Form einer Einzeltherapie zukommen zu lassen).

In der Regel werden Jugendliche fremdmotiviert aufgrund des Leidensdrucks der Eltern vorstellig, wobei der Leidensdruck meiner persönlichen Erfahrung nach bei Videospielen höher zu sein scheint (und Mädchen deshalb erst recht eine Risikogruppe werden lässt). Aufgrund dieser Tatsache ist es essenziell wichtig, den Eltern und Jugendlichen deutlich zu machen, dass eine Teilnahme an der Gruppe nur mit einem gewissen Maß an **Problemeinsicht** der Betroffenen sinnvoll ist. Dazu bedarf es (je nach Fall) einer unterschiedlich hohen Anzahl an vorbereitenden Einzel- und Angehörigengesprächen (➤ Kap. 7 und ➤ Kap. 8). Den Eltern sollte dabei von Beginn an vermittelt werden, dass es nicht darum geht, das Kind „abzugeben" und dann (wie ein in der Werkstatt repariertes Auto) „zurückzuerhalten", sondern dass die psychotherapeutische Arbeit ein Prozess ist, der (in den meisten Fällen) auch eine Veränderung seitens der Eltern bedarf.

Es hat sich bewährt, die Therapie als **halboffene Gruppe** anzubieten, sodass die Module in einer festgelegten Reihenfolge stattfinden, aber verpasste Module nachgeholt werden können. Die Teilnehmerinnen sollten allerdings dazu motiviert werden, möglichst jeden der darauffolgenden Termine wahrzunehmen, da die Inhalte zum Teil aufeinander aufbauen. Zu Beginn jeder Stunde wird die vorhergehende Gruppenstunde von einer Teilnehmerin zusammengefasst. Die **maximale Gruppengröße** sollte acht Jugendliche nicht überschreiten.

Bei den therapeutischen Inhalten innerhalb der Module sind im nachfolgenden Praxisteil jeweils **Mindestzeiten** angeben. Je nach Gruppenkonstellation und Anzahl der Teilnehmenden ist die Dauer trotz Strukturierung durch die Therapeuten aufgrund unterschiedlich ablaufender Prozesse nicht immer vorhersehbar, sodass diesbezüglich eine gewisse Flexibilität notwendig ist. Es empfiehlt sich, die Mindest- und die Höchstdauer auf 60 bzw. 90 Minuten festzulegen (Ausnahme Modul Sport und Freizeit). Bei der Gruppendauer sind auch die komorbiden Erkrankungen (➤ Kap. 4) zu beachten. Erfahrungsgemäß lässt gerade bei Patientinnen mit einer Aufmerksamkeitsstörung die Konzentrationsleistung nach einer Stunde merklich nach.

Für die Durchführung der Therapie ist ein ruhiger, von externen Störungen abgeschirmter Raum notwendig, in dem es die Möglichkeit für einen Stuhlkreis gibt. Tische verleiten die Teilnehmenden manchmal dazu, sich dahinter zurückzuziehen, und sollten nach Möglichkeit nicht verwendet werden. Als **Materialien** werden ein Flipchart oder Whiteboard zum Sammeln von Ideen sowie das Therapieheft benötigt. Letzteres besteht aus den im Material-Teil zu findenden Arbeitsblättern (z. T. in mehrfacher Ausfertigung; ➤ Abschnitt IV Materialien). Auf dem Deckblatt des Therapieheftes besteht die Möglichkeit, die Anwesenheit zu bestätigen. Durchgeführt werden sollte die Gruppe, insbesondere ab einer Teilnehmendenzahl von vier Jugendlichen, durch zwei Therapierende. Dabei ist die Rollenaufteilung in eine/einen Co-Therapierende*n und eine Gruppenleitung sinnvoll, bei der der/die Co-Therapierende eher Inhalte ergänzt und vor allem die Verfassung der Jugendlichen im Blick hat.

Der außergewöhnlichen Titel dieses Behandlungsmanuals lässt schon erkennen, dass ein eigener Zugang zu digitalen Medien empfehlenswert ist und man sich prinzipiell in die Lebenswelt der Jugendlichen hineindenken können sollte. Das hat vor allem den Vorteil, dass die Jugendlichen sich in ihrer Subkultur und ihrem Expertenstatus bezüglich bestimmter Inhalte wertgeschätzt fühlen. Dabei ist jedoch eine Gratwanderung aus Nähe und Distanz notwendig, da sonst die Gefahr besteht, den Eindruck zu erwecken, sich „kumpelhaft anbiedern“ zu wollen. Eigene Erfahrungen der Therapierenden mit Sozialen Medien können die Gruppe durchaus bereichern, sollten jedoch (gerade bei privateren Themen) ggf. zunächst im Team vorbesprochen werden. Die Einhaltung der üblichen kinder- und jugendpsychotherapeutischen Konvention, dass Jugendliche geduzt, Therapierende aber gesiezt werden, ist sehr hilfreich in der Aufrechterhaltung einer notwendigen Distanz.

Kontraindikationen für die Gruppe sind eigentlich selbsterklärend und ergeben sich zum Beispiel bei akuter psychotischer Symptomatik, akuten suizidalen Gedanken oder anderweitigen, nicht mit der Gruppe vereinbaren Aspekten. Offen zur Schau gestellte Zeichen von Selbstverletzungen sind ebenfalls kontraindiziert und sollten bei entsprechend veranlagten Teilnehmenden im Vorfeld thematisiert und durch entsprechende Maßnahmen (z. B. langärmlige Kleidung) kaschiert werden.

Begleitend und vorbereitend zur Gruppentherapie finden, wie bereits erwähnt, **Einzel- und Angehörigentermine** statt (➤ Kap. 7 und ➤ Kap. 8). Einzelgespräche vor dem Besuch der Gruppe dienen der Anamneseerhebung und Diagnostik (besteht überhaupt eine Abhängigkeit?), sowie der Setzung individueller Schwerpunkte (z. B. Nutzungsformen und Komorbiditäten). Während der Gruppenphase sollte zudem mindestens ein weiteres Einzelgespräch geplant werden, um individuelle Themen, die von der betroffenen Person nicht in die Gruppe eingebracht werden konnten/sollten (zum Beispiel Beziehungskonflikte oder Missbrauchserfahrungen), hinreichend aufgreifen zu könne. Am Ende der Gruppenbehandlung bietet sich ein abschließendes, kombiniertes Einzel-/ Angehörigengespräch an, um den Stand der Therapie zu begutachten und die weitere Nachsorge zu planen. An dieser Stelle macht es in der Regel Sinn, die Eingangsdiagnostik noch einmal zu wiederholen. Hilfreich sind im Anschluss stattfindende **Nachsorgetermine** in immer länger werdenden Abständen (3 Monate, 6 Monate).

Die Idee **gruppentherapeutischer Nachsorgetermine** im Sinne eines „Ehemaligen-Treffens“ ist aktuell meinerseits in Planung. So könnte zum Beispiel eine zweimal jährlich stattfindende „Booster-Sitzung“ für ehemalige Teilnehmende in gemütlicher Runde oder bei einer gemeinsamen sportlichen Aktivität dabei helfen, den Therapiefortschritt aufrecht zu erhalten.

KERNAUSSAGEN

- Vor Vollendung des 14. Lebensjahres sind in der Regel eher medienpädagogische Maßnahmen angezeigt als eine suchtspezifische Behandlung.
- Eine Problemeinsicht bezüglich des Nutzungsverhaltens ist Grundvoraussetzung für die Teilnahme an der Gruppe.
- Die Gruppe sollte als halboffene modularisierte Gruppe mit maximal acht Jugendlichen bei zwei Therapierenden durchgeführt werden.
- Die Dokumentation der Ergebnisse erfolgt am Flipchart/Whiteboard und im Therapieheft (➤ Abschnitt IV Materialien).

KAPITEL

6 Module

Die insgesamt zehn Module haben unterschiedliche Schwerpunkte und setzen sich aus den in ➤ Tab. 6.1 genannten Bausteinen zusammen.

Diese Bausteine werden nicht in der hier dargestellten Reihenfolge durchlaufen, da sich die Themengebiete der einzelnen Module mischen. Einen Überblick über alle Module liefert ➤ Tab. 6.2.

Immer wieder finden sich nachfolgend beispielhafte Auszüge der Gruppengespräche. Der Einfachheit und besseren Lesbarkeit halber wollen wir davon ausgehen, dass die Gruppe von zwei Therapeutinnen (Frau Müller und Frau Schmidt) gehalten wird. Wenn Teilnehmerinnen erwähnt werden, nutzen wir dafür die fiktiven Namen „Hanni" und „Nanni". Kommt die Sprache auf Soziale Netzwerke, werden wir (ein bisschen augenzwinkernd gemeint) von der fiktiven Plattform „Me-Myself-And-I 2.0" sprechen.

Tab. 6.1 Bausteine der Therapiemodule

Schwerpunkt	Bausteine
Psychoedukation	Vermittlung von relevantem Wissen für Betroffene
Motivation und Zielsetzung	Erarbeitung eines Veränderungswunsches. Wird in der Regel in Einzelgesprächen vor Besuch der Gruppe durchgeführt.
Verhaltenstherapeutisch zentrierte Inhalte	Im Schwerpunkt: Veränderung von Denken, Fühlen und Handeln. Emotionsregulation. Erarbeitung einer Tagesstruktur mit alternativen Aktivitäten.
Suchttherapeutisch zentrierte Inhalte	Motivation zur Teilabstinenz, Stimuluskontrolltechniken zum Durchbrechen des Teufelskreises, Transfer in den Alltag
Medienimmanente Faktoren	Aufgreifen von medienspezifischen Themen wie Nutzungsformen, Selbstdarstellung und Anerkennung im Internet, aus dem Konsum ableitbare Themen für die Therapie.
Angehörige	Deeskalation und Aufbau einer Medienkompetenz, dabei insbesondere gemeinsames Besprechen der Risiken im Internet. Etablierung von Angehörigen als Unterstützung der Betroffenen.

Tab. 6.2 Die Module in der Übersicht

Name des Moduls	Inhalte
Modul 1: Kennenlernen und Zielsetzung	• Kennenlernen • Vermittlung der Rahmenbedingungen • Erarbeitung der Gruppenregeln • Veränderungsmotivation stärken (SMART) • Protokollierung der Nutzungszeiten
Modul 2: Formen der Abhängigkeit und Abhängigkeitskriterien	• Individuelle, an SMART-Kriterien ausgerichtete Gruppenziele • Sichere Protokollierung der Nutzungszeiten • Abhängigkeitskriterien • Abhängigkeitsformen • Neurobiologische Grundlagen • Gratifikations-Kompensationsmodell
Modul 3: Bindende Faktoren, Chancen und Gefahren	• Individuelle Abhängigkeitskriterien und (potenziell problematische) Nutzungsformen • Bindende Faktoren Sozialer Netzwerke • Positive bindende Faktoren Sozialer Netzwerke • Kenntnis der Gefahren von Sozialen Netzwerken und Internetmedien • Prüfung eigener Anteile
Modul 4: Teufelskreis Sucht	• Individualisierte Regeln zur Sicherheit im Internet • Individuelle Hintergründe der Abhängigkeit (4-M-Modell) • Aufdecken erster Ambivalenzen im Konsumverhalten • Teufelskreis Sucht (sowie erste eigene Anteile) • Auswege aus dem Teufelskreis (Stimuluskontrolltechniken, alternative Aktivitäten und Selbstkontrolle)
Modul 5: Tagesstruktur und alternative Aktivitäten	• Individuelle Teufelskreise und Stimuluskontrolltechniken • Tagesstruktur • Etablierung alternativer (positiver) Aktivitäten • Vermittlung von Regeln zur Schlafhygiene • Umgang mit Prokrastination

Tab. 6.2 Die Module in der Übersicht *(Forts.)*

Name des Moduls	Inhalte
Modul 6: Entstehung der Abhängigkeit und Begleiterkrankungen	• Individuelle (positive) alternative Aktivitäten und Tagesstruktur • Mögliche Ursachen der Abhängigkeit • Mögliche Begleiterkrankungen der Abhängigkeit und das „Henne-Ei-Problem" • Stellenwert von Psychotherapie und Medikation • Sonstige Anlaufstellen • Rückblick auf die bisherigen Module • Einschätzung der individuellen Fortschritte
Modul 7: Angehörige	• Individuelle Störungsmodelle der Abhängigkeit • Einordnung des Therapiefortschritts • Einschätzung Medienkompetenz der Erziehungspersonen und Schaffung einer gemeinsamen Basis • Gesetzliche Regelungen für Soziale Netzwerke (insbesondere das Mindestalter) • Einschätzen der geistigen Reife in Bezug auf Internetmedien • Spiegelung der Eltern- bzw. Angehörigenrolle und Schaffung der Basisvoraussetzungen
Modul 8: Sport und Freizeit	• Sportliche Gruppenaktivität • Alternativ soziales Gruppenspiel („Die Influencer aus dem Darknet") • Alltagstransfer hinsichtlich einer aktiveren Freizeitgestaltung
Modul 9: Fühlen, Denken, Handeln und Emotionsregulation	• Individuelle Zusammenarbeit mit den Sorgeberechtigten verbessern oder Wissen um zukünftige Schwierigkeiten • Individuelle Freizeitgestaltung (Fokus auf Sport) • Zusammenhang von Denken, Fühlen und Handeln • Emotionale Selbstbeobachtung • Aufdecken dysfunktionaler Emotionsregulation • Erarbeitung funktionaler Emotionsregulation • Techniken zum Stressabbau und Entspannungsverfahren
Modul 10: Peergroup, Suchtverschiebung und Dranbleiben	• Individuell funktionalere Emotionsregulation und Stressbewältigung • Besonderheiten der Peergroup sowie Abgrenzung (an den richtigen Stellen) • Gefahren der Suchtverschiebung • Aufrechterhaltung und Umgang mit Rückfällen • Frühwarnzeichen • Krisenplan • Feedback zur Gruppentherapie • Planung des weiteren Bedarfs (Einzel- und Angehörigengespräche)

6.1 Modul 1: Kennenlernen und Zielsetzung

Übersicht

Ziele des heutigen Moduls

- Kennenlernen der anderen Teilnehmerinnen und der Gruppenleitung
- Gruppenleitung: Erste Eindrücke der Teilnehmerinnen im Kontext der Gruppe sammeln
- Vermittlung der Rahmenbedingungen
- Erarbeitung der Gruppenregeln
- Veränderungsmotivation stärken (SMART)
- Protokollierung der Nutzungszeiten

Vorbereitung

Die Therapiehefte (bestehend aus allen hintereinander abgehefteten Arbeitsblättern; ➤ Abschnitt IV Materialien) sollten für die Teilnehmerinnen vorbereitet werden. Das Medientagebuch (Step 3) ist idealerweise in zehnfacher Ausführung, der Freizeitplan (Step 8) in sechsfacher Ausführung und das Wochenprotokoll (Step 14) in zweifacher Ausführung vorhanden, um den Teilnehmerinnen für die Dauer der Gruppentherapie eine Dokumentationsmöglichkeit geben zu können. Um die Teilnahme zu bestätigen, empfiehlt es sich, auf dem Deckblatt des Therapieheftes (Step 0) die Anwesenheit mittels Stempel (und ggf. Unterschrift) zu dokumentieren. Die richtige Auswahl des Stempels (z. B. das Instagram-Logo), kann hier bereits „das Eis brechen". Eine eigene Dokumentation der anwesenden Teilnehmerinnen durch die Gruppenleitung ist ebenso empfehlenswert.

Materialien

- Flipchart, Tafel oder Whiteboard
- Stempel und Stempelkissen zur Bestätigung der Teilnahme auf dem Deckblatt
- Stifte für die Teilnehmerinnen
- Die heutigen Arbeitsblätter (idealerweise als Therapieheft gesammelt; ➤ Abschnitt IV Materialien):
  - Step 0: Deckblatt
  - Step 1: Gruppenregeln
  - Step 2: Vierfeldertafel und Ziele
  - Step 3: Mein Medientagebuch (in zehnfacher Ausführung)

Ablauf

1. Begrüßung der Teilnehmerinnen und Kennenlernen (➤ Kap. 6.1.1)
2. Informationen über Zweck der Gruppe und Rahmenbedingungen (➤ Kap. 6.1.2)
3. Gemeinsames Festlegen der Gruppenregeln (➤ Kap. 6.1.3)
4. Bereit für Veränderung? (➤ Kap. 6.1.4)
5. Mein Medientagebuch (➤ Kap. 6.1.5)
6. Aufgaben zum Vertiefen (➤ Kap. 6.1.6)
7. Abschlussrunde (➤ Kap. 6.1.7)

6.1.1 Begrüßung der Teilnehmerinnen und Kennenlernen

Ziel	Einander kennenlernen
Material	Keines
Dauer	10 Minuten (mind.)

Die Begrüßung der Teilnehmerinnen erfolgt durch die Gruppenleitung. Ziel ist es, sich die Namen der Teilnehmerinnen einzuprägen und bereits erste Besonderheiten in der Gruppensituation zu registrieren. Ist eine Teilnehmerin zum Beispiel sehr schüchtern oder unruhig?

„Wir begrüßen euch ganz herzlich zur ersten Gruppentherapie. Mein Name ist Frau Müller und ich arbeite hier als Psychotherapeutin. Das dort ist Frau Schmidt, meine Kollegin. Euch kenne ich ja schon, aber ihr kennt euch untereinander noch nicht. Weiß jeder, was der Name des Programms ‚Git Gud in Social-Life' für eine Bedeutung hat?"

Das Aufgreifen des Titels und die Wahl des aus der Gamersprache stammenden Begriffs „Get good in Social Life" (auf Deutsch etwa: „Werde erfolgreich im Sozialen Leben") kann kurz besprochen werden, falls Nachfragen entstehen sollten. Insbesondere bei videospielnaiven Patientinnen sollte erklärt werden, dass sich das hier vorliegende Therapieprogramm aus einem Gruppenprogramm für Videospielabhängige entwickelt hat, jedoch aufgrund der Besonderheit der (Risiko-) Gruppe „Junge Frauen/Mädchen und Social Media" eine Individualisierung der Therapie notwendig wurde. Nachdem die allgemeinen Grußworte gefallen sind, sollen sich die Teilnehmerinnen der Reihe nach selbst vorstellen.

Folgende Aspekte sollten dabei erwähnt werden:

- Name
- Alter
- Warum diejenige in die Gruppe kommt.
- Was diejenige in der Gruppe erreichen will.
- Lieblingsnutzungsform

„Damit wir uns alle besser kennenlernen können, würde ich euch bitten, euch mit Namen und Alter vorzustellen. Außerdem würde uns interessieren, warum ihr in die Gruppe kommt und was ihr hier erreichen wollt. Zum Abschluss würde uns noch interessieren, was ihr am liebsten im Internet macht bzw. was euer favorisiertes Soziales Netzwerk ist."

Letzteres dient der Festigung der zugrundeliegenden Haltung gegenüber dem Suchtmittel (auf Augenhöhe) und dem ersten Auflockern der Atmosphäre. Dabei ist auf Verhältnismäßigkeit zu achten. Steigen etwa mehrere der Teilnehmerinnen in eine Diskussion über ein Soziales Netzwerk ein, kann das Wort auch weitergegeben werden.

Wenn alle Teilnehmerinnen sich vorgestellt haben, beantwortet auch die Gruppenleitung die Fragen nach der favorisierten Nutzungsform. Hierbei gilt die Empfehlung, authentisch zu sein. Ein „Ich weiß, ihr denkt jetzt, ich bin eine Oma, aber ich nutze nur Facebook" wirkt authentisch und kann die Atmosphäre weiter auflockern. Sofern es noch andere professionelle Teilnehmerinnen in der Gruppe geben sollte (Co-Therapeutinnen, Praktikantinnen), können diese entweder am Ende oder (das wirkt noch mehr auf Augenhöhe) im Stuhlkreis die Frage beantworten; das Alter kann freiwillig erwähnt werden.

„Auch ich will euch natürlich erzählen, was mein liebstes Soziales Netzwerk ist: Me-Myself-And-I 2.0. Ich hoffe, die ein oder andere von euch kennt es?"

6.1.2 Informationen über Zweck der Gruppe und Rahmenbedingungen

Ziel	Informationsvermittlung über Zweck der Gruppe und deren Rahmenbedingungen
Material	Step 1 (➤ Abschnitt IV Materialien)
Dauer	5 Minuten (mind.)

Das gemeinsame Ziel der Gruppe wird vorgestellt und die entsprechenden Rahmenbedingungen werden besprochen.

„Wir treffen uns ab jetzt jede Woche um diese Zeit in diesem Raum, um gemeinsam am Thema Soziale Netzwerke und Abhängigkeit zu arbeiten. Die Gruppe besteht aus zehn Modulen, die jeweils auf mindestens 60 Minuten ausgelegt sind. Manchmal brauchen wir vielleicht auch ein bisschen länger. Idealerweise besucht ihr die Module nacheinander. Wenn ihr mal nicht könnt, bitten wir euch, rechtzeitig unter [Telefonnummer oder E-Mail-Adresse] abzusagen. Ihr solltet verpasste Module in einem der nächsten Durchläufe nachholen."

Das Konzept einer offenen Therapiegruppe hat sich als beste Möglichkeit der Zusammenarbeit herausgestellt. Eine zu strikte Gruppe schreckt Teilnehmerinnen ab, allerdings sollte den Teilnehmerinnen auch klar sein, dass man nicht nur kommt, wenn einem gerade danach ist. Hier einen Mittelweg zu gehen, hat sich als bestes Vorgehen erwiesen. Grundsätzlich ist an dieser Stelle nochmals auf die Freiwilligkeit der Teilnahme hinzuweisen.

„Viele von euch sind in die Sprechstunde gekommen, weil ihre Eltern das so wollten. Manchen der Jugendlichen, die wir bereits behandelt haben, wurde gar erzählt, sie gingen jetzt zum Zahnarzt, und dann sollten sie plötzlich mit uns über Soziale Netzwerke sprechen. Es ist uns ganz wichtig, an dieser Stelle nochmal deutlich zu sagen, dass ihr freiwillig hier seid. Keine von euch sollte hier sitzen, weil die Eltern oder sonst wer das wollen. Diese Gruppe ist für euch und ihr solltet sie auch entsprechend nutzen."

An dieser Stelle ist es sinnvoll, sich die freiwillige Teilnahme zumindest durch ein Kopfnicken bestätigen zu lassen.

„Ist das bei euch allen der Fall? Hat noch jemand Fragen dazu?"

Im Anschluss sollten die restlichen, von der Gruppenleitung vorgegebenen Rahmenbedingungen thematisiert werden. Diese betreffen Pünktlichkeit und den Verzicht auf Meldungen (um den Gesprächsfluss nicht zu unterbrechen und eine wenig moderierte Gesprächsatmosphäre vorzugeben). Ferner dürfen die Teilnehmerinnen keine elektronischen Geräte nutzen.

„Wir würden uns sehr wünschen, die Gruppe immer pünktlich starten lassen zu können, da jede Verspätung schließlich zu Lasten eurer Gruppenerfahrung geht."

An dieser Stelle kann (je nach bisherigen Vorerfahrungen und eigener Präferenz) ein „Wiedergutmach-System" für Zuspätkommer eingeführt werden. Es kann aber auch zunächst versucht werden, ohne ein solches System zu arbeiten. Als Wiedergutmach-System kommen zum Beispiel Süßigkeiten für alle Teilnehmerinnen in Frage, die dann beim nächsten Mal mitzubringen sind. Achtung: Ein solches System betrifft auch die Gruppenleitung und andere professionelle Teilnehmerinnen!

„Wir versuchen es erstmal ohne, aber falls es im Verlauf zu Verspätungen kommen sollte, müssten wir ein Wiedergutmach-System einführen. Dann müsste die Zuspätkommende beim nächsten Mal Süßigkeiten für alle mitbringen."

„Außerdem braucht ihr euch in der Gruppe nicht zu melden, wir sind hier schließlich nicht in der Schule! Und: Eigentlich klar, aber nochmal wichtig zu erwähnen: Während der Gruppe ist die Nutzung eures Smartphones natürlich verboten!"

Im Anschluss werden die vorbereiteten Therapiehefte ausgeteilt, mit der Bitte, jetzt direkt auf das **Step-1**-Arbeitsblatt (➤ Abschnitt IV Materialien) zu wechseln (um Ablenkung der Teilnehmerinnen durch Blättern zu vermeiden).

„Das hier ist euer Therapieheft. Ihr findet darin Arbeitsblätter, die wir als ‚Steps' bezeichnen. Sie sollen euch helfen, etwas an eurer Abhängigkeit zu verändern. Bitte beschriftet jetzt euer Deckblatt mit eurem Namen. Wir bestätigen eure Anwesenheit mit diesen kleinen Stempeln."

An dieser Stelle kann kurz ruhig zum Auflockern in Kauf genommen werden, dass das Stempel-Motiv (zum Beispiel das Instagram-Logo) kommentiert wird.

„Blättert jetzt bitte um auf Step 1. Den Rest könnt ihr euch in Ruhe zu Hause anschauen. Da es eure Gruppe ist, wollen wir keine weiteren Regeln außer der regelmäßigen Teilnahme und der Pünktlichkeit vorgeben. Oben auf dem Blatt findet ihr nochmal unsere Vorgaben und die Kontaktmöglichkeiten, falls ihr mal absagen müsst."

6.1.3 Gemeinsames Festlegen der Gruppenregeln

Ziel	Gemeinsames Festlegen von Gruppenregeln
Material	Step 1 (➤ Abschnitt IV Materialien); Flipchart, Tafel oder Whiteboard
Dauer	10 Minuten (mind.)

Die Eigenverantwortung der Jugendlichen soll nun dadurch gestärkt werden, dass die Gruppe selbst sich Regeln gibt. Dafür sollte man etwas Zeit einplanen, da sich aus dieser ersten Gruppenarbeit bereits weitere Erkenntnisse über die Teilnehmerinnen ziehen lassen (wer gestaltet aktiv, wer ist eher passiv?). Die Aufgabenstellung kann zunächst sehr frei erfolgen und wird bei Bedarf von der Gruppenleitung durch Einwürfe ergänzt.

„Jede Gruppe braucht Regeln, wie ihr wisst. Das gilt nicht nur für eure Gruppen-Chats bei WhatsApp. Überlegt euch in den nächsten Minuten mal, welche Regeln für euch wichtig wären, um hier in dieser Gruppe gut arbeiten zu können."

„Ich kann mir vorstellen, dass es zum Beispiel wichtig für euch sein könnte, dass in der Gruppe besprochene Inhalte nicht nach außen getragen werden. Wenn ihr zum Beispiel hier etwas erzählt, was euch sehr nahe gegangen ist, dann wollt ihr sicher nicht, dass es eine der Gruppenteilnehmerinnen auf eurem Schulhof herumerzählt."

„Die Tatsache, dass ihr euch nach Möglichkeit nicht melden solltet, kann dazu führen, dass man anderen ins Wort fällt. Vielleicht vereinbart ihr die Regel, euch gegenseitig aussprechen zu lassen?"

„Ich denke, keine von euch wird gerne beleidigt oder gemobbt. Ihr solltet euch vielleicht darauf einigen, respektvoll miteinander umzugehen?"

„Wenn jemand von euch gerade versucht, von Me-Myself-And-I 2.0 loszukommen, wäre es ziemlich unfair, wenn ihr in der Gruppe erzählt, wie toll das Netzwerk ist, oder? Wir wollen hier zusammenarbeiten und ihr solltet euch dabei gegenseitig unterstützen."

„Keiner wird gerne angelogen, oder? Ihr solltet vielleicht festlegen, dass ihr bei der Wahrheit bleibt."

Die gemeinsam erarbeiteten Gruppenziele werden auf Step 1 (➤ Abschnitt IV Materialien) und dem Flipchart notiert. Die Gruppenleitung prüft, ob die „Klassiker" alle vorhanden sind:

- Schweigepflicht: Alles bleibt innerhalb der Gruppe
- Wir lassen einander ausreden.
- Wir gehen respektvoll miteinander um.
- Wir arbeiten hier zusammen an unseren Problemen und helfen uns dabei.
- Wir sind ehrlich.

Zusätzliche Regeln können gerne akzeptiert werden, sofern diese nicht dem Ziel der Gruppe zuwiderlaufen.

6.1.4 Bereit für Veränderung?

Ziel	Veränderungsmotivation
Material	Step 2 (➤ Abschnitt IV Materialien); Flipchart, Tafel oder Whiteboard
Dauer	20 Minuten (mind.)

Im Anschluss wird **Step 2** (➤ Abschnitt IV Materialien) betrachtet. Mit der Gruppe werden im Rahmen der dort vorgestellten Vierfeldertafel positive und negative Folgen des Konsums besprochen, jeweils unterteilt nach lang- und kurzfristig (➤ Tab. 6.3). Die Gruppenleitung nutzt dazu das Flipchart, die Teilnehmerinnen greifen auf ihr Therapieheft zurück.

Tab. 6.3 Beispiel einer Vierfeldertafel

	Vorteile	Nachteile
Kurzfristig	• Spaß • Abwechslung • Kontakt mit Freunden	• Stress in der Familie • Streit um das Handy
Langfristig	• Mitreden können • Freunde (und die sind wichtig!) • Englisch lernen	• Lernrückstand • Möglicherweise gefährdeter Schulabschluss • Schlechte Beziehung zu Eltern

Ganz im Sinne der Motivierenden Gesprächsführung geht es hier nicht darum, die Nachteile eines fortgesetzten Konsums zu betonen, sondern um die Möglichkeit für die Gruppenteilnehmerinnen, eine Entscheidungshilfe an der Hand zu haben. Hilfreich ist der Hinweis, dass man eine solche Vierfeldertafel auch im Alltag häufig einsetzt. Etwa wenn die Frage ansteht, welche Ausbildung man machen möchte oder ob eine Trennung vom Freund nicht vielleicht doch die bessere Lösung darstellt. Die Gruppenleitung sollte alle von der Gruppe gesammelten Vor- und Nachteile kurz mit Beispielen kommentieren. Da die Teilnehmerinnen gerade in der ersten Stunde vielfach noch eher schüchtern auftreten, lohnt sich teilweise gezieltes Nachfragen.

„Wer von euch ist gut in Englisch? Hat das vielleicht damit zu tun, dass vieles auf Me-Myself-And-I 2.0 auf Englisch ist?"

„Wer von euch hat durch Soziale Netzwerke neue Freunde dazugewonnen?"

Im Anschluss lässt man die am Flipchart gesammelte Vierfeldertafel von der Gruppe kommentieren.

„Was denkt ihr, wenn ihr euch das alles gesammelt anschaut?"

Vielfach sagen Gruppenteilnehmerinnen bereits an dieser Stelle, dass eine kontrollierte Teilabstinenz in ihren Augen viel mehr Vorteile mit sich bringt, als so weiterzumachen wie bisher.

Nachfolgend wird auf die individuelle Zielsetzung übergeleitet. An dieser Stelle sollte nochmals darauf hingewiesen werden, dass es nicht darum geht, nie wieder zum Handy zu greifen. Es geht vielmehr darum, die Vorteile mitzunehmen, ohne die Nachteile in Kauf nehmen zu müssen.

„Das wirft die Frage auf, wie ihr euren Konsum so verändern könnt, dass ihr lediglich Vorteile davon habt. Ihr braucht ein Ziel, und um das zu formulieren, kann es hilfreich sein, das sogenannte SMART-Konzept anzuwenden."

Das SMART-Konzept stammt eigentlich aus der Unternehmens- und Personalführung und wurde zwar nicht störungsspezifisch, aber zum Beispiel an Medizinstudenten wissenschaftlich untersucht (Tichelaar et al., 2016).

Das Akronym steht für verschiedene Aspekte in der Zielfindung, die nachfolgend vorgestellt werden sollen.

- Das Ziel sollte zunächst einmal so spezifisch **(S)** wie möglich sein. Was genau soll also verändert werden? In der Regel benennen die Patientinnen hier eine spezifisch formulierte Reduktion der Nutzungszeit oder eine Veränderung ihrer Lebenssituation (z. B. wieder Hausaufgaben zu bearbeiten).
- Dieses Ziel muss nachfolgend betrachtet messbar **(M)** sein. Im Falle einer Reduktion der Nutzungszeit wären das Stunden, das regelmäßige Bearbeiten der Hausaufgaben kann durch eine selbstständig festgelegte Checkliste (z. B. Abhaken im Hausaufgabenheft) messbar werden.
- Im dritten Schritt muss das formulierte Ziel eine Attraktivität **(A)** für den Betroffenen aufweisen. Dabei ist die bereits besprochene Vierfeldertafel (➤ Tab. 6.3) hilfreich. Die langfristigen Vorteile einer Teilabstinenz ergeben sich aus der Umkehr der langfristigen Nachteile des Konsums, also z. B. mehr Zeit für Familie, Freunde und andere Hobbies oder der angestrebte Schulabschluss mit nachfolgenden beruflichen Möglichkeiten.
- Im nächsten Schritt muss eingeschätzt werden, wie realistisch **(R)** das formulierte Ziel ist. Hier gilt es, einen guten Mittelweg zwischen Über- und Unterforderung der Betroffenen zu finden. Steht der angestrebte Schulabschluss z. B. aufgrund einer unterdurchschnittlichen kognitiven Leistungsfähigkeit in unrealistischer Ferne, würde das die Betroffene demotivieren.
- Neben einem generellen Abgleich mit der Realität ist dabei vor allem noch der letzte Punkt entscheidend: Die Terminierbarkeit **(T)**. Ein mitunter jahrelang antrainiertes Verhalten „verlernt" man nicht innerhalb von zwei Wochen. Ein zu weit in der Zukunft terminiertes Ziel hingegen verleitet zur Prokrastination. Empfehlenswert sind Kopplungen an das anstehende Therapieprogramm: Etwa innerhalb der nächsten zehn Wochen die Gruppentermine regelmäßig wahrzunehmen, die Nutzungszeit bis dahin um zwei Stunden/Tag zu reduzieren und regelmäßig die Hausaufgaben zu erledigen. Diese Ziele sollten aber in jedem Fall individuell erarbeitet werden (entweder heute und beim nächsten Modul in der Gruppe oder flankierend in den Einzelgesprächen), da manche Patientinnen von mehr als einem Ziel zeitgleich bereits überfordert sein könnten.

Um den Teilnehmerinnen das Ganze etwas anschaulicher darstellen zu können, bietet sich beispielsweise der Vergleich mit dem Abnehmen an. **Achtung: Dieses Beispiel sollte nicht gewählt werden, wenn es Teilnehmerinnen in der Gruppe gibt, die eine entsprechende Essstörungsthematik mitbringen!** Dann bietet sich eher der Vergleich mit einer schulischen (bessere Note, Referat, etc.) oder außerschulischen Herausforderung (Vereinsmitgliedschaft, etc.) oder auch der Vergleich mit Errungenschaften in Sozialen Netzwerken (Steigerung von Followern, etc.) an.

„Nehmen wir mal an, ihr wollt bis zum nächsten Sommer eure Traumfigur haben. Nun, das ist ein wenig spezifisches Ziel. Aber fünf Kilo abzunehmen oder euren Körperfettanteil um 1 % zu senken, das ist spezifisch und messbar. Was macht ein solches Ziel attraktiv für euch? Besser anzukommen am Strand? Ist es nun realistisch, das Ganze innerhalb der nächsten zwei Wochen umzusetzen?"

EXKURS ZUR POSITIVEN ZIELFORMULIERUNG

An dieser Stelle sei ein kleiner Exkurs zur Zielformulierung gestattet. Innerhalb der Gruppe meiner an der Therapie beteiligten Kolleginnen und Kollegen kam die berechtigte Frage auf, ob es nicht viel sinnvoller sei, die Ziele positiv zu formulieren und Negationen zu vermeiden (zum Beispiel anstelle von „Ich möchte nicht mehr so viel am Handy hängen!" zu „Ich investiere mehr Zeit in meinen Sport!"). Die praktische Erfahrung zeigt leider, dass viele der Jugendlichen an dieser Stelle der Therapie noch nicht in der Lage sind, etwa ausreichend Alternativaktivitäten zu benennen. Hier ist es ganz entscheidend, die Vorerfahrungen aus den vorbereitenden Gesprächen einfließen zu lassen. Traut man einer der Teilnehmerinnen eine entsprechend positiv formulierte Zielsetzung zu, so ist diese unbestreitbar wirkungsvoller.

Es bietet sich zudem an, eine Zielskalierung, zum Beispiel mithilfe der Goal Attainment Scale (Kiresuk & Sherman, 1968) zu nutzen. Berücksichtigt werden sollten dabei (am besten in Form einer Zehnerskala)

- der Ist-/Soll-Zustand,
- der Wunsch nach Veränderung,
- die empfundene Hoffnung, diesen Wunsch erreichen zu können,
- die Anstrengungsbereitschaft.

Zielveränderungen sind gerade bei positiv formulierten Zielen im Therapieverlauf wahrscheinlich („Jetzt mache ich unter der Woche sehr viel Sport und bin weniger am Handy, aber am Wochenende hat sich nichts verändert!") und bedürfen daher häufiger Überprüfung und ggf. Umformulierung.

Aufgrund der oben genannten Einschränkungen habe ich mich dazu entschieden, bei der hier vorgestellten „Standard-Zielformulierung" auf die zwanghaft positive Formulierung zu verzichten. Die meisten Jugendlichen werden mit dem Ziel einer Zeitreduktion zunächst vermutlich bessere Fortschritte machen. In vielen Fällen kann die Zielsetzung jedoch auch hier im Verlauf zugunsten eines positiver formulierten Ziels verändert werden, deswegen war mir der Exkurs an dieser Stelle wichtig.

Die Teilnehmerinnen können nun abschließend unten auf **Step 2** (➤ Abschnitt IV Materialien) die Übung zu den Lebenszielen bearbeiten. Je nach fortgeschrittener Zeit kann in der Gruppe über die Lebensziele (Schulabschluss, Ausbildung, Job, Freund/-in, Familie) diskutiert werden (Wo ist eine Abhängigkeit bei der Umsetzung dieser Ziele hinderlich?) oder das Ganze in die Aufgabe zur Vertiefung ausgelagert werden.

„Du hast gerade gesagt, in 20 Jahren willst du verheiratet sein und Kinder haben. Wie passt das mit deinem aktuellen Konsum zusammen?"

6.1.5 Mein Medientagebuch

Ziel	Protokollierung der Nutzungszeiten
Material	Step 3 (➤ Abschnitt IV Materialien)
Dauer	5 Minuten (mind.)

Die Teilnehmerinnen sollten dazu angeleitet werden, ihre eigene Medienzeit zu protokollieren. Dies dient nicht der Kontrolle durch Gruppenleitung oder Erziehungsberechtige, sondern einzig und allein den Betroffenen selbst. **Step 3** (➤ Abschnitt IV Materialien) sollte kurz durchgesprochen und offene Fragen sollten geklärt werden. Ich habe die besten Erfahrungen damit gemacht, den Gruppenteilnehmerinnen das Medientagebuch bereits für die ganze Zeit der Gruppentherapie, also bei zehn Wochen auch in zehnfacher Ausführung zur Verfügung zu stellen.

„Wie ihr gemerkt habt, kann es ganz schön herausfordernd sein, ein SMARTes Ziel zu finden. Um es euch etwas einfacher zu machen, wollen wir euch daher das Medientagebuch vorstellen. Es bietet die Möglichkeit, die eigenen Nutzungszeiten zu protokollieren und so Veränderungen in den nächsten Wochen feststellen zu können. Ihr habt es deswegen in zehnfacher Ausfertigung in eurem Therapieheft. Zudem könnt ihr damit festhalten, was ihr sonst noch so unternommen habt, etwa wenn ihr als Ziel habt, mehr rauszugehen. Am Ende einer Woche bietet es sich an, die Gesamtmedienzeit zu dokumentieren. Wir werden diese Blätter nicht kontrollieren und sie sind auch nicht für eure Eltern gedacht. Sie sollen euch dabei helfen, euer SMARTes Ziel umsetzen zu können!"

6.1.6 Aufgaben zum Vertiefen

Ziel	Anleitung zur Möglichkeit der Vertiefung
Material	Step 2, Step 3 (➤ Abschnitt IV Materialien)
Dauer	5 Minuten (mind.)

Gegen Ende jedes Moduls sollten Aufgaben zum Vertiefen besprochen werden. Den negativ besetzten Begriff Hausaufgaben wollte ich bewusst vermeiden. Der Sinn der Aufgaben zum Vertiefen ist es, das in der Gruppenstunde Gelernte auch im Alltag anzuwenden. Den Teilnehmerinnen sollte klargemacht werden, dass es (anders als in der Schule) keine direkten negativen Konsequenzen haben wird, diese Aufgaben nicht zu machen, also keine disziplinarische Entlassung aus der Gruppe oder ähnliches. Ein therapeutischer Effekt im Kampf gegen die Abhängigkeit wird sich jedoch nur einstellen, wenn man das in der Gruppe Gelernte auch im Alltag anwendet. Und dabei sind die am Ende einer jeden Stunde gestellten Aufgaben sicherlich sehr hilfreich.

Die Aufgabenstellung für heute betrifft **Step 2** und **Step 3** (➤ Abschnitt IV Materialien). Die Gruppenteilnehmerinnen sollen ihr persönliches Gruppenziel anhand der SMART-Kriterien formulieren. Das ist in der Regel eine Reduktion der Nutzungszeit, kann aber auch andere Aspekte (Hausaufgaben, mehr nach draußen gehen, etc.) betreffen. Sofern nicht bereits in der Gruppe erfolgt, können die Lebensziele ebenfalls als Aufgabe formuliert werden. Die Teilnehmerinnen sollen ferner dazu ermutigt werden, in den kommenden Tagen das Medientagebuch zu führen.

„Um nun auch voll durchstarten zu können, solltet ihr euch die Dinge, die wir heute besprochen haben, nochmal anschauen. Formuliert euer Ziel mithilfe der SMART-Kriterien. In der nächsten Stunde werdet ihr dann gegenseitig eure Ziele auf die Einhaltung der SMART-Kriterien prüfen. Wer von euch noch keine Lebensziele formuliert hat, kann ja darüber nochmal nachdenken. Und wie bereits besprochen, solltet ihr in der kommenden Woche mal versuchen, euren Medienkonsum mithilfe des Medientagebuchs zu erfassen."

6.1.7 Abschlussrunde

Ziel	Gut aus der heutigen Stunde kommen
Material	Keines
Dauer	5 Minuten (mind.)

Jedes der Module wird durch eine kleine Abschlussrunde beendet. Hier können Formalitäten besprochen werden, etwa wann die nächste Sitzung wegen eines dazwischenliegenden Feiertages stattfindet. Die Teilnehmerinnen haben abschließend die Möglichkeit, Fragen zur heutigen Sitzung zu stellen, ggf. können nicht verstandene Inhalte kurz wiederholt werden. Im Anschluss soll jede der Teilnehmerinnen im Rahmen eines kurzen Blitzlichts rückmelden, wie sie die heutige Stunde erlebt hat, was sie mitnimmt, was sie gut und was sie schlecht fand und ob sie beim nächsten Mal wieder dabei ist. Die Gruppenleitung gibt einen kurzen Ausblick auf das kommende Thema. Damit endet das Modul.

Gruppenleitung und professionelle Teilnehmerinnen bleiben noch kurz zusammen, um die Stunde nachzubesprechen. Hierbei sollten insbesondere Schwierigkeiten und potenzielle Konflikte aufgegriffen werden. Die Erfahrungen aus den Einzeltherapiestunden mit den Teilnehmerinnen können ebenfalls einfließen.

„Damit sind wir am Ende der heutigen Stunde. Habt ihr noch irgendwelche Fragen an uns? Keine? Dann sehen wir uns nächste Woche genau um dieselbe Zeit wieder, um weiterzumachen. Wir werden dann schauen, ob euer Ziel wirklich SMART ist, und schwerpunktmäßig über die Abhängigkeitskriterien sprechen. Nun fänden wir es noch schön, wenn ihr reihum eine kurze Rückmeldung zu heute geben könntet. Was nehmt ihr mit, was fandet ihr gut, was schlecht und die wichtigste Frage von allen: Seid ihr beim nächsten Mal wieder mit dabei?"

6.2 Modul 2: Formen der Abhängigkeit und Abhängigkeitskriterien

Übersicht

Ziele des heutigen Moduls

- Individuelle, an SMART-Kriterien ausgerichtete Gruppenziele
- Sichere Protokollierung der Nutzungszeiten
- Die Abhängigkeitskriterien kennenlernen, eigene erfüllte Kriterien kennen
- Die Abhängigkeitsformen kennenlernen, eigene problematische Formen kennen
- Neurobiologische Grundlagen kennen
- Etablierung Gratifikations-Kompensationsmodell

Vorbereitung

Keine besondere Vorbereitung notwendig

Materialien

- Flipchart, Tafel oder Whiteboard
- Stempel und Stempelkissen zur Bestätigung der Teilnahme auf dem Deckblatt
- Stifte für die Teilnehmerinnen
- Die heutigen Arbeitsblätter (idealerweise als Therapieheft gesammelt; ➤ Abschnitt IV Materialien):
  - Step 2: Vierfeldertafel und Ziele
  - Step 3: Mein Medientagebuch (der zurückliegenden Woche)
  - Step 4: Abhängigkeitskriterien, Nutzungsformen und biologische Grundlagen

Ablauf

1. Begrüßung der Teilnehmerinnen und Reflexion der letzten Sitzung (➤ Kap. 6.2.1)
2. Prüfung der Ziele anhand des SMART-Konzepts (➤ Kap. 6.2.2)
3. Kurzer Überblick über die aktuellen Konsumzeiten (➤ Kap. 6.2.3)
4. Psychoedukation Abhängigkeitskriterien (➤ Kap. 6.2.4)
5. Psychoedukation Abhängigkeitsformen (➤ Kap. 6.2.5)
6. Neurobiologische Grundlagen und Gratifikation vs. Kompensation (➤ Kap. 6.2.6)
7. Aufgaben zum Vertiefen (➤ Kap. 6.2.7)
8. Abschlussrunde (➤ Kap. 6.2.8)

6.2.1 Begrüßung der Teilnehmerinnen und Reflexion der letzten Sitzung

Ziel	Die Inhalte des letzten Moduls kurz wiederholen
Material	Keines
Dauer	5 Minuten (mind.)

Die Teilnehmerinnen werden begrüßt. Sollten neue Teilnehmerinnen anwesend sein, so wird die Vorstellungsrunde aus Modul 1 (➤ Kap. 6.1) nochmal wiederholt, wobei die der Gruppe bereits bekannten Teilnehmerinnen nur kurz Namen, Alter und ihr Gruppenziel wiederholen sollten, bei den „Neuen" kann die Vorstellung, wie in Modul 1 (➤ Kap. 6.1) gezeigt, ruhig etwas ausführlicher erfolgen.

Anschließend wird eine der Teilnehmerinnen mit einer offenen Frage gebeten, die Inhalte des letzten Moduls zusammenzufassen. Dies dient der Wiederholung für die Teilnehmerinnen des letzten Mals und gibt jenen, die das Modul verpasst haben, die Möglichkeit, heute mitreden zu können. Wenn keiner von sich aus beginnt, kann die Gruppenleitung auch jemanden drannehmen und Hilfestellung geben.

„Hanni, möchtest du vielleicht nochmal sagen, was wir letztes Mal besprochen haben? Erinnerst du dich noch an die Vierfeldertafel?"

Gegebenenfalls müssen die Inhalte der letzten Gruppenstunde auch nochmal kurz von der Gruppenleitung aufgegriffen und zusammenfassend wiederholt werden.

6.2.2 Prüfung der Ziele anhand des SMART-Konzepts

Ziel	Individuelle, an SMART-Kriterien ausgerichtete Gruppenziele formulieren
Material	Step 2 (➤ Abschnitt IV Materialien)
Dauer	10 Minuten (mind.)

Die Teilnehmerinnen sollen ihre Ziele gegenseitig hinsichtlich des SMART-Konzeptes überprüfen. Dazu beginnt eine der Teilnehmerinnen, ihr im Rahmen der beim letzten Mal gestellten Aufgabe zur Vertiefung niedergeschriebenes Ziel auf **Step 2** (➤ Abschnitt IV Materialien) vorzulesen.

„Mein Ziel ist es, bis zum Ende dieser Gruppentherapie in zehn Wochen unter der Woche maximal drei Stunden Handy-Nutzungszeit zu haben."

6

Anschließend wird die im Stuhlkreis benachbarte Teilnehmerin gebeten, dieses Ziel anhand der SMART-Kriterien zu überprüfen.

„Ich finde, dein Ziel ist spezifisch und messbar. Es ist terminiert und erscheint mir realistisch. Ist es denn auch attraktiv für dich?"
„Ja, ich will meinen Schulabschluss nicht gefährden. Also gut, dann vielleicht so: Mein Ziel ist es, bis zum Ende dieser Gruppentherapie in zehn Wochen unter der Woche maximal drei Stunden Handy-Nutzungszeit zu haben, um meinen Schulabschluss nicht zu gefährden?"

Die Gruppenleitung kann an dieser Stelle korrigierend eingreifen, sollte nach Möglichkeit jedoch versuchen, über die jeweils bewertende Sitznachbarin zu gehen.

„Nanni, fehlt dir nicht eine wichtige Info? Was macht Hanni denn am Wochenende? Wenn ihr Ziel so bleibt, könnte sie ja den ganzen Samstag und Sonntag vor dem Handy hängen! Und was ist mit anderen Medien?"

Auf diese Weise können die Teilnehmerinnen reihum ihre Ziele formulieren und gegenseitig prüfen lassen. Am Ende sollte jede der Teilnehmerinnen ihr individuell formuliertes Ziel im Therapieheft stehen haben. Teilnehmerinnen, die das letzte Modul nicht besucht haben oder kein Ziel formulieren konnten, können mithilfe der Gruppe nun ein Ziel erarbeiten.

6

6.2.3 Kurzer Überblick über die aktuellen Konsumzeiten

Ziel	Sichere Protokollierung der Nutzungszeiten
Material	Step 3 (➤ Abschnitt IV Materialien)
Dauer	5 Minuten (mind.)

Die Gruppenleitung weist auf die zurückliegende Aufgabe zur Vertiefung und die Bedeutung einer Protokollierung der eigenen Konsumzeiten hin. Offene Fragen können ebenso besprochen werden wie Schwierigkeiten bei der Umsetzung. Nach Möglichkeit sollte darauf verzichtet werden, die Konsumzeiten zu vergleichend vor der Gruppe zu besprechen, um Aussagen wie „Ich habe 23 Gesamtstunden und bin damit Nummer 1" zu vermeiden. In der Regel genügt es, auf das soeben formulierte Ziel hinzuweisen, um einen Eindruck davon zu haben, ob die Betroffene bereits eine adäquate Protokollierung etabliert hat.

„Hanni, du hast ja eben gesagt, dass du deinen Konsum langfristig auf zwei Stunden unter der Woche und vier Stunden am Wochenende reduzieren willst. Wenn du dir die Konsumzeiten der letzten Woche so anschaust, glaubst du, das ist weiterhin ein machbares Ziel?"

Einer konsequenten Verweigerung der Protokollierung sollte die Gruppenleitung möglichst wertfrei begegnen und eher mögliche Schwierigkeiten bei der Umsetzung ansprechen.

„Ich stelle mir das sehr schwer vor, dein Ziel zu erreichen, ohne es messen zu können. Denk doch nochmal an das SMART-Konzept zurück und das Beispiel, das wir hatten mit dem Abnehmen. Wie willst du deine Erfolge messen? Lag es vielleicht daran, dass du den Zettel zu Hause hattest, unterwegs aber das Handy genutzt hast und es dann einfach vergessen hast?"

Die Teilnehmerinnen sollten dazu angeleitet werden, die Nutzungszeiten durch die heutzutage auf nahezu allen Smartphones verfügbare Option der Anzeige der Nutzungszeiten der installierten Apps abzugleichen. Im Verlauf kann ggf. auch auf eine vollständig digitale Protokollierung ausgewichen werden, allerdings ist gerade die Reflexion der eigenen Einschätzung ein nicht zu unterschätzender Wirkfaktor. Schwierig bei der Protokollierung sind gerade bei Smartphone-Nutzung vor allem die vielen kurzen „Konsumfenster", die sich zu einer mitunter recht beträchtlichen Gesamtzeit aufsummieren. Auch im Sinne der Stimuluskontrolle (➤ Kap. 6.4.5) sollte dieser „Zwischendurch-Konsum" langfristig einer bewussteren, längeren Nutzung weichen. Diese ist dann auch wesentlich einfacher zu protokollieren.

6.2.4 Psychoedukation Abhängigkeitskriterien

Ziel	Die Abhängigkeitskriterien kennenlernen, eigene erfüllte Kriterien kennen
Material	Step 4 (➤ Abschnitt IV Materialien); Flipchart, Tafel oder Whiteboard
Dauer	15 Minuten (mind.)

Das Psychoedukationsthema „Abhängigkeitskriterien" ist zu Beginn der Behandlung von zentraler Bedeutung. Es kann einleitend auf die bereits im Vorfeld stattgefundene Diagnostik, etwa mittels der „Social Networking Addiction Scale" (Shanawaz und Rehman, 2020) hingewiesen werden. Das Lernziel dieser Einheit ist es, dass die Teilnehmerinnen wissen, welche Abhängigkeitskriterien (nach DSM-5) es gibt, welche auf sie zutreffen und dass die Nutzungszeit als solches (die ja meist von den Sorgeberechtigten angebracht wird) kein Abhängigkeitskriterium (wohl aber einen Risikofaktor) darstellt. Dabei ist zu beachten, dass es zum Zeitpunkt der Erstellung dieses Manuals, wie bereits ausführlich zum Beispiel in ➤ Kap. 1 thematisiert, weder die offizielle Diagnose der Soziale-Netzwerke-Nutzungsstörung noch entsprechende Abhängigkeitskriterien gibt.

Nachfolgend wird daher Bezug genommen auf die „Soziale-Netzwerke-Abhängigkeits-Skala" (Social Networking Addiction Scale) von Shanawaz und Rehman (2020). In eckigen Klammern werden die weiteren DSM-5-Kriterien der „Internet Gaming Disorder" genannt, die sich in Teilen auch auf Soziale Netzwerke übertragen lassen, in der oben genannten Skala jedoch nicht vollständig berücksichtig werden.

„Wir wollen uns heute mal anschauen, was so eine Abhängigkeit von Sozialen Netzwerken und weiteren Internetmedien eigentlich ausmacht. In den Vorgesprächen sind wir bereits an den Punkt gekommen, dass die reine Konsumzeit gar nicht so entscheidend ist. Sie erhöht das Risiko, abhängig zu werden, ist jedoch per se kein Abhängigkeitskriterium. Das sahen eure Eltern bislang überwiegend anders. Ihr habt auch schon diesen Fragebogen ausgefüllt, der gezielt nach den Kriterien gefragt hat. Diese wollen wir uns heute gemeinsam anschauen. Es sind insgesamt neun Stück."

Die nachfolgend vorgestellten Abhängigkeitskriterien sollten möglichst praxisnah mit Beispielen besprochen werden. Es bietet sich dazu an, das Flipchart zu nutzen.

1 Gedankliche Vereinnahmung/ übermäßige Beschäftigung

Die gedankliche Vereinnahmung beschreibt das Denken an Soziale-Netzwerke-Inhalte in eigentlich nicht dafür vorgesehenen Situationen und die Planung einer weiteren Nutzung in Phasen einer Abstinenz, zum Beispiel wenn Betroffene in der Schule sitzen und durch die Ablenkung dem Unterricht nicht folgen können. Je nach Möglichkeit der Verfügbarkeit werden Inhalte auch während anderer Tätigkeiten genutzt (zum Beispiel in der Ausbildung, wenn keine entsprechende Kontrolle erfolgt). Die Vereinnahmung kann sich auch darin äußern, dass gewisse Lebensbereiche vollständig in Sozialen Netzwerken dokumentiert werden, etwa wenn jedes Essen fotografiert und gepostet wird oder Urlaubsorte nur aufgrund der Postbarkeit auf Instagram ausgewählt werden. Weitere Hinweise sind die unmittelbare Nutzung nach dem Aufwachen oder die zwanghafte Nutzung vor anderen Aktivitäten (z. B. vor dem Sporttraining), etwa, um auf neue „Likes" zu prüfen. Entscheidend ist hierbei immer die Frage: Ginge es auch ohne? Was, wenn man beispielsweise bei der Oma kein WLAN und keine mobilen Daten auf dem Handy zur Verfügung hätte? Würde man auch durch den Tag kommen, wenn man sein Smartphone zu Hause vergessen hätte?

„Stellt euch vor: Ihr seid in den Sommerferien bei Oma in der Gartenlaube. Es gibt kein WLAN, der Handyempfang ist superschlecht. Ihr schält euch morgens aus dem Zelt, nehmt euer Handy und lauft als Erstes die 1,5 km zur Hauptstraße, in der Hoffnung auf besseren Handyempfang."

2 Entzugserscheinungen

Dieser Punkt wird von Gegnern der Verhaltenssüchte oft kritisch gesehen, lässt sich klinisch aber gerade im Kinder- und Jugendbereich anschaulich sehen. Natürlich sind die Entzugserscheinungen bei stofflichen Süchten ausgeprägter, im Bereich abhängigen Verhaltens lassen sich aber einige psychische Auffälligkeiten beschreiben. Gerade nach abruptem Entzug (z. B. wenn die Eltern mal wieder das Handy einkassieren mussten) kommt es bei Betroffenen zu Unruhe und teilweise auch aggressivem Verhalten. Dies kann sich im Extremfall zu aggressiven Übergriffen steigern. Auch Herzrasen, Schwitzen und Schlafstörungen können entsprechende Hinweise sein.

„Nach einem Streit mit den Eltern ist wieder einmal das Handy einkassiert; ihr könnt euch nun nicht mehr einloggen. In dieser Phase der erzwungenen Abwesenheit aus dem Sozialen Netzwerk reagiert ihr gereizt und leidet unter einer körperlichen Anspannung, bis hin zum Zittern und Herzpoltern. Auch der Schlaf wird schlechter und fühlt sich wenig erholsam an. Wenn ihr so etwas schon einmal wahrgenommen habt, hattet ihr wahrscheinlich Entzugserscheinungen. Anders als zum Beispiel beim Alkohol betreffen diese Beschwerden häufiger das seelische Befinden als den Körper."

3 Toleranzentwicklung

Die Toleranzentwicklung zeigt sich vor allem in einer zunehmenden Nutzungszeit der Betroffenen. Um den gleichen Effekt (beispielsweise Entspannung) zu verspüren, muss im zeitlichen Verlauf einer Abhängigkeit immer mehr konsumiert werden. Das Konzept ist von stofflichen Süchten gut bekannt. Teilweise verändern sich auch die Nutzungsinhalte der Abhängigen. Bei anderen Nutzungsformen, etwa den pornografischen Inhalten, werden die Filme immer „krasser", bei Soziale-Netzwerke-Inhalten sind es dann beispielweise bestimmte „Challenges", auf die man sich einlässt, oder es werden zusätzliche Plattformen genutzt.

„Es fing alles ganz harmlos an mit Me-Myself-And-I 2.0. Ihr habt euch einmal am Tag eingeloggt und nur ab und zu etwas gepostet. Doch mit der Zeit wurde diese Plattform für euch immer wichtiger. Nun loggt ihr euch in jeder freien Minute ein. Da ihr es zudem schlecht aushaltet, wenn es gerade mal nichts Neues auf Me-Myself-And-I 2.0 gibt, habt ihr zusätzlich begonnen, andere Soziale Netzwerke zu nutzen."

4 Kontrollverlust

Kontrollverlust bedeutet, dass Abhängige eigentlich aufhören wollen zu konsumieren, es allerdings nicht schaffen, das auch entsprechend umzusetzen. Anfang und Ende der Nutzungszeit können nicht mehr selbstbestimmt reguliert werden, häufig

„verliert" man sich im Konsum und merkt gar nicht, wie schnell die Zeit vergeht. Je jünger die betroffenen Kinder, desto eher haben Eltern noch eine entsprechende Möglichkeit, sich durchzusetzen; mit der Pubertät schwindet in der Regel der Einfluss zunehmend. Sind die Betroffenen dann als junge Erwachsene ganz auf sich gestellt, kann der Konsum nochmal deutlich zunehmen, weil nun keiner mehr so genau hinschaut. Gerade bei Spielen, aber auch bei neuen Apps oder neuen Aspekten innerhalb der genutzten Applikationen ist es zeitweise normal, zunächst etwas mehr Zeit mit dem Medium zu verbringen. Schließlich ist alles Neue aufregend und spannend. In der Regel lässt die anfängliche Faszination dann aber im Verlauf nach. Tut sie es nicht, ist an einen Kontrollverlust zu denken.

„Ein ganz normaler Dienstagabend, morgen steht eine wichtige Klassenarbeit an. Ihr habt euch fest vorgenommen, früh ins Bett zu gehen und davor noch einmal den Stoff zu wiederholen. Aber irgendwie wollt ihr heute auch noch was Schönes machen. Daher nur noch mal kurz bei TikTok schauen, was es so Neues gibt. Als ihr das nächste Mal auf die Uhr schaut, ist es 1:30 Uhr."

5 Konflikte (u. a. Lügen/Verheimlichen/Täuschen anderer)

Darunter verstehen die Autoren das Kriterium „Lügen/Verheimlichen/Täuschen anderer", das in der DSM-5 für die Internet Gaming Disorder beschrieben wird. Gemeint ist damit in erster Linie, dass heimlich konsumiert wird (z. B. in der Nacht oder bei der besten Freundin) und dass Konsumzeiten gegenüber den Angehörigen nicht zugegeben oder beschönigt werden. Das Sich-nicht-eingestehen-wollen erstreckt sich häufig auch auf die eigene Person, etwa durch (unbewusst) falsche Angaben der tatsächlichen Nutzungszeit. Von den oben genannten Autoren wird hierunter auch die Einschränkung der Schlafdauer aufgrund des Konsums eingeordnet. Wie nachfolgend noch zu sehen sein wird, wären hier auch aus dem Konsum entstehende Probleme einzuordnen, auch wenn sie im vorliegenden Fragebogen nicht explizit genannt werden.

„Greifen wir nochmal die Situation auf, die wir unter Punkt 4 schon angesprochen haben: Nach gerade mal fünf Stunden Schlaf seht ihr euch morgens nicht in der Lage, in die Schule zu gehen. Wie praktisch, dass ihr eurer Mutter gegenüber erfundene Unterbauchschmerzen als perfekten Grund, um zu Hause bleiben zu dürfen, angeben könnt. Zum Glück geht sie davon aus, dass ihr gestern wirklich früh schlafen gegangen seid. Sobald sie auf der Arbeit ist, bedeutet das für euch, den restlichen Tag mit Handy im Bett verbringen zu können. Herrlich!"

6 Dysfunktionale Gefühlsregulation

Der Einsatz von Suchtmitteln zur Regulation von Gefühlen ist jedem Menschen bildlich vor Augen. Der Raucher, der sich nach einer stressigen Situation hastig eine Zigarette anzündet, soll hier als Beispiel dienen. Auch Soziale-Netzwerke-Inhalte werden als Reaktion auf negative Gefühle konsumiert. Die in der Schule erhaltene schlechte Note führt beispielsweise zum sofortigen Konsum nach Schulschluss. Ein Teufelskreis aus weniger Lernen, weiterem Leistungsabfall und noch mehr Konsum kann entstehen. Betroffene berichteten insbesondere davon, dass sie der Konsum beruhigt. Problematisch wird das vor allem dann, wenn Internetinhalte irgendwann die einzige Möglichkeit werden, mit negativen Gefühlen umzugehen. Ein wichtiger Faktor der Sozialen Netzwerke ist dabei die Bestätigung von anderen. Der aktuelle Post, das zuletzt hochgeladene Video soll Likes generieren und seiner Urheberin somit ein Gefühl der Anerkennung bescheren. Bleibt dieser Erfolg aus, so können auch durch den Konsum selbst negative Gefühle entstehen, die wiederum anders kompensiert werden müssen (z. B. durch noch mehr Konsum).

„Wenn man schon einmal einen Raucher beobachtet hat, der sich nach einer stressigen Situation hastig eine Zigarette anzündet, kann man sich vorstellen, wie wichtig diese in dem Moment für die Regulation seiner Gefühle gewesen sein mag. Ähnliches gibt es auch bei der Nutzung von Sozialen Netzwerken. Dabei ist es nicht von vornherein etwas Problematisches, wenn Internetinhalte dazu eingesetzt werden, um sich besser zu fühlen. Die Reaktionen auf ein gepostetes Video oder Foto etwa können durchaus gewünschte Anerkennung bescheren. Wenn Soziale Netzwerke im Verlauf jedoch die einzige Möglichkeit werden, mit negativen Gefühlen umzugehen oder sich Bestätigung zu holen, nennt man das Verhalten eine dysfunktionale Gefühlsregulation und es ist ein weiteres Kriterium für das Vorliegen einer Abhängigkeit."

7 [Verhaltensbezogene Einengung/Interessenverlust]

Die verhaltensbezogene Einengung äußert sich typischerweise darin, dass Betroffene angeben, früheren Hobbies nicht mehr nachzugehen. Die gesamte freie Zeit wird auf den Konsum ausgerichtet. Betroffene berichten dann zum Beispiel, dass ihnen der Sport im Verein nicht mehr so viel Spaß bereite. Der Interessenverlust kann sich auch auf soziale Kontakte erstrecken. Reale Freundschaften laufen aus und werden nur teilweise durch Online-Bekanntschaften ersetzt. Hier bestehen auch Überschneidungen mit begleitenden depressiven Erkrankungen (➤ Kap. 4). Wie bereits erwähnt, wird das

Kriterium eigentlich nur für die Internet Gaming Disorder im Klassifikationssystem beschrieben und steht deshalb in eckigen Klammern. Ich habe es an dieser Stelle aber der Vollständigkeit halber mit aufgenommen, da es immer wieder Patientinnen gibt, die auch bei der reinen Social-Media-Abhängigkeit entsprechende Symptome beschreiben.

„Früher habt ihr begeistert Volleyball gespielt und euch gefreut, die Wochenenden mit euren Freundinnen bei Auswärtsspielen zu verbringen. Doch irgendwie fühlte sich das mit der Zeit nicht mehr so erfüllend an. Ihr habt euch zunehmend für Instagram interessiert und gemerkt, dass ihr mit euren Online-Freunden viel besser über die Themen, die euch interessieren, reden könnt. Ihr seid erst nur noch sporadisch, nun gar nicht zum Training gegangen."

8 [Fortsetzung trotz psychosozialer Probleme]

Die Fortsetzung des Konsums im Bewusstsein der daraus entstehenden psychosozialen Probleme ist ein zentrales Merkmal von Suchterkrankungen und auch im Fall der Abhängigkeit von Internetmedien von großer Relevanz. Für die professionelle Behandlerin kann es zudem eine gute Möglichkeit sein, zwischen „gesunden" Vielnutzern und „kranken" Abhängigen zu unterscheiden. Streit mit den Eltern, schulische oder berufliche negative Folgen durch den Konsum, all das wird von Abhängigen in Kauf genommen, um den Konsum aufrechtzuerhalten. Nahezu alle meine Patientinnen werden fremdmotiviert von Eltern vorgestellt, die in diesem Bereich Auffälligkeiten sehen und sich Sorgen machen. Auch hierfür bietet die „Soziale-Netzwerke-Abhängigkeits-Skala" keine eigene Kategorie an, aufgrund der hohen Relevanz würde ich Auffälligkeiten in diesem Bereich jedoch unter dem fünften Punkt, Konflikte, einordnen.

„Die meisten von euch haben sich bei mir vorgestellt, weil die Eltern ein Problem in eurem Medienkonsum sahen. Zu Hause gab es viel Streit, eure Noten haben sich verschlechtert. Und ihr? Habt darauf mit noch mehr Zeit vor dem Handy reagiert, was blieb euch auch anderes übrig?"

9 [Gefährdung/Verluste]

Hierunter werden (gewissermaßen als Zuspitzung des sechsten Punktes) Verlust oder Gefährdung des Schul-, Ausbildungs-, Studien- oder Arbeitsplatzes aufgrund des Konsums, sowie Beziehungsabbrüche mit Angehörigen, Partnern oder Freundinnen zusammengefasst. Zur Erfüllung des Kriteriums muss es nicht zum endgültigen Verlust gekommen sein, es reicht schon der drohende Verlust. Sätze wie: „Wenn du nicht endlich das Handy weglegst, dann setzen wir dich vor die Tür!" sind zum Beispiel auf Seiten der Eltern gefallen. Erneut bietet die „Soziale-Netzwerke-Abhängigkeits-Skala" hierzu keine eigene Kategorie an, es greifen jedoch wiederum die bereits genannten Anmerkungen.

„Wer von euch hat diesen Satz schon einmal von seinen Eltern gehört: ‚Wenn du nicht endlich weniger vor dem Handy hängst, dann fliegst du hier raus!' Vielleicht habt ihr auch schon eine Beziehung wegen eures Konsums verloren? Auch der Schulabgang, der Abbruch die Nutzung Sozialer Medien oder der Verlust des Arbeitsplatzes sind keine Seltenheit. Wer solche Brüche im Lebensweg durch die Nutzung Sozialer Medien zumindest riskiert oder gar erlebt, erfüllt das letzte der neun Abhängigkeitskriterien."

Der recht psychoedukative Anteil wird durch die anschließende Aufgabe zur Vertiefung noch gefestigt. Idealerweise ergibt sich jedoch schon beim Vorstellen der einzelnen Kriterien eine lebhafte Diskussion und die Teilnehmerinnen können bereits eigene Anteile erkennen und sich auf dem Arbeitsblatt **Step 4** (➤ Abschnitt IV Materialien) Notizen machen.

EXKURS: ICD-11

Wie bereits mehrfach erwähnt, gibt es aufgrund der (noch) fehlenden Diagnose der Soziale-Netzwerke-Nutzungsstörung nur die Möglichkeit, sich diagnostisch an die Forschungsdiagnose Internet Gaming Disorder in der DSM-5 anzulehnen. Die hier vorgestellten neun Abhängigkeitskriterien beziehen sich auf diese Diagnose. Die Aufnahme der Computerspielstörung in die ICD-11 ist ausdrücklich zu begrüßen, allerdings gehen aufgrund der verringerten Anzahl an diagnostischen Kriterien gegenüber der Forschungsdiagnose im DSM-5 wichtige Informationen verloren, etwa die in der ICD-11 nicht erfasste Dysfunktionale Gefühlsregulation. Die Thematik soll hier nur kurz aufgegriffen werden, sie wurde vom Autor bereits 2020 im Praxishandbuch Videospiel- und Internetabhängigkeit (ebenfalls im Elsevier-Verlag) ausführlich beschrieben. Bei der Abhängigkeit von Sozialen Netzwerken begibt man sich wie gesagt auf noch dünneres Eis. Aus, wie ich finde, guten Gründen habe ich mich dazu entschlossen, mich auf die „Soziale-Netzwerke-Abhängigkeits-Skala" (Social Networking Addiction Scale) von Shanawaz und Rehman (2020) zu beziehen und diese um die DSM-5-Kriterien der Internet Gaming Disorder zu ergänzen. Bis auf Weiteres kann ich im Rahmen der Gruppentherapie nur dringend empfehlen, sowohl die Diagnostik als auch den hier beschriebenen psychoedukativen Inhalt an den DSM-5-Forschungskriterien der Internet Gaming Disorder auszurichten, um möglichst viele therapeutisch relevante Informationen zur Verfügung zu haben. Dennoch sollte man sich bewusst machen, dass man es hierbei mit einem symptomatischen und diagnostischen Hilfskonstrukt zu tun hat, das aktuell noch unzureichend erforscht und beschrieben ist.

6.2.5 Psychoedukation Abhängigkeitsformen

Ziel	Die Abhängigkeitsformen kennenlernen, eigene problematische Formen erkennen
Material	Step 4 (➤ Abschnitt IV Materialien); Flipchart, Tafel oder Whiteboard
Dauer	5 Minuten (mind.)

Das nachfolgende Schema [➤ Abb. 6.1, auch auf **Step 4** (➤ Abschnitt IV Materialien) zu finden] wird kurz auf dem Flipchart skizziert. Demnach stehen mehrere themenspezifische

6

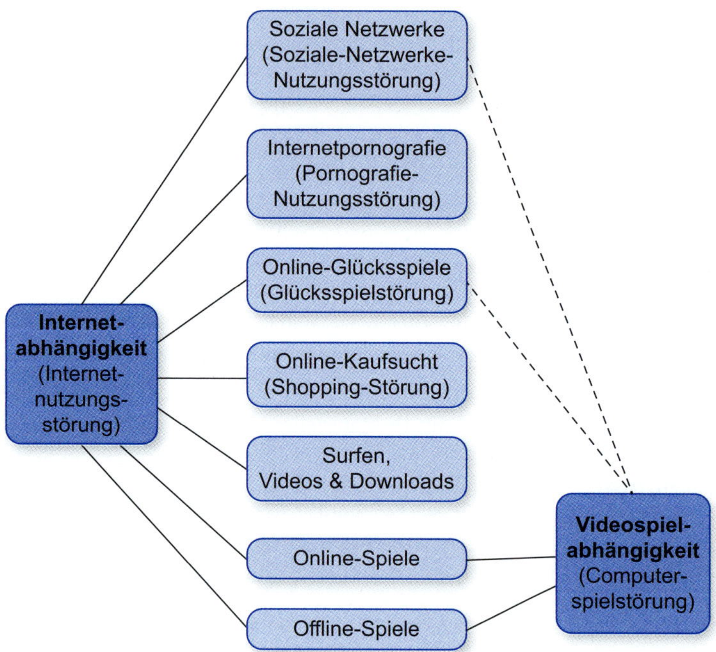

Abb. 6.1 Formen der Internetabhängigkeit samt offizieller Benennungen in Klammern [F1039/L231] (Modifiziert nach: Rehbein F. (2014). Computerspiel- und Internetabhängigkeit. In Porsch T, Pieschl S (Hrsg.): Neue Medien und deren Schatten (S. 219–243). Göttingen: Hogrefe.)

Internetsüchte nebeneinander. Das abhängige Verhalten kann sich folglich auf Soziale Netzwerke (z. B. Instagram, Jodel, TikTok, Facebook, Twitter oder abstrahiert davon andere Kommunikationsformen wie E-Mail und Chat), Videospiele (on- oder offline), Internetpornografie, Internetglücksspiel, Internetkäufe, das exzessive Surfen im Internet (Videoportale wie beispielsweise YouTube, Recherche z. B. auf Wikipedia) oder Downloads (Filesharing) beziehen. Mischabhängigkeiten sind häufig. Steht keine der Nutzungsformen im Vordergrund und geht es hauptsächlich darum, online zu sein, so ist an eine **generalisierte Internetabhängigkeit** zu denken. Es wird ferner berücksichtigt, dass sich Videospiele sowohl on- als auch offline in abhängiger Weise konsumieren lassen (entgegen der unglücklichen Benennung der Online Gaming Disorder in Abgrenzung zur ähnlich klingenden Gambling Disorder). Aufgrund der Einbindung von Spielen in Soziale Netzwerke oder beispielsweise der Tatsache, dass Online-Casinos ebenfalls Spiele sind, gibt es weitere Überschneidungen.

Diese Gruppentherapie stellt vor allem die Abhängigkeit von Sozialen Netzwerken in den Mittelpunkt. Dennoch können auch andere Themenfelder in abhängiger Weise betroffen sein oder im Rahmen einer Suchtverschiebung (➤ Kap. 6.10) relevant werden. So sind zum Beispiel Verschiebungen der Nutzung Sozialer Medien zu passiveren Nutzungsformen (z. B. Serien auf Netflix) zu beobachten.

Lernziel für die Betroffenen ist es, ihre (möglichen) Problemfelder zu erkennen. Dazu wird dieser Psychoedukationsinhalt nachfolgend im Rahmen einer Aufgabe zur Vertiefung erneut aufgegriffen.

„Die eben besprochenen Abhängigkeitskriterien können sich in ganz unterschiedlichen Nutzungsformen widerspiegeln. Ihr kennt das von euch selbst: Ihr nutzt euer Handy für Soziale Netzwerke, zum Spielen, Videos schauen und zur Kommunikation mit anderen. Das bedeutet nicht automatisch, dass ihr von all diesen Nutzungsformen abhängig seid, aber es lohnt sich, nach möglichen Problemfeldern Ausschau zu halten. Erst recht, wenn ihr im Rahmen einer Reduktion eures Nutzungsverhaltens vielleicht auf andere Nutzungsformen ausweicht und beispielsweise statt Me-Myself-And-I 2.0 zu nutzen vermehrt YouTube konsumiert."

6.2.6 Neurobiologische Grundlagen und Gratifikation vs. Kompensation

Ziel	Neurobiologische Grundlagen kennen, Etablierung Gratifikations-Kompensationsmodell
Material	Step 4 (➤ Abschnitt IV Materialien); Flipchart, Tafel oder Whiteboard
Dauer	10 Minuten (mind.)

Lernziel dieser Einheit ist es, den Teilnehmerinnen einen kurzen Überblick über die neurobiologischen Grundlagen ihrer Abhängigkeit zu geben. Je nach fortgeschrittener Zeit kann dieser Exkurs mehr oder weniger ausführlich erfolgen. Es bietet sich an, einzelne Inhalte kurz auf dem Flipchart zu skizzieren. Als Basislernziel können folgende Themengebiete festgehalten werden:

A) **Die Rolle des Botenstoffs Dopamin beim Suchtverhalten**
   - Unser Gehirn stellt die Basis für all unser Denken, Handeln und Fühlen.
   - Es gibt viele Milliarden Nervenzellen, die ähnlich wie ein Computer (binär, also mit Nullen oder Einsen) arbeiten.

- Innerhalb der Ausläufer einer Nervenzelle wird die Information weitergetragen wie in einem Stromkabel.
- Es kann gar nicht für jeden Vorgang ein spezifisches Nervenkabel geben, sonst müsste unser Gehirn riesig groß sein.
- Um die Verschaltung zwischen Nervenzellen zu gewährleisten, braucht es Strukturen, die den Spalt zwischen zwei Nervenzellen überbrücken können: die Synapsen.
- Eine direkte elektrische Verschaltung ist nicht möglich, daher gibt es sogenannte Neurotransmitter, also Botenstoffe, die es ermöglichen, dass zwei Nervenzellen über die Synapse hinweg miteinander in Kontakt treten.
- Der Botenstoff, der uns heute besonders interessiert, ist das Dopamin, das im Volksmund auch „Glückshormon" genannt wird.
- Jedes Erfolgserlebnis, das wir erreichen und als solches erkennen können, löst die Ausschüttung des Botenstoffs aus und führt im Erleben des Menschen zu Gefühlen wie Freude, Stolz und zu einem positiven Selbstbild.
- Dieser Prozess der Selbstbelohnung nennt sich auch Gratifikation.
- Menschen streben nach Wiederholung der als angenehm empfundenen Effekte.

B) **Der Begriff des Suchtgedächtnisses**

- Bei den sogenannten stoffgebundenen Abhängigkeiten gibt es bereits viele Untersuchungen, die neurobiologische Veränderungen in der Struktur und Funktion des Gehirns nachweisen.
- Am leichtesten ist dieser Mechanismus am Beispiel des Kokains verständlich zu machen. Dieses sorgt im Gehirn für eine starke Ausschüttung von Dopamin, und in der Folge fühlt sich der Konsument für jegliche Handlung „belohnt", auch wenn diese für ihn normalerweise kein Erfolgserlebnis wäre. Aufgrund der hohen künstlichen Bereitstellung von Dopamin nimmt die Bedeutung einer Alltagsbelohnung, z. B. durch einen erfolgreich gemeisterten Vortrag, ab. Da der Mensch jedoch ein natürliches Bedürfnis nach diesem Erleben hat, wird er geneigt sein, dieses wieder zu erzeugen. So kann eine Sucht entstehen.
- Bei der Internetabhängigkeit sind diese Phänomene noch weniger gut erforscht, in den bislang vorhandenen Studien gibt es aber Hinweise darauf, dass ähnliche Prozesse wie bei den stoffgebundenen Süchten ablaufen.
- Konkret reagieren internetabhängige Menschen stärker auf entsprechende Reize (zum Beispiel Screenshots eines Sozialen Netzwerks oder Spiels).
- Und sie fühlen sich durch dem Medium anhaftende Belohnungen stärker belohnt als durch reale Erfolge. Die Reaktion auf ein gepostetes TikTok-Video etwa sorgt für ein besseres Gefühl als die gute Note in der Schule.

C) **Das Gratifikations-Kompensationsmodell**

- Mit zunehmender Dauer wird die verwendete Nutzungsform aufgrund dieser Gegebenheiten immer weniger positive Effekte (zum Beispiel Spaß) bringen.

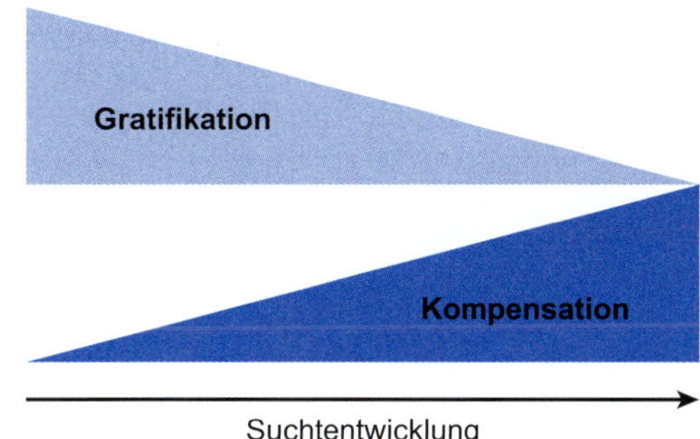

Abb. 6.2 Das Gratifikations-Kompensationsmodell der Abhängigkeit (modifiziert nach Brand et al. 2016) [F1086-002/M936/L231]

- Stattdessen wird der Betroffene es zunehmend nutzen, um etwas zu kompensieren, schlechte Gefühle zum Beispiel.
- Wir können das gut anhand dieses Schaubilds auf dem Flipchart oder auf Step 4 (➤ Abschnitt IV Materialien) sehen (➤ Abb. 6.2).
- Gratifikation bedeutet so viel wie Belohnung. Kompensation betreibt ihr, wenn ihr versucht, etwas auszugleichen.

D) **Veränderung durch Therapie**

- Das alles hört sich erstmal ziemlich ungünstig an: Das Gehirn verändert sich unter dem Einfluss des abhängigen Konsums von Internetmedien.
- Doch jetzt die gute Nachricht: Unser Gehirn befindet sich in einem ständigen Wandel. Wenn ihr Klavier spielt oder klettern geht, wird das zu einer Änderung in euren Gehirnen führen, da auch dort bestimmte Bereiche ähnlich wie sonst die Muskeln eures Körpers trainiert werden. Die ungünstigen Veränderungen können zu einem gewissen Grad also rückgängig gemacht werden.
- Das Suchtgedächtnis wird euch leider noch eine Zeitlang erhalten bleiben. Aber ihr könnt zum Beispiel lernen, schlechte Gefühle in Zukunft nicht mehr über digitale Medien auszuhalten.

6.2.7 Aufgaben zum Vertiefen

Ziel	Anleitung zur Möglichkeit der Vertiefung
Material	Step 4 (➤ Abschnitt IV Materialien)
Dauer	5 Minuten (mind.)

Die Aufgabenstellung für heute betrifft **Step 4** (➤ Abschnitt IV Materialien). Die Gruppenteilnehmerinnen sollen ihre persönlichen Abhängigkeitskriterien anhand der zuvor gegebenen Informationen finden und näher beschreiben. Außerdem sollen sie sich Gedanken über (möglicherweise) problematische Nutzungsfelder machen.

„Schaut euch nochmal Step 4 an. Die neun Abhängigkeitskriterien haben wir ausführlich und anhand einiger Beispiele besprochen. Macht euch bis zur nächsten Woche nun bitte Gedanken, welche dieser Punkte auf euch zutreffen und schreibt vielleicht kleine Beispiele daneben. Zum Beispiel, als ihr das letzte Mal wegen der Nutzung eures Handys gelogen habt. Als zweite Aufgabe solltet ihr eure Nutzungsfelder nochmal überprüfen. Gibt es ein weiteres Feld, bei dem ihr eventuell abhängiges Verhalten zeigt?"

6.2.8 Abschlussrunde

Ziel	Gut aus der heutigen Stunde kommen
Material	Keines
Dauer	5 Minuten (mind.)

Jedes der Module wird durch eine kleine Abschlussrunde beendet. Hier können Formalitäten besprochen werden, etwa wann die nächste Sitzung wegen eines dazwischenliegenden Feiertages stattfindet. Die Teilnehmerinnen haben abschließend die Möglichkeit, Fragen zur heutigen Sitzung zu stellen, ggf. können nicht verstandene Inhalte kurz wiederholt werden. Im Anschluss soll jede der Teilnehmerinnen im Rahmen eines kurzen Blitzlichts rückmelden, wie sie die heutige Stunde erlebt hat, was sie mitnimmt, was sie gut und was sie schlecht fand und ob sie beim nächsten Mal wieder dabei ist. Die Gruppenleitung gibt einen kurzen Ausblick auf das kommende Thema. **Die Teilnehmerinnen sollen (je nach Gruppengröße und eigener therapeutischer Ausstattung) nach Möglichkeit zum kommenden Termin Buntstifte oder Textmarker in den Farben Rot, Grün und Gelb mitbringen.** Damit endet das Modul.

Gruppenleitung und professionelle Teilnehmerinnen bleiben noch kurz zusammen, um die Stunde nachzubesprechen. Hierbei sollten insbesondere Schwierigkeiten und potenzielle Konflikte aufgegriffen werden. Die Erfahrungen aus den Einzeltherapiestunden mit den Teilnehmerinnen können ebenfalls einfließen.

„Damit sind wir am Ende der heutigen Stunde. Habt ihr noch irgendwelche Fragen an uns? Keine? Dann sehen wir uns nächste Woche genau um dieselbe Zeit wieder, um weiterzumachen. Wir werden dann eure persönlichen Abhängigkeitskriterien nochmal aufgreifen und schwerpunktmäßig über bindende Faktoren und Regeln sowie Gefahren im Internet sprechen. Nun fänden wir es noch schön, wenn ihr reihum eine kurze Rückmeldung zu heute geben könntet. Was nehmt ihr mit, was fandet ihr gut, was schlecht und die wichtigste Frage von allen: Seid ihr beim nächsten Mal wieder mit dabei?"

6.3 Modul 3: Bindende Faktoren, Chancen und Gefahren

Übersicht

Ziele des heutigen Moduls

- Individuelle Abhängigkeitskriterien und (potenziell problematische) Nutzungsformen
- Bindende Faktoren Sozialer Netzwerke
- Positive bindende Faktoren Sozialer Netzwerke
- Kenntnis der Gefahren von Sozialen Netzwerken und Internetmedien
- Prüfung eigener Anteile

Vorbereitung

Keine besondere Vorbereitung notwendig

Materialien

- Flipchart, Tafel oder Whiteboard
- Stempel und Stempelkissen zur Bestätigung der Teilnahme auf dem Deckblatt
- Stifte für die Teilnehmerinnen (idealerweise heute zudem Buntstifte oder Textmarker in Rot, Grün und Gelb)
- Die heutigen Arbeitsblätter (idealerweise als Therapieheft gesammelt; ➤ Abschnitt IV Materialien):
  - Step 4: Abhängigkeitskriterien, Nutzungsformen und biologische Grundlagen
  - Step 5: Bindende Faktoren, Chancen und Gefahren

Ablauf

1. Begrüßung der Teilnehmerinnen und Reflexion der letzten Sitzung (➤ Kap. 6.3.1)
2. Prüfung der individuellen Abhängigkeitskriterien und Nutzungsformen (➤ Kap. 6.3.2)
3. Bindende Faktoren Sozialer Netzwerke (➤ Kap. 6.3.3)
4. Chancen der Nutzung Sozialer Netzwerke (➤ Kap. 6.3.4)
5. Gefahren von Sozialen Netzwerken und Internetmedien (➤ Kap. 6.3.5)
6. Was tut mir gut, was nicht? (➤ Kap. 6.3.6)
7. Aufgaben zum Vertiefen (➤ Kap. 6.3.7)
8. Abschlussrunde (➤ Kap. 6.3.8)

6.3.1 Begrüßung der Teilnehmerinnen und Reflexion der letzten Sitzung

Ziel	Die Inhalte des letzten Moduls kurz wiederholen
Material	Keines
Dauer	5 Minuten (mind.)

Die Teilnehmerinnen werden begrüßt. Sollten neue Teilnehmerinnen anwesend sein, so wird die Vorstellungsrunde aus Modul 1 (➤ Kap. 6.1) nochmal wiederholt, wobei die der Gruppe bereits bekannten Teilnehmerinnen nur kurz Namen, Alter und ihr Gruppenziel wiederholen sollten, bei den „Neuen" kann die Vorstellung, wie in Modul 1 (➤ Kap. 6.1) gezeigt, ruhig etwas ausführlicher erfolgen.

Anschließend wird eine der Teilnehmerinnen mit einer offenen Frage gebeten, die Inhalte des letzten Moduls zusammenzufassen. Dies dient der Wiederholung für die Teilnehmerinnen des letzten Mals und gibt jenen, die das Modul verpasst haben, die Möglichkeit, heute mitreden zu können. Wenn keiner von sich aus beginnt, kann die Gruppenleitung auch jemanden drannehmen und Hilfestellung geben.

„Hanni, möchtest du vielleicht nochmal sagen, was wir letztes Mal besprochen haben? Erinnerst du dich noch an eines der insgesamt neun Abhängigkeitskriterien?"

Gegebenenfalls müssen die Inhalte der letzten Gruppenstunde auch nochmal kurz von der Gruppenleitung aufgegriffen und zusammenfassend wiederholt werden.

6.3.2 Prüfung der individuellen Abhängigkeitskriterien und Nutzungsformen

Ziel	Individuelle Abhängigkeitskriterien und (potenziell problematische) Nutzungsformen erarbeiten
Material	Step 4 (➤ Abschnitt IV Materialien)
Dauer	5 Minuten (mind.)

Die beim letzten Mal gestellte Aufgabe zur Vertiefung wird aufgegriffen (**Step 4;** ➤ Abschnitt IV Materialien). Die Gruppenteilnehmerinnen sollen ihre persönlichen Abhängigkeitskriterien möglichst an konkreten Beispielen beschreiben. Außerdem sollen sie der Gruppe darstellen, welche (möglicherweise) problematischen Nutzungsfelder sie für sich ausmachen konnten. Die Gruppenleitung sollte die Teilnehmerinnen der Reihe nach zu Wort kommen lassen. Idealerweise ergibt sich aus dem Vorgetragenen bereits eine kleine Diskussion unter den Teilnehmerinnen. Ansonsten kann auch nochmal gezielt nachgefragt werden. Bei potenziell unangenehmen Themen oder solchen mit Auswirkungen auf die Gruppe (z. B. der Nutzung von Selbstverletzungsforen) sollte auf die Gruppensituation Rücksicht genommen werden. Teilnehmerinnen können, aber sollten natürlich nicht auf solche Themen eingehen. Manche der Thematiken können auch besser im Einzelgespräch thematisiert werden.

„Hanni, möchtest du vielleicht anfangen, uns zu erläutern, welche der Abhängigkeitskriterien du bei dir finden konntest? Idealerweise fällt dir jeweils auch ein kurzes Beispiel ein?"
„Gerne. Also, ich hab nochmal über die Toleranzentwicklung nachgedacht und mir ist aufgefallen, dass ich, gerade im Vergleich mit der Zeit vor einem Jahr, immer länger auf Me-Myself-And-I 2.0 herumhänge. Dieses Modell dazu, dieses …"
„Gratifikations-Kompensationsmodell? Schwieriges Wort, ich weiß!"
„Ja, genau das. Also: Das heißt ja, dass ich dabei immer weniger Spaß gehabt habe. Und ja, das konnte ich bei mir bemerken."
[…]
„Konntest du noch andere Nutzungsformen bei dir bemerken, die potenziell ein Problem darstellen könnten?"
„Nein, also, das irgendwie nicht. Ich glaube, es ist nur Me-Myself-And-I 2.0 bei mir."

Eine andere Teilnehmerin schaltet sich ein:

„Aber hast du nicht letztes Mal gesagt, dass du krass viel YouTube schauen würdest?"

Im Hinblick auf die potenziell in der Zukunft auftretende Suchtverschiebung ist es zudem ratsam, über die die Teilnehmerinnen interessierenden Nutzungsformen Bescheid zu wissen. Jemand, der noch nie was mit YouTube anfangen konnte, wird jetzt aktuell vielleicht keine Probleme darin erkennen; das hält ihn jedoch möglicherweise nicht davon ab, im Zuge der Teilabstinenz und mit zunehmend eingeschränktem Konsum Sozialer Netzwerke YouTube zu konsumieren, um dort Ablenkung und Zerstreuung zu finden.

6.3.3 Bindende Faktoren Sozialer Netzwerke

Ziel	Soziale Netzwerke und deren bindende Faktoren kennen
Material	Step 5 (➤ Abschnitt IV Materialien); Flipchart, Tafel oder Whiteboard
Dauer	10 Minuten (mind.)

Die Gruppenleitung sammelt auf dem Flipchart, die Teilnehmerinnen auf **Step 5** (➤ Abschnitt IV Materialien) verschiedene Nutzungsformen-Vorschläge der Teilnehmerinnen (➤ Abb. 6.3).

„Heute wollen wir über die von euch genutzten Netzwerke und andere Nutzungsformen sprechen. Welche fallen euch ein?"

Zunächst werden verschiedene Nutzungsformen (in Kreisen) gesammelt. Im Anschluss sollen die suchttherapeutisch relevanten Inhalte dieser Nutzungsformen genannt werden. Diese werden auch als bindende Faktoren bezeichnet.

„Was für Besonderheiten dieser Nutzungsformen fallen euch ein, die mit einer Abhängigkeit interagieren könnten? Was bindet euch gewissermaßen an die jeweiligen Plattformen?"

In der Regel werden hier fünf oder sechs verschiedene Nutzungsformen (die am häufigsten von den Teilnehmerinnen konsumierten) angesprochen. Bei zu ausufernden Aufzählungen kann die Gruppenleitung auch bremsen und den Fokus entsprechend ausrichten.

Instagram Soziales Netzwerk
Man sieht was von der Welt
Aktuell bleiben
Keine Trends verpassen
Spaß
Freunden schreiben
Möglichst viele Likes
Berühmten Leuten folgen

YouTube Videoportal
Einfach berieseln lassen
Langeweile bekämpfen
Unterhaltsamen Influencern folgen
Keine Trends verpassen
Austausch mit anderen über Kommentare
Wissen sammeln
Immer neue Videos

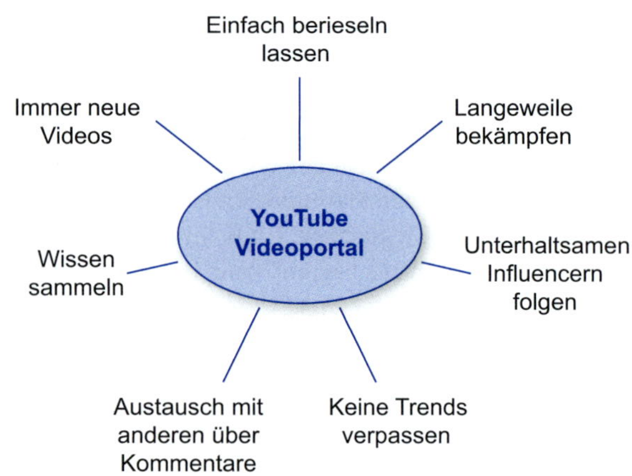

Abb. 6.3 Beispiele für Nutzungsformen samt bindender Faktoren [L231]

EXKURS: ÜBERSICHT – TEIL 1: NUTZUNGSFORMEN UND BINDENDE FAKTOREN

Dieser Exkurs stammt (in veränderter und gekürzter Form) aus dem Ratgeber Soziale-Netzwerke-Nutzungsstörung vom selben Autor und Verlag. Ich finde es an dieser Stelle hilfreich, auch professionellen Behandelnden einen entsprechenden Überblick zur Verfügung zu stellen. Im ersten Teil werden Nutzungsformen und ihre bindenden Faktoren beschrieben, der zweite Teil listet die potenziellen Gefahren dieser (und anderer, nicht explizit genannter) Nutzungsformen auf. Eines vorneweg: Ich habe die berechtigte Sorge, dass viele der Informationen dieses Exkurses bei Erscheinen des Manuals bereits veraltet sein könnten, und dennoch macht es Sinn, einen Überblick zu geben. Denn irgendwie ist dann doch alles alter Wein in neuen Schläuchen und manche Dinge, etwa Mobbing und Cybergrooming, sind plattformunabhängig und werden uns wohl leider immer beschäftigen. Aus meiner Sicht hilfreiche Webseiten zur Recherche bei zukünftigen Nutzungsinhalten sind www.klicksafe.de und www.schau-hin.info.

TikTok: Tanzend die Welt erobern

TikTok eroberte Ende der 2010er Jahre die Smartphone-Bildschirme und ist insbesondere bei Kindern und Jugendlichen sehr beliebt. Es ging im Sommer 2018 aus der App musical.ly hervor und fand initial vor allem im asiatischen Raum große Verbreitung. Hinter dem Unternehmen steckt die chinesische Firma ByteDance. Mit TikTok lassen sich kurze Videoclips (vor allem Musikvideos) lippensynchron erstellen, zudem bietet es Kommunikationsmöglichkeiten eines Sozialen Netzwerks. TikTok finanziert sich über Werbung (im Feed zwar als solche gekennzeichnet, aber gerade für Kinder im Rahmen einer „Challenge" vielleicht nicht sofort als solche ersichtlich) und In-App-Käufe (Filter und Effekte für die Videos). TikTok ist als App für die Betriebssysteme Android und iOS verfügbar.

Die Auffindbarkeit der Videos wird über Hashtags gewährleistet, besonders beliebte Videos werden gesondert hervorgehoben. Meist „trenden" solche Videos im Rahmen bestimmter „Challenges", im Rahmen derer etwa ein bestimmter Tanzstil vorgegeben wird. Viele Jugendliche nutzen TikTok auch für mehr als nur Tanzvideos. Verschiedene Unterseiten befassen sich mit anderen Medien oder sogar politischen Themen. TikTok darf laut Nutzungsbedingungen von Kindern ab 13 Jahren genutzt werden, eine Altersüberprüfung findet jedoch nicht statt. Immerhin sind Profile aller Nutzer unter 16 Jahren standardmäßig privat geschaltet und können nicht öffentlich eingesehen werden, zudem wurden nach zunehmendem Protest weitere Interaktionsmöglichkeiten mit minderjährigen Nutzern eingeschränkt, etwa die Möglichkeit, gemeinsam an einem Video zu arbeiten (Duett).

Solche Einschränkungen sind ausdrücklich zu begrüßen, da viele der Videos sehr aufreizende Tänze zeigen und die (meist weiblichen) Akteurinnen mitunter spärlich bekleidet sind. Aus meiner eigenen Erfahrung kann ich mitteilen, dass die Faszination für TikTok auch Kinder anspricht, die jünger als 13 Jahre sind. Das führt dazu, dass sich schon 11- oder 12-jährige Mädchen einen Bikini anziehen und vor der Handykamera performen. Bei entsprechend fehlenden Einstellungen (oder falschen Altersangaben) stehen diese Videos dann einer Vielzahl an Nutzern zur Verfügung und können zu Cybergrooming führen. Es gibt zwar eine Meldefunktion, diese bietet jedoch natürlich keinen 100-prozentigen Schutz.

Instagram: Mit Filtern in ein beachtenswerteres Leben

Instagram ist eine durch Werbung finanzierte Applikation zum Teilen von Fotos und Videoinhalten. Instagram ging 2010 online. Es werden alle mobilen Betriebssysteme unterstützt. 2012 übernahm Facebook den Dienst. Die Registrierung bei Instagram ist laut Nutzungsbedingungen erst ab 13 Jahren möglich, allerdings findet keine Altersverifizierung statt. Kinder und Jugendliche sollten auf „privat" eingestellte Konten verwenden. Dies ermöglicht es dem Nutzer bzw. der Nutzerin, zu entscheiden, wer ihm oder ihr folgen und die geposteten Inhalte zu Gesicht bekommen darf. Private Nachrichten können unabhängig davon verschickt werden, müssen jedoch bestätigt werden. Das Netzwerk bietet auch die Möglichkeit, „live zu gehen" und Streaming zu betreiben; hierbei ist es dann besonders wichtig für Minderjährige, Bescheid zu wissen, welche Inhalte man mit dem Internet teilen sollte und welche nicht. Missbräuchliche Nutzungen der Plattform lassen sich melden, ebenso können Profile blockiert werden.

Bereits bei Kindern und Jugendlichen ersichtlich ist die teilweise erschreckende Verzahnung mit dem realen Leben. Essen, Reisen, Partys, alles wird gepostet, um möglichst viele „Likes" und „Follower" abzuholen. Da ab einer bestimmten Reichweite Einnahmemöglichkeiten durch Werbung locken, ist dies gerade für junge Frauen ein entsprechender Anreiz, möglichst „like-würdige", sprich freizügige Bilder zu posten. Um diesen später noch ausführlicher dargestellten Influencer-Markt hat sich sogar eine ganze Branche gebildet, 15.000 zusätzliche Follower sind aktuell bei den entsprechenden Quellen für etwas über 200 € zu kaufen. Das Problem dabei: Nur weil etwas viele Likes hat, muss es nicht automatisch qualitativ hochwertig oder richtig sein. Das ist insbesondere bei sogenannten Fake News ein Thema. Die zugrundeliegenden Algorithmen tun dann ihr Übriges, um solche Inhalte entsprechend zu verteilen.

Besonders beliebt bei Instagram sind Filter zur Bildbearbeitung. Diese ändern zum Beispiel die Lichtstimmung, es gibt jedoch auch Filter, die den Resultaten von Schönheitsoperationen sehr nahe kommen. Instagram stand immer wieder in der Kritik, da teilweise ungesunde Körperbilder und ein Schönheitswahn befeuert wurden, etwa im Rahmen der #A4waist-Challenge, bei der Nutzerinnen ihre Taille hinter einem DIN-A4-Blatt verstecken können mussten.

Snapchat: Feuer und Flamme fürs Sexting

Bei Snapchat handelt es sich um einen kostenlos verwendbaren Instant Messenger, der wie Instagram auch mit Filtern und Effekten daherkommt. Berühmt wurde die App jedoch vor allem dadurch, dass versendete Dateien nur für eine begrenzte Zeit abrufbar sind. Das machte die App vor allem bei einer jugendlichen Zielgruppe für das sogenannte Sexting interessant. Darunter versteht man das Versenden von erotischen Bildern, Videos (und Texten). Nutzer, die jünger als 13 Jahre sind, haben in der App zwar nur eingeschränkte Optionen, allerdings findet die Altersverifizierung nur durch Eingabe des Geburtsdatums statt und wird nicht überprüft. Zudem lässt sich die zeitliche Verfügbarkeit von versendeten Inhalten relativ einfach (bei Fotos z. B. durch Screenshots) oder mittels zusätzlich installierbarer Applikationen umgehen. Vielen Kindern ist nicht klar, dass von ihnen versendete freizügige Fotos so eben nicht nur für einige Sekunden beim Empfänger landen. Neben den nur kurzfristig verfügbaren Nachrichten (den sogenannten „Snaps") kann man auch sogenannte „Storys" posten und diese, je nach Einstellungen, auch einer größeren Nutzergruppe für 24 Stunden zur Verfügung stellen. Die App nutzt für die Kommunikation untereinander ein Gratifikationssystem in Form von Flammen. Je mehr man also mit einer Person z. B. Bilder austauscht, desto mehr Flammen werden aufgebaut. Dieses Belohnungssystem ist für einige Jugendliche ein Anreiz, die App mehrfach täglich zu nutzen.

WhatsApp-Gruppen: Rund um die Uhr geöffnet

Das bringt uns organisch zum nächsten Thema: den WhatsApp-Gruppen und dem Gefühl, immer erreichbar sein zu müssen.

WhatsApp hat zunächst einmal viele Vorteile, sei es die Möglichkeit, auch im Ausland Kontakt zu halten, Fotos verschicken zu können oder Videocalls zu machen. Es hat aber auch dazu geführt, dass wir selbst im Urlaub eben nicht gesammelt von Erlebnissen berichten (nachdem wir irgendwo einen Laden, der Telefonkarten verkauft, gefunden haben) sondern meistens ad hoc in Form eines Fotos oder einer Sprachnachricht („Du glaubst nicht, was gerade passiert ist …"). Überlegen Sie mal selbst, welche der in den letzten 24 Stunden erhaltenen Nachrichten (gerade in Gruppenchats) für Sie wirklich relevant waren. Und jetzt multiplizieren Sie dies mit der Kontaktfreudigkeit und dem Mitteilungsbedürfnis der Generation unserer Patienten. Es fällt vielfach schwer, sich dem Ganzen zu entziehen. Zwischen all dem sinnlosen Kram im Klassenchat könnte ja auch die eine, wichtige Information den morgigen Schultag betreffend stecken. Das Gefühl, etwas zu verpassen, kann gerade im Jugendalter sehr mächtig werden. Nicht umsonst hat sich mit FoMO („Fear of missing out") eine eigene Begrifflichkeit dazu herausgebildet. Die Folge: Man verbringt noch mehr Zeit vor dem Handy und befeuert damit die Entstehung einer Abhängigkeit.

WhatsApp hat aber ganz andere Probleme, als die Medienzeiten zu erhöhen. Spätestens seit der Übernahme durch den Facebook-Konzern ist das Thema Datenschutz in aller Munde. Auch die Möglichkeit der Filterung von Inhalten (gerade im Gegensatz zu den „richtigen" Sozialen Netzwerken) ist deutlich eingeschränkter. Bilderkennungssoftware verhindert vielleicht das Posten eines Bildes mit Selbstverletzung auf Instagram, nicht aber im Klassenchat. Hier muss erst jemand persönlich tätig werden. Und wussten Sie, dass man für die Nutzung von WhatsApp eigentlich 16 Jahre alt sein sollte? Ja, ich weiß, machen alle so, aber dadurch wird das Ganze ja nicht besser. Es gibt mittlerweile zudem eine ganze Reihe weniger bedenklicher Kommunikationsplattformen. Was den Rest angeht: Eltern sollten mit ihrem Kind die Regeln für Online-Kommunikation besprechen, Nutzungsfenster können vermeiden, dass Kinder vor dem Einschlafen im Bett noch einhundert „wichtigen" Nachrichten in irgendwelchen Gruppen ausgesetzt werden und ein Klassenchat braucht natürlich klare Kommunikationsregeln (z. B., dass nur Wichtiges gepostet wird und man niemanden mobbt). Idealerweise werden solche Regeln von den Kindern in der Schule im Rahmen entsprechender Projekttage selbst erarbeitet und es fühlt sich abwechselnd jemand zuständig, eine entsprechende Moderation vorzunehmen.

Computer- und Videospiele: Unterschätztes Medium mit Risiken

Über den abhängigen Gebrauch von Computer- und Videospielen (Computerspielstörung) könnte man eigene Bücher schreiben (was ich ja zum Glück bereits getan habe). An dieser Stelle soll daher nur eine grobe Übersicht gegeben werden. Zwar sitzen in meiner Sprechstunde eher weniger „Gamerinnen", dennoch gibt es auch unter Mädchen und jungen Frauen Nutzerinnern von Videospielen, allerdings sind die Konsummuster im Vergleich zu den Jungen und Männern anders und stellenweise für die Eltern vielleicht auch weniger auffällig, da zum Beispiel eher keine gewalthaltigen Spiele konsumiert werden. Vielleicht hängt dieser Umstand auch mit der unterschiedlichen Heranführung an das Medium zusammen. Es lässt sich zwar nicht wissenschaftlich beweisen, aber ich kenne Frauen, die, wenn sie einmal die Anfangshürde mit dem Medium Videospiel überwunden haben, eine große Faszination für Games entwickeln und damit potenziell gefährdeter sind, eine Abhängigkeit zu entwickeln. Man könnte annehmen, dass Männer im Laufe ihrer Entwicklung natürlicher an das Medium herangeführt werden, z. B. aufgrund von Rollenbildern und männlichen Vorbildern innerhalb der Familie. Unterhält man sich mit erwachsenen Männern, so berichten viele rückblickend von Phasen vermehrten Spielens in ihrer Jugend. Später, wenn andere Lebensbereiche an Wichtigkeit gewinnen, kehren sie dem Hobby Videospiel entweder ganz den Rücken, bleiben Enthusiasten oder entwickelten gar eine Abhängigkeit. Die mir bekannten Biografien einiger Frauen weisen häufig keine so durchgängige Beschäftigung mit dem Thema auf. Hier trifft man vielfach entweder auf eine vollständige Ablehnung von Videospielen oder eben einen intensiven (nicht zwangsläufig abhängigen) Konsum.

Die jeweils gespielten Spiele unterscheiden sich je nach Alter der Spieler und auch nach deren Interessen. Gemeinsam online gespielte Spiele, sogenannte Multiplayer-Spiele, erfreuen sich großer Beliebtheit und werden gerade von Kindern und Jugendlichen gerne gespielt. Mädchen und junge Frauen sind auch typische Zielgruppe von sogenannten „Casual-Spielen", die zum Beispiel auf Smartphones große Verbreitung haben und eine leichte Erlernbarkeit aufweisen. Wie bereits dargelegt, gibt es jedoch auch Mädchen und Frauen, die sich „mit so einem Quatsch" nicht abgeben würden und sich selbst als Hardcore-Gamerinnen bezeichnen. Gewalttätige Spiele sind Eltern oft ein Dorn im Auge und sorgen vielfach für Verunsicherung. Natürlich, es gibt, analog zu Filmen, klar auf Gewalt ausgelegte Spiele, in der Regel dient die Gewalt jedoch dem kompetitiven Spielen, etwa um klarzumachen, ob man getroffen hat oder nicht. Ein Spiel, das sich klar diesem als „Trefferfeedback" bezeichneten Gewaltaspekt zuordnen lässt, ist das gerade Anfang der 2000er Jahre als „Amoklaufsimulator" und „Killerspiel" verschriene Counter-Strike. Hier stehen, wie bei vielen Multiplayer-Spielen, das Vorgehen im Team und der taktische Aspekt im Vordergrund. Die Auswirkungen von gewalthaltigen Spielen ist schwer zu erforschen, es gibt jedoch keine klaren Hinweise, dass das Spielen solcher Games das Gewaltverhalten in der realen Welt negativ beeinflusst. Wichtigste Basis hierbei scheint ein seitens der Erziehungspersonen vermittelter adäquater (sprich abzulehnender) Einsatz von Gewalt („Worte statt Fäuste") zu sein. In Deutschland setzt die „Unterhaltungssoftware Selbstkontrolle" (USK) die Jugendschutzbestimmungen im Videospielbereich um. Die bunten Sticker sind Ihnen bestimmt schon einmal im Elektronikmarkt oder auf den Spieleverpackungen begegnet. Leider fließen Suchtkriterien aktuell noch nicht in die Alterseinstufung mit ein. So hat das ab 0 Jahren (noch so ein Unsinn des Systems!) freigegebene Fußballspiel „Fifa" einen durch Gücksspielmechaniken angetriebenen Spielmodus, in dem man mit Geld zufällig ausgewählte Fußballer für sein „Ultimate Team" kaufen kann. Während Länder wie die Niederlande den Modus bereits verboten haben, fehlt es in Deutschland (noch) an der entsprechenden Schaffung gesetzlich bindender Grundlagen. Besonders bei sogenannten „Free2Play-Spielen" ist Vorsicht geboten. Diese zunächst kostenlos nutzbaren Games sind natürlich bei Kindern und Jugendlichen sehr beliebt, müssen für den Hersteller aber dennoch rentabel sein und werden deshalb (mit teilweise perfiden) „Mikrotransaktionen" (nachträglich gezahlte Geldbeträge, um Spielinhalte freizuschalten) nachmonetarisiert.

Nicht nur weil ich selbst leidenschaftlicher Videospieler bin, sondern auch vor dem Hintergrund, dass ich, analog zu diesem Manual, mit den Betroffenen versuche, den Weg der sogenannten Teilabstinenz (kontrolliertes Spielen, das Patienten die Nutzung der Vorteile ohne die Nachteile des Konsums ermöglicht) zu gehen, ist es mir nochmal wichtig, auch die vielen Vorteile von Videospielen aufzuzeigen. Einer davon ist der künstlerische Aspekt dieses „neuen" erzählenden, aber auch interaktiven Mediums. Es gibt sie, die Videospiele, die man meiner Meinung nach relativ bedenkenlos als Kunstwerke einsortieren kann: „Life Is Strange", das ich in den bisherigen Büchern zum Thema immer als Paradebeispiel für wertvolle Spiele für Jugendliche angeführt habe. Die Spiele der „Bioshock"-Reihe mit ihren Kritiken an Philosophie und Religion, aber vermutlich auch die „Grand Theft Autos" mit ihrer Satire auf unseren westlichen Lebensstil, die es teilweise sogar auf die Feuilleton-Seiten der Zeitungen geschafft haben. Entscheidend hierbei ist die geistige Reife des Konsumenten. Ein wichtiger Faktor, den auch die USK-Kennzeichnungen eigentlich nur rahmen sollen. Wenn man diese Spiele nämlich als Erwachsener konsumiert, erschließt sich einem die hintergründige Thematik eines „Grand Theft Autos"; Kinder (die dieses ab 18 Jahren freigegebene Spiel nicht spielen sollten) finden es hingegen „einfach nur geil", Fußgänger mit dem Auto zu überfahren. Gerade im Indie-Bereich, fernab der großen jährlichen Fußballsimulationen und Militär-Shooter, wird man fündig. „That Dragon, Cancer", das sich mit dem Krebstod eines Kindes beschäftigt, „The Beginners Guide", das sich mit dem kreativen Aspekt von Spieleentwicklung auseinandersetzt, oder „This War Of Mine", das sich mit den Auswirkungen von Krieg auf Menschen beschäftigt. Das fantastische „Outer Wilds" aus dem Jahr 2019, in dem der Spieler in einer durch eine Supernova getriggerten Zeitschleife festhängt und ein liebevoll gestaltetes Universum erkundet: ein Kunstwerk, ganz ohne (primär) moralische Aspekte. Und natürlich das hochgelobte „What Remains of Edith Finch" aus dem Jahr 2017, das spätestens bei der Szene in der Fischfabrik zeigt, wozu dieses interaktive Medium fähig ist. Den Spieler am eigenen Leib spüren zu lassen, was es heißt, im Rahmen einer monotonen Tätigkeit in psychotische Fantasiewelten abzudriften, das kann kein Buch und kein Film bewerkstelligen.

Zusammengefasst ist also festzuhalten, dass es durchaus Spiele gibt, die für entsprechend vulnerable Personen ein hohes Abhängigkeitspotenzial haben. Dabei bedienen sie sich teilweise ausgeklügelter Spielmechaniken, vor der (gerade minderjährige) Betroffene aktuell noch unzureichend geschützt werden. Das sollte sich dringend ändern und wird von mir bereits seit Jahren aktiv gefordert und vorangetrieben! Die überwiegende Mehrheit der Konsumenten findet in Videospielen jedoch ein in der Gesellschaft vielfach unterschätztes Medium. Videospiele deswegen unter Generalverdacht zu stellen oder zu verteufeln (Stichwort „Digitale Demenz") ist aus meiner Sicht zu kurzsichtig und deckt sich nicht mit dem aktuellen wissenschaftlichen Stand.

YouTube: Videos für mehr als ein Leben

Auf YouTube finden Sie zu jedem erdenklichen Thema ein Video. Ursprünglich dafür entwickelt, Videos mit Freunden zu teilen, hat sich die Website samt dazugehöriger App seit 2005 vor allem aufgrund der Möglichkeit, Werbung zu schalten, stark kommerzialisiert. Videos können von Nutzern kommentiert und positiv oder negativ bewertet werden. Findet man den Videoersteller („YouTuber") gut, lässt sich dessen Kanal abonnieren und man wird über neu erschienene Videos informiert. Die Mehrzahl der Videos werden vorproduziert und dann hochgeladen, es gibt jedoch auch die Möglichkeit, live zuzuschauen samt entsprechendem Chat und der Möglichkeit, den YouTuber „on air" mit Geldbeträgen zu unterstützen. Es gibt entsprechende Einstellmöglichkeiten für Eltern, um die Inhalte an das Alter des Kindes anzupassen, und mit YouTube Kids ein entsprechend von vornerein „bereinigtes" Angebot. Das ist dringend notwendig, da Filter natürlich nie perfekt arbeiten und das „normale" YouTube einen weiteren Fallstrick mit sich bringt: Ein zugrundeliegender Algorithmus analysiert das Nutzungsverhalten und macht entsprechende Vorschläge für die standardmäßig eingestellte „Autoplay-Funktion", die nach dem Ende eines Videos das nächste vorschlägt. Kritiker haben hier in der Vergangenheit darauf hingewiesen, dass die Explizität dieser Videos im zeitlichen Verlauf zunehme. Dies kann ich aus eigener Erfahrung bestätigen. So bringt einen das wissenschaftliche Video über das heliozentrische Weltbild irgendwann zu Flat-Earth-Videos, hin zu Echsenmenschen-Verschwörungsgedanken. Und Schwupps, hat man einige Stunden Lebenszeit verbrannt.

Let's plays: Vom Zocken leben

Wie bei vielen technischen Innovationen (CD-ROM), waren es auch die Videospiele, die YouTubes Vorherrschaft gestützt haben. Um die 2010er Jahre herum kam der große Durchbruch der Let's plays. Damit werden Videos bezeichnet, in denen Menschen Videospiele spielen, das Spielgeschehen auf ihrem Monitor aufzeichnen und auf YouTube hochladen. Ging es anfangs noch um Spieletipps und semiprofessionell aufgezeichnete Videos, in denen sich Gamer vor schlechten Mikrofonen einen abnuschelten, hat sich die Szene ebenfalls professionalisiert, samt Webcam-Einblendung vor Greenscreens und entsprechender Monetarisierung. Die bekanntesten Let's Player können vom Zocken mittlerweile sehr gut leben, es locken neben der entsprechenden Reichweite bei YouTube Werbeverträge und jährliche Einkünfte im Millionen-Bereich. Das hinterlässt natürlich Spuren bei Minderjährigen, denen die Schule so gar keinen Spaß macht und die lieber auch vom Zocken leben wollen würden. Manche meiner Patienten haben eigene YouTube-Kanäle und hoffen auf den ganz großen Durchbruch (bei 20 Aufrufen pro Video). Zum Vergleich: Die erste Folge des Minecraft Let's Plays des sicherlich bekanntesten deutschen YouTubers „Gronkh" hat seit seinem Erscheinen 2010 über 15 Millionen Aufrufe. Und die Eltern stehen vielleicht fassungslos daneben und beäugen die berufliche Karriere ihres Kindes mit Argusaugen. Es gilt das alte Mantra (das seit Generationen gegen Wünsche, Astronaut oder Tänzerin zu werden, eingesetzt wurde): „Erst die Schule, dann YouTuber". Für die therapeutische Arbeit mit Videospielabhängigen ist zudem noch relevant, dass sich das Suchtverhalten vom aktiven (selbst spielen) zum passiven (Let's Plays) Konsum verschieben kann.

Influencer: Produkttest oder geschickte Werbung?

Was bei Videospielen funktioniert, das klappt natürlich auch super bei Kosmetik, Klamotten und Spielsachen, ja sogar bei Laubbläsern und energetisiertem Wasser. Längst haben Produktersteller erkannt, welch gigantische Werbemöglichkeiten YouTube (aber natürlich auch andere Videoportale oder ein Instagram-Profil) bieten. Der Beruf des Influencers war geboren. Der Deal dabei ist ganz einfach: Die Influencer stellen ihre Reichweite zur Verfügung, der Hersteller im Gegenzug das Produkt und ein entsprechendes Honorar. Praktisch natürlich vor allem dann, wenn man Hotels, Reisen, schicke Restaurants oder teure Markenklamotten „testen" darf. Klar, dass ein solches Vorgehen in der Regel meist nichts mit einem objektivem Produkttest zu tun hat. Das Problem dabei: Gerade jüngeren Kindern fällt es schwer, Werbung kritisch zu hinterfragen, da sie Aussagen wie „Das musst du haben!" nicht reflektieren. Und, analog zum Let's Player ist natürlich auch der Berufswunsch des Influencers weit verbreitet unter Kindern und Jugendlichen. Jeden Morgen in einem schönen Hotel in Dubai aufwachen, ein kleines Styling-Video posten und davon leben ist natürlich reizvoller, als an der Bushaltestelle im Dauerregen auf den Schulbus zu warten.

Twitch: Fernsehen 2.0

Zwar bietet auch YouTube die Möglichkeit, anstatt vorproduzierte Videos hochzuladen „live" zu gehen, so richtig auf die Spitze getrieben hat das allerdings erst die Videoplattform „Twitch". Die Plattform wurde 2014 von Amazon übernommen und wird spätestens seit diesem Zeitpunkt von vielen als „Fernsehen 2.0" gehandelt. Auch hier ist es möglich (über den Amazon-Prime-Account in limitierter Anzahl sogar für den Endnutzer kostenlose, da

6

in der kostenpflichtigen Prime-Mitgliedschaft inkludierte) Abonnements („Subs") an Inhaltsersteller zu vergeben, zudem gibt es die Möglichkeit, „on air" Geldspenden zu tätigen. In der Regel taucht dann der eigene Nickname im Stream auf und wird von dem Streamer entsprechend gewürdigt („Danke für deine Spende, Honigbiene7865_Dortmund!"). Zudem gibt es gamifizierte „Vorteile" für den Chat, etwa besondere Emojis. Klar, dass das, analog zu den Let's Plays, einen häufigen Berufswunsch bei Heranwachsenden darstellt. Laut Geschäftsbedingungen darf Twitch von Kindern unter 13 Jahren gar nicht und von Älteren nur unter Aufsicht genutzt werden. Kontrolliert wird das allerdings nicht. Das ist problematisch, da zum einen hohe Geldausgaben im Rahmen der „Subs" und „Donations" lauern, zum anderen gibt es auch einen pornografischen Markt durch sogenannte „Hot-Tub-Streams". Solche Streams, bei denen sich überwiegend Frauen sehr freizügig zeigen, sind bei manchen vielleicht auch eine willkommene Verdienstmöglichkeit. Andere Plattformen wie „Onlyfans" sind diesbezüglich noch berüchtigter. Zusammenfassend locken bei Twitch auf der Konsumentenseite also unzählige immer verfügbare Kanäle, die jedem Kabelfernsehen den Rang ablaufen und alle nur denkbaren Interessen abdecken. Und die „Twitch-Streamer" lockt das (beim Schauen solcher Streams und den enormen Summen, die dort fließen, auch durchaus nachvollziehbare) schnelle Klingeln der Kassen.

E-Sports: Millionär durch professionelles Zocken

E-Sport bezeichnet die Teilnahme an Wettkämpfen mit Videospielen und erfreut sich zunehmend großer Beliebtheit. Wie bereits bei den Let's Plays und Influencern beschrieben, wird der „Beruf" des E-Sportlers gerade von einigen (meist männlichen) Jugendlichen als ernstgemeintes Berufsziel angegeben. Die Spiele werden im Internet (etwa über Twitch) live gesendet und erreichen hohe Zuschauerzahlen, vor allem in den Finalaustragungen. Dabei locken Preisgelder von mehreren Millionen Dollar. Inzwischen unterhalten Sportvereine wie etwa Schalke 04 eigene E-Sports-Abteilungen, auch wenn der Deutsche Olympische Sportbund (DOSB) den „elektronischen Sport" bislang nicht offiziell als Sport anerkannt hat (was ich bei aller Hochachtung den E-Sportlern gegenüber begrüßenswert finde). Man kann zu der Frage, ob E-Sport denn nun Sport sei oder nicht, sicherlich geteilter Meinung sein. Wer den Profis einmal bei der „Arbeit" zugesehen hat und sich in der Materie auskennt, versteht jedenfalls, dass dahinter ein hartes Training und ein mitzubringendes Grundtalent (wie beim „richtigen" Sport auch) stecken. Eine Abhängigkeit liegt bei solchen professionellen Spielern in der Regel nicht vor. Dafür erfordert der „Job" zu viel von ihnen und hinter dem „Zocken" steht ein straffes Trainingsprogramm, das zur Minderung von körperlichen Schäden auch konventionellen Sport beinhaltet. Unbestreitbar hingegen haben, und das bemerke ich bei vielen meiner Patienten, Meldungen wie „16-Jähriger gewinnt Fortnite-WM und 3 Millionen US-Dollar" der Website GameStar.de (Rüther, 2019) einen Effekt auf Jugendliche. Der wegen des Spielens versäumte Schulbesuch wird damit gerechtfertigt, dass man ja trainieren müsse, um E-Sports-Star zu werden. Für die Jugendlichen scheint der Traum vom E-Sports-Star zum Greifen nah, auch wenn er so unrealistisch ist, wie der nächste Cristiano Ronaldo zu werden.

Pornografie: Mit einem Klick jahrelange sexuelle Entwicklung abkürzen?

Die sexuelle Entwicklung ist eines der zentralen Themen im Jugendalter. Und während sich beim Thema Aufklärung in den letzten Jahren ein eher positiver Trend zeigt, sieht das beim Thema Verhütung anders aus. Aus eigener ehrenamtlicher Arbeit während des Studiums (Sexualaufklärung an Schulen) kann ich berichten, dass damals (2007/2008) die Kenntnis über sexuell übertragbare Erkrankungen und Möglichkeiten der Verhütung teilweise erschreckend war. Jugendliche, überwiegend geprägt durch pornografische Filme (in denen in der Regel keine Kondome benutzt werden), haben, bedingt durch diese, zwar häufig sehr genaue Vorstellungen, wie Sex ablaufen soll (mitsamt einer abschließenden Ejakulation auf das Gesicht der Freundin, die das nicht unbedingt möchte), beim von uns damals durchgeführten „Kondomführerschein" bekamen sie es aber nicht auf die Reihe, das Kondom richtig auf dem Holz-Dildo abzurollen. Während Kinder und Jugendliche früher, in der analogen Zeit, behutsamer an das Thema herangeführt wurden (den ersten „Playboy" mit 12 „gelesen", dann mit 14 Jahren Softpornos und erst mit 16 Hardcore-Pornos), steht heute bereits wesentlich jüngeren Kindern über teilweise entsprechend nicht geschützte Smartphones die weite Welt der Sexualität im Internet zur Verfügung. Bereits vorpubertäre Kinder haben deswegen mitunter schon gesehen, was ein „Gang Bang" ist, ohne die entsprechende Reife und damit Rahmungsfähigkeit zu besitzen. Solche Dinge werden dann häufig in Therapien offenbart und sind meist mit Ekel, aber auch Ängsten oder teilweise Wut gegenüber den Erwachsenen besetzt. Es kann dann schon mitunter sehr herausfordernd sein, einem Kind als Therapeut zu erklären, warum es eine Frau auch schön finden könnte, mit zehn Männern auf einmal Geschlechtsverkehr zu haben, warum das von ihm gesehene Video aber definitiv nicht für das Kind geeignet ist. Frauen und Mädchen konsumieren weniger pornografische Filme als Männer und Jungen, und da der Fokus dieses Buches auf den weiblichen Betroffenen liegt, stellt die Pornografie meist ein Randthema dar. Allerdings gilt der alte Satz „Sex sells" und Verdienstmöglichkeiten bei Twitch oder „Only fans" könnten entsprechend dafür anfällige Frauen locken. Es muss aber auch gar nicht ein solcher Extremfall sein. Das Angebot, gegen Geld Nacktfotos zu schicken, bekommen leider mehr Frauen und auch Mädchen, als man denkt. Selbstredend sollten Eltern internetfähige Geräte ihrer Kinder mit entsprechenden Schutzfiltern versehen, das Kind aufklären und auch dem Thema Verhütung den entsprechenden Stellenwert einräumen und ein offenes Ohr für dubiose Angebote oder verstörende Erfahrungen (digital, aber auch in der realen Welt) haben.

Am Ende sollten auf dem Flipchart die gängigen Nutzungsformen und ihre bindenden Faktoren dargestellt stehen. Die nachfolgenden Übungen greifen immer wieder auf diesen „Pool" zurück.

6.3.4 Chancen der Nutzung Sozialer Netzwerke

Ziel	Positive bindende Faktoren Sozialer Netzwerke
Material	Step 5 (➤ Abschnitt IV Materialien)
Dauer	10 Minuten (mind.)

In der Gruppe sollen nun Chancen und positive Aspekte Sozialer Netzwerke und anderer Internetmedien diskutiert werden. Es kann dazu hilfreich sein, sich noch einmal die auf **Step 2** (➤ Abschnitt IV Materialien) gesammelten Vorteile der Nutzung anzusehen. Dabei sollte die Gruppenleitung im Transfer einen konkreten Bezug auf die bindenden Faktoren vornehmen lassen.

6

„Wir wollen uns nun mal anschauen, was eigentlich die positiven Aspekte der von euch genutzten Sozialen Netzwerke sind und wie diese mit den bindenden Faktoren zusammenhängen. Hanni, was hat sich für dich aufgrund der Nutzung von Me-Myself-And-I 2.0 denn am augenscheinlichsten Positives ergeben?"
„Ich glaube, dass ich darüber meinen Freund kennengelernt habe. Ja, das ist wohl mit Abstand das Positivste, auch wenn er natürlich manchmal nervt."
„Wie habt ihr euch denn kennengelernt?"
„Wir haben einen ähnlichen Musikgeschmack und sind den gleichen Künstlern gefolgt. Ja und dann haben wir begonnen zu chatten und sind irgendwann zusammen auf ein Konzert gefahren."
„Welche bindenden Faktoren würdest du da bei dir als positiv besetzt ansehen?"
„Hmm ... das wäre dann Freunden zu schreiben und berühmten Leuten folgen zu können."

Idealerweise ergeben sich in der Gruppenkonstellation bereits unterschiedliche Sichtweisen auf die positiven Aspekte der Nutzung Sozialer Netzwerke. Ggf. können einzelne Themen auch von der Gruppenleitung eingebracht werden. Am Ende sollte die Gruppenleitung einen versöhnlichen Abschluss zu dieser Thematik kreieren und die positiven Aspekte gesammelt darstellen.

„Ihr werdet mir zustimmen, wenn wir zusammengefasst sagen können, dass Soziale Netzwerke unsere Leben enorm bereichert haben. Hanni hat ihren Freund über Me-Myself-And-I 2.0 kennengelernt, Nanni informiert sich gerne über die neuesten Trends und kann seitdem viel besser mitreden. Diese positiven Aspekte wollt ihr in Zukunft gerne behalten, oder? Die gute Nachricht: Das sollt ihr auch, aber wir müssen auch über die Schattenseiten sprechen. Und das machen wir jetzt."

6.3.5 Gefahren von Sozialen Netzwerken und Internetmedien

Ziel	Kenntnis der Gefahren von Sozialen Netzwerken und Internetmedien
Material	Step 5 (➤ Abschnitt IV Materialien)
Dauer	10 Minuten (mind.)

Es bietet sich an, den Teil über Gefahren mit einer offenen Diskussionsrunde starten zu lassen.

„Nun wollen wir über die Gefahren von Sozialen Netzwerken oder anderen von euch genutzten Internetmedien sprechen. Ein Faktor liegt auf der Hand: der abhängige oder problematische Konsum. Fallen euch noch weitere Gefahren ein?"

Hierbei ist auf eine entsprechende Moderation zu achten, da gewisse Themen (zum Beispiel ein stattgefundener Missbrauch bei Treffen mit Online-Kontakten) ggf. den Rahmen der Gruppe sprengen würden. Die Gruppenleitung sollte (durch die vorbereitenden Einzelgespräche) bereits grob wissen, welche Gefahren von den Teilnehmerinnen genannt werden könnten.

EXKURS: ÜBERSICHT – TEIL 2: POTENZIELLE GEFAHREN

Dieser Exkurs stammt (in veränderter und gekürzter Form) aus dem Ratgeber Soziale-Netzwerke-Nutzungsstörung vom selben Autor und Verlag. Ich finde es an dieser Stelle hilfreich, auch professionellen Behandelnden einen entsprechenden Überblick zur Verfügung zu stellen. Im ersten Teil werden Nutzungsformen und ihre bindenden Faktoren beschrieben, der zweite Teil listet die potenziellen Gefahren dieser (und anderer, nicht explizit genannter) Nutzungsformen auf. Eines vorneweg: Ich habe die berechtigte Sorge, dass viele der Informationen dieses Exkurses bei Erscheinen des Manuals bereits veraltet sein könnten, und dennoch macht es Sinn, einen Überblick zu geben. Denn irgendwie ist dann doch alles alter Wein in neuen Schläuchen und manche Dinge, etwa Mobbing und Cybergrooming, sind plattformunabhängig und werden uns wohl leider immer beschäftigen. Aus meiner Sicht hilfreiche Webseiten zur Recherche bei zukünftigen Nutzungsinhalten und daraus resultierenden Gefahren sind www.klicksafe.de und www.schau-hin.info.

Cybergrooming: der „nette Onkel von nebenan" hat aufgerüstet

Cybergrooming bezeichnet Verhaltensweisen, die einen zukünftigen sexuellen Missbrauch als Ziel haben, also zum Beispiel die Frage nach Fotos der Betroffenen oder das Erfragen persönlicher Daten. Das Wort Missbrauch ist im Kontext von Kindern und Jugendlichen eigentlich abzulehnen (es leitet sich eigentlich falsch vom englischen Wort „abuse" ab), da es andeutet, es gäbe auch einen rechtmäßigen sexuellen Gebrauch von Minderjährigen. Besser ist es, „sexuelle Gewalt" zu verwenden. Die Täter (meist mit entsprechenden Fake-Profilen) geben sich oft als Gleichaltrige aus und versuchen über gemeinsame Hobbies das Vertrauen zu gewinnen. In der Regel streben sie irgendwann reale Treffen an, zuvor wird meist der Wechsel auf eine weniger kontrollierbare Kommunikationsplattform (wie zum Beispiel WhatsApp) gefordert. Kam es bereits zur Offenbarung persönlicher Informationen oder gar kompromittierender Bilder, werden nicht selten erpresserische Handlungen („Wenn du dich nicht mit mir triffst, hänge ich die Bilder in deiner Schule auf!") vollzogen. Auch wenn es nicht zu tatsächlichen Handlungen gekommen ist, handelt es sich beim Cybergrooming natürlich um eine Straftat. Eltern und Betroffene sollten Beweise mittels Screenshots sichern und Anzeige bei der Polizei erstatten.
Damit es nicht so weit kommen muss, sollte Kindern klar sein, dass jede Kommunikation mit Fremden zunächst kritisch zu prüfen ist. Kinder sollten den Eltern gegenüber das Vertrauen haben, sich bei „seltsamen Nachrichten" jederzeit an sie wenden zu können. Im Falle von TikTok (aber natürlich auch bei anderen vergleichbaren Applikationen) ist es absolut zu empfehlen, den privaten Modus zu aktivieren und die Plattform nur zum Kontakt mit dem Kind persönlich bekannten Menschen zu nutzen. TikTok bietet darüber hinaus einen „Begleiteten Modus" an, in dem Sichtbarkeiten und Filter eingestellt werden können und zudem auch eine maximale Nutzungszeit festgelegt werden kann. Grundsätzlich sollten Eltern mit ihrem Kind erarbeiten, welche Inhalte noch „okay" sind, hierbei sollte der Grundsatz des realen Lebens gelten. Eltern würden ihrem Kind hoffentlich auch nicht erlauben, im Bikini in der Fußgängerzone zu tanzen, dasselbe sollte online gelten. Das Problem an den neuen Medien ist, dass es für Täter im Gegensatz zu früher viel leichter ist, deutschlandweit Kontakte zu knüpfen und eben nicht mehr auf

eine räumliche Nähe angewiesen zu sein. Und sie kommen relativ leicht an bereits sehr explizites Videomaterial. Die Anonymität des Internets bietet zudem einen (meist zum Glück nur vermeintlichen) Schutz. Das wichtigste Werkzeug im Umgang mit Cybergrooming: Ein begleiteter Umgang mit digitalen Medien.

Magersucht: Schlank, schlanker, Pro-Ana

Pro-Ana steht als Kurzform für Pro-Anorexie, also Pro-Magersucht und kennzeichnet den Zusammenschluss Betroffener mit dem Ziel, weiter abnehmen zu wollen und die Entwicklungen durch entsprechend Postings zu dokumentieren. Solche Foren gab es natürlich schon lange vor Instagram und vergleichbaren Netzwerken, der starke Fokus auf die Fotos auf der Plattform hat die Bewegung gerade Mitte der 2010er Jahre aber nochmal befeuert. Mittlerweile löscht Instagram zwar derartige Postings und hat die entsprechenden Hashtags verboten, dennoch ist es mir an dieser Stelle wichtig, nochmal darauf hinzuweisen. Wer Kontakt zu Pro-Ana-Gruppen sucht, findet diesen heute eher weniger in reglementierten Netzwerken, sondern meist in privaten Blogs, die auf WhatsApp-Gruppenchats verweisen.

Selbstverletzung und Suizidgedanken: Eine Algorithmus-getriebene Abwärtsspirale

Analog zur Pro-Ana-Bewegung stand Instagram in den letzten Jahren auch wegen Selbstverletzungs- und Suizidpostings in der Kritik. Das Problem hierbei: Anstatt Betroffenen entsprechende Hilfe anzubieten, sorgt der Algorithmus aufgrund seiner Funktionsweise dafür, dass entsprechend Gefährdete nur noch mehr Posts mit ähnlicher Thematik angezeigt bekommen. Instagram hat sich der Sache inzwischen vermehrt angenommen, neben der Blockade entsprechender Hashtags werden inzwischen zum Beispiel auch Bildanalysetools eingesetzt, um proaktiv und nicht mehr nur nach Meldung solche Inhalte herausfiltern zu können. Wie bei den Essstörungen haben sich solche Gruppen eher in weniger kontrollierte Plattformen wie WhatsApp oder das 4chan-Forum verlagert. Dennoch „trenden" immer mal wieder selbstverletzende Challenges, zuletzt etwa die sogenannte BlueWhale-Challenge, an deren Ende der Suizid des Teilnehmenden steht.

Mobbing: Ein Gähnen mit Folgen

Nicht ausschließlich bei Instagram, im Prinzip bei jeder digitalen (und natürlich auch analogen) Kommunikationsform können Kinder und Jugendliche Opfer von Mobbing werden. Immer wieder berichten mir Betroffene zum Beispiel, dass der Klassen-Gruppen-Chat in WhatsApp für solche Zwecke missbraucht wird. Der Nachteil bei den digitalen Kommunikationsformen ist aber die Tatsache, dass das Internet nichts vergisst und Mobbing auch außerhalb der Präsenzzeiten der Schule (also zum Beispiel auch abends im Kinderzimmer) erfolgen kann. Schlimmstenfalls kann Mobbing zu lebensmüden Gedanken oder gar Suizidhandlungen führen und sollte daher nicht bagatellisiert werden. Mobbing hat dabei viele Gesichter und kann über wiederholte Beschimpfungen, Erpressungen und Todesdrohungen, das Weiterverbreiten privater Fotos (zum Beispiel die Unterwäschefotos an den Exfreund) aber auch Fotomontagen (zum Beispiel mit Photoshop gestellte „Blowjob-Szenen") erfolgen. Erneut ist es hierbei sehr wichtig, dass Eltern ihrem Kind klarmachen, dass sie für auch noch so peinliche Fotos und Situationen ein offenes Ohr haben. Viele Mobbingmethoden haben handfeste strafrechtliche Konsequenzen und sollten (um Nachahmer abzuschrecken, aber vor allem auch, um Kindern Schuldgefühle zu nehmen) entsprechend verfolgt werden. Es ist nämlich auch juristisch gesehen nicht okay, dass das Foto der letzten Klassenfahrt, auf dem ein Kind unvorteilhaft im Bus gähnend aufgenommen wurde, mit einem erigierten Penis „verschönert" wurde und nun durch das Internet zirkuliert. Und glauben Sie mir, Kinder und Jugendliche sind erstaunlich „kreativ", wenn es um solche Dinge geht.

Im Nachgang sollte geprüft werden, ob im Rahmen der Diskussion bereits alle relevanten Regeln zur sicheren Nutzung des Internets thematisiert wurden. Fehlende Aspekte sollten unbedingt von der Gruppenleitung ergänzt werden, sodass alle Teilnehmerinnen (unabhängig von ihrer Erfahrung) auf demselben Stand sind.

„Es ist uns sehr wichtig, dass ihr alle, unabhängig von unserer Diskussion eben oder euren eigenen Erfahrungen, die Grundregeln zur sicheren Nutzung des Internets kennt. Lasst uns diese Regeln mal gemeinsam durchgehen."

1. Haltet eure persönlichen Daten geheim. Euer Name, eure Adresse, euer Geburtsdatum und eure Handynummer sollten im Internet nicht verfügbar sein. Für Niemanden!
2. Auf öffentlich zugänglichen Profilen solltet ihr nach Möglichkeit ein Profilfoto verwenden, auf dem man euch nicht vollständig erkennen kann.
3. Jeder Kontakt mit einer fremden Person sollte zunächst kritisch hinterfragt werden. Nicht selten verbirgt sich hinter suesseMaus05 ein 50-jähriger Mann mit anderen Absichten, als ihr zunächst gedacht habt!
4. Reale Treffen mit Personen, die ihr im Internet kennengelernt habt, sollten zu Beginn grundsätzlich und unabhängig von der Zeit, die ihr euch bereits kennt, an einem öffentlichen Ort und im Beisein anderer Personen (wenn ihr minderjährig seid: euren Eltern) stattfinden.
5. Niemals, auch nicht, wenn ihr schon jahrelang mit eurem Freund oder eurer Freundin zusammen seid, solltet ihr Nacktfotos (oder auch in Unterwäsche etc.) von euch verschicken! Man weiß leider nie, was das Leben so bringt und ob ihr damit jemandem ein Druckmittel in die Hand gebt!
6. Das Internet ist kein rechtsfreier Raum und Kommunikationsregeln gelten auch dort! Hate Speech und Mobbing sind Dinge, die ihr euch nicht gefallen lassen müsst und die man auch juristisch verfolgen könnte. Wendet euch dazu am besten an eure Eltern. Genauso solltet ihr aber auch euren eigenen Ton und eure Wortwahl im Internet überprüfen.
7. Das Internet ist ein wunderbarer Ort, um Informationen zu finden, aber auch der Tummelplatz von Fake News und Co. Selbst die Wikipedia ist letztlich nicht so objektiv, wie man vielleicht annehmen könnte. Versucht deshalb jede Information kritisch zu bewerten und ggf. gegenzuchecken.
8. Vorsicht vor dubiosen Websiten, Apps oder Downloads. Wenn ihr euch unsicher seid, ob ein bestimmter Inhalt nicht vielleicht schädliche Software (zum Beispiel Viren) enthält, bezieht eure Eltern oder technisch versierte Erwachsene mit ein.
9. Internetinhalte, bei denen ihr bezahlen müsst, solltet ihr unbedingt mit euren Eltern absprechen. Insbesondere wiederkehrende Zahlungen im Rahmen von Abo-Diensten, aber auch dubiose Gewinnspiele etc. solltet ihr skeptisch betrachten.

10. Auch im Internet gilt das Urheberrecht. Bücher, Filme und Musik, aber auch Bilder gehören in der Regel jemandem, der euch eventuell strafrechtlich belangen kann, wenn ihr sie herunterladet oder nutzt. Es drohen mitunter hohe Geldstrafen!
11. Wenn ein Inhalt damit lockt, gratis zu sein, solltet ihr kritisch prüfen, warum das so ist. In der Regel bezahlt ihr mit euren persönlichen Daten, werdet im Nachgang zur Kasse gebeten oder bewegt euch auf illegalen Seiten.
12. Solltet ihr im Rahmen der Internetnutzung auf etwas euch Verstörendes treffen, besprecht diesen Inhalt mit euren Eltern! Egal, worum es geht! Das muss nicht nur pornografische Inhalte oder Gewalt betreffen! Alles, was euch in irgendeiner Weise stört, solltet ihr ansprechen! Natürlich können auch diese Gruppe oder die Einzelgespräche mit uns ein Ort sein, um solche Themen anzusprechen.
13. Die letzte Regel bezieht sich auf eure Erfolge im Kampf gegen eine abhängige Nutzung: Solltet ihr bemerken, dass euch ein gewisser Inhalt nicht guttut, habt den Mut, diesen abzulehnen. Euren Freunden gegenüber, aber vor allem euch selbst gegenüber! Dafür habt ihr schon zu viel in eure psychische Gesundheit investiert! Wir werden uns gleich im Anschluss genauer anschauen, was euch guttut und was nicht.

6.3.6 Was tut mir gut, was nicht?

Ziel	Prüfung eigener Anteile
Material	Step 5 (➤ Abschnitt IV Materialien)
Dauer	10 Minuten (mind.)

Da bislang Vorteile und Gefahren je nach Beteiligung der Teilnehmerinnen ggf. eher abstrakt diskutiert wurden, sollen diese nachfolgend im Rahmen einer kleinen Stillarbeit von den Teilnehmerinnen selbstständig für sich geprüft werden.

„Ihr braucht nun Stifte in den Farben Rot, Gelb und Grün. Habt ihr daran gedacht? Wir haben hier auch noch ein paar besorgt. Zur Not tut es auch ein normaler Stift und ihr schreibt die Farbe einfach aus und verschönert das zu Hause. Schaut euch auf ***Step 5*** *(➤* Abschnitt IV Materialien*) noch einmal die bindenden Faktoren an. Versucht nun, eine Einteilung vorzunehmen, welche dieser Faktoren ihr gerne behalten möchtet und markiert diese grün. Mit Rot solltet ihr all jene Faktoren markieren, die euch an das Medium binden, die ihr aber eigentlich gerne loswerden möchtet. Gelb sollten all jene Faktoren werden, bei denen ihr noch unentschlossen seid."*

Es bietet sich an, in einer offenen Runde nochmal gesammelt Schwierigkeiten mit der Einteilung zu besprechen. Insbesondere die gelb markierten Bindungsfaktoren sollten nochmals aufgegriffen werden.

„Möchte jemand von euch unklare Einteilungen nochmal mit der Gruppe besprechen? Hanni, ich sehe, du hast einige Dinge gelb markiert?"

6.3.7 Aufgaben zum Vertiefen

Ziel	Anleitung zur Möglichkeit der Vertiefung
Material	Step 3, Step 5 (➤ Abschnitt IV Materialien)
Dauer	5 Minuten (mind.)

Die Aufgabenstellung für heute betrifft **Step 5** (➤ Abschnitt IV Materialien). Da während der Gruppe möglicherweise nicht genügend Zeit bestand, alle Nutzungsformen durchzugehen, sollen die Gruppenteilnehmerinnen weitere Applikationen, die sie persönlich nutzen, mit den ihnen anhängenden Bindungskriterien sammeln. Außerdem soll das heute angesprochene Modell mit den Ampelfarben angewandt und die einzelnen Bindungsfaktoren entsprechend kategorisiert werden. Essenziell wichtig ist die Beachtung der heute vorgestellten Regeln zur Sicherheit im Internet, die Teilnehmerinnen sollen sich die entsprechenden Kurzfassungen nochmal auf **Step 5** (➤ Abschnitt IV Materialien) ansehen und den Freitext nutzen, um Beispiele für eigene Erfahrungen zu benennen. Diese Aufgabe wird in der kommenden Gruppensitzung erneut aufgegriffen. Zudem sollte die Gruppenleitung nochmal auf die Nutzung des Medientagebuchs (**Step 3**; ➤ Abschnitt IV Materialien) hinweisen. Dies wird im Rahmen des nächsten Moduls aufgegriffen.

„Zu Hause solltet ihr euch ***Step 5*** *noch einmal anschauen. Was sind Social-Media-Apps und andere Nutzungsformen, die ihr regelmäßig nutzt, und welche spezifischen Bindungskriterien bringen diese mit? Beim nächsten Mal wieder aufgreifen wollen wir zudem die wichtigen Regeln zur Sicherheit im Internet. Schaut euch diese unbedingt nochmal an und nutzt die Platzhalter, um Beispiele und ggf. eigene Erfahrungen zu notieren. Denkt bitte außerdem daran, regelmäßig euer Medientagebuch zu führen. Wir brauchen es beim nächsten Modul."*

6.3.8 Abschlussrunde

Ziel	Gut aus der heutigen Stunde kommen
Material	Keines
Dauer	5 Minuten (mind.)

Jedes der Module wird durch eine kleine Abschlussrunde beendet. Hier können Formalitäten besprochen werden, etwa wann die nächste Sitzung wegen eines dazwischenliegenden

Feiertages stattfindet. Die Teilnehmerinnen haben abschließend die Möglichkeit, Fragen zur heutigen Sitzung zu stellen, ggf. können nicht verstandene Inhalte kurz wiederholt werden. Im Anschluss soll jede der Teilnehmerinnen im Rahmen eines kurzen Blitzlichts rückmelden, wie sie die heutige Stunde erlebt hat, was sie mitnimmt, was sie gut und was sie schlecht fand und ob sie beim nächsten Mal wieder dabei ist. Die Gruppenleitung gibt einen kurzen Ausblick auf das kommende Thema. Damit endet das Modul.

Gruppenleitung und professionelle Teilnehmerinnen bleiben noch kurz zusammen, um die Stunde nachzubesprechen. Hierbei sollten insbesondere Schwierigkeiten und potenzielle Konflikte aufgegriffen werden. Die Erfahrungen aus den Einzeltherapiestunden mit den Teilnehmerinnen können ebenfalls einfließen.

„Damit sind wir am Ende der heutigen Stunde. Habt ihr noch irgendwelche Fragen an uns? Keine? Dann sehen wir uns nächste Woche genau um dieselbe Zeit wieder, um weiterzumachen. Wir werden dann neben der Wiederholung der Regeln Sicherheit im Internet über einen teuflischen Kreislauf sprechen. Nun fänden wir es noch schön, wenn ihr reihum eine kurze Rückmeldung zu heute geben könntet. Was nehmt ihr mit, was fandet ihr gut, was schlecht und die wichtigste Frage von allen: Seid ihr beim nächsten Mal wieder mit dabei?"

6.4 Modul 4: Teufelskreis Sucht

Übersicht

Ziele des heutigen Moduls

- Individualisierte Regeln zur Sicherheit im Internet
- Erarbeitung individueller Hintergründe der Abhängigkeit (4-M-Modell)
- Aufdecken erster Ambivalenzen im Konsumverhalten
- Teufelskreis Sucht, erste eigene Anteile
- Stimuluskontrolltechniken, alternative Aktivitäten und Selbstkontrolle als Auswege aus dem Teufelskreis

Vorbereitung

Keine besondere Vorbereitung notwendig

Materialien

- Flipchart, Tafel oder Whiteboard
- Stempel und Stempelkissen zur Bestätigung der Teilnahme auf dem Deckblatt
- Stifte für die Teilnehmerinnen
- Die heutigen Arbeitsblätter (idealerweise als Therapieheft gesammelt; ➤ Abschnitt IV Materialien):
  - Step 3: Mein Medientagebuch (der zurückliegenden Woche)
  - Step 5: Bindende Faktoren, Chancen und Gefahren
  - Step 6: Das 4-M-Modell
  - Step 7: Teufelskreis Sucht

Ablauf

1. Begrüßung der Teilnehmerinnen und Reflexion der letzten Sitzung (➤ Kap. 6.4.1)
2. Besprechung der Aufgabe individualisierte Regeln zur Sicherheit im Internet (➤ Kap. 6.4.2)
3. Das 4-M-Modell (➤ Kap. 6.4.3)
4. Teufelskreis Sucht (➤ Kap. 6.4.4)
5. Auswege aus dem Teufelskreis (➤ Kap. 6.4.5)
6. Aufgaben zum Vertiefen (➤ Kap. 6.4.6)
7. Abschlussrunde (➤ Kap. 6.4.7)

6.4.1 Begrüßung der Teilnehmerinnen und Reflexion der letzten Sitzung

Ziel	Die Inhalte des letzten Moduls kurz wiederholen
Material	Keines
Dauer	5 Minuten (mind.)

Die Teilnehmerinnen werden begrüßt. Sollten neue Teilnehmerinnen anwesend sein, so wird die Vorstellungsrunde aus Modul 1 (➤ Kap. 6.1) nochmal wiederholt, wobei die der Gruppe bereits bekannten Teilnehmerinnen nur kurz Namen, Alter und ihr Gruppenziel wiederholen sollten; bei den „Neuen" kann die Vorstellung, wie in Modul 1 (➤ Kap. 6.1) gezeigt, ruhig etwas ausführlicher erfolgen.

Anschließend wird eine der Teilnehmerinnen mit einer offenen Frage gebeten, die Inhalte des letzten Moduls zusammenzufassen. Dies dient der Wiederholung für die Teilnehmerinnen des letzten Mals und gibt jenen, die das Modul verpasst haben, die Möglichkeit, heute mitreden zu konnen. Wenn keiner von sich aus beginnt, kann die Gruppenleitung auch jemanden drannehmen und Hilfestellung geben.

„Hanni, möchtest du vielleicht nochmal sagen, was wir letztes Mal besprochen haben? Erinnerst du dich noch an eine Nutzungsform und deren Bindungsfaktoren?"

Gegebenenfalls müssen die Inhalte der letzten Gruppenstunde auch nochmal kurz von der Gruppenleitung aufgegriffen und zusammenfassend wiederholt werden.

6.4.2 Besprechung der Aufgabe individualisierte Regeln zur Sicherheit im Internet

Ziel	Individualisierte Regeln zur Sicherheit im Internet
Material	Step 5 (➤ Abschnitt IV Materialien)
Dauer	10 Minuten (mind.)

Die beim letzten Mal gestellte Aufgabe zur Vertiefung wird aufgegriffen (**Step 5;** ➤ Abschnitt IV Materialien). Eine der Teilnehmerinnen fängt an, ihre Erkenntnisse zu ihrer persönlichen Sicherheit im Internet vorzutragen. Die Gruppe kann Nachfragen stellen, ebenso kann die Gruppenleitung an einigen Stellen in die Tiefe gehen. Wie bereits beim vorherigen Modul besprochen, kann bei gewissen Themen eine stärkere Lenkung notwendig werden. Im Anschluss gibt sie das Wort an die Sitznachbarin weiter.

„Hanni, magst du berichten, was dir beim Nachdenken über das Thema Sicherheit im Internet noch aufgefallen ist?"
„Ja, gerne. Ich habe irgendwie gemerkt, dass ich gerade zu Beginn teilweise sehr naiv unterwegs war. Da war zum Beispiel dieser Typ, der mich dann belästigt hat, nachdem ich ihm meine Nummer gegeben habe."
„Oh man, das habe ich auch schon mal gehabt."
„Also sollten wir alle nochmal festhalten, dass man mit seinen persönlichen Daten äußerst zurückhaltend sein sollte. Gibt es noch weitere Punkte, die euch aufgefallen sind?"

In der Regel ergeben sich in der Gruppe gewinnbringende Diskussionen zu diesem Thema. Die Gruppenleitung fasst abschließend die Inhalte zusammen und leitet auf das nachfolgende Thema über.

6.4.3 Das 4-M-Modell

Ziel	Individuelle Hintergründe der Abhängigkeit erarbeiten (4-M-Modell)
Material	Step 6 (➤ Abschnitt IV Materialien); Flipchart, Tafel oder Whiteboard
Dauer	15 Minuten (mind.)

Um sich dem Thema der Abhängigkeit zu nähern und im Sinne einer Motivierenden Gesprächsführung erste Ambivalenzen aufzudecken, kann es hilfreich sein, hinter die Abhängigkeit zu schauen und diese in verschiedene Teilaspekte aufzuteilen. Dabei leistet das 4-M-Modell sehr gute Dienste. Es zeigt einige Überschneidungen (und damit eine im Rahmen des Gruppenprogramms so wichtige Wiederholung) mit dem in Modul 6 (➤ Kap. 6.6) vorgestellten Trias-Modell, das sich der Thematik eher aus einer ätiologischen Richtung nähert.

Gemeinsam mit den Teilnehmerinnen lassen sich vier kontextuelle Teilbereiche abgrenzen (➤ Abb. 6.4): Mensch, Milieu, Mittel und Markt.

Unter dem Stichwort „Mensch" sammelt die Gruppe dann beispielsweise eigene Persönlichkeitsmuster („Ich suche immer nach neuen Reizen") oder genetische Vorbelastungen hinsichtlich psychischer Erkrankungen in der Familie („Mein Vater war alkoholabhängig"). Hierbei ist jedoch darauf zu achten, dass manche dieser Aspekte von den Teilnehmerinnen lieber im Einzelsetting besprochen werden wollen.

„Milieu" bezieht sich auf das Umfeld, das zum Gruppenabschluss (Modul 10, ➤ Kap. 6.10) nochmal aufgegriffen wird („Abgrenzung von meinen weiterhin Soziale Netzwerke nutzenden Freunden") und im Hinblick auf Angehörige in Modul 7 (➤ Kap. 6.7) näher beleuchtet wird.

Gerade den Überbegriff „Mittel" lohnt es umfangreicher zu betrachten, da die Suchtmittel „Soziale Netzwerke" und „Internet" einige Besonderheiten mit sich bringen. Ihre Allgegenwärtigkeit und die große Verfügbarkeit können den Weg zur Abstinenz entscheidend erschweren. Wie in Modul 7 (➤ Kap. 6.7) nochmal umfangreich aufgegriffen, werden Betroffene aktuell (im Gegensatz zu anderen Suchtmitteln) nicht ausreichend durch entsprechend funktionierende Jugendschutzmaßnahmen geschützt. Es fehlt gegenwärtig

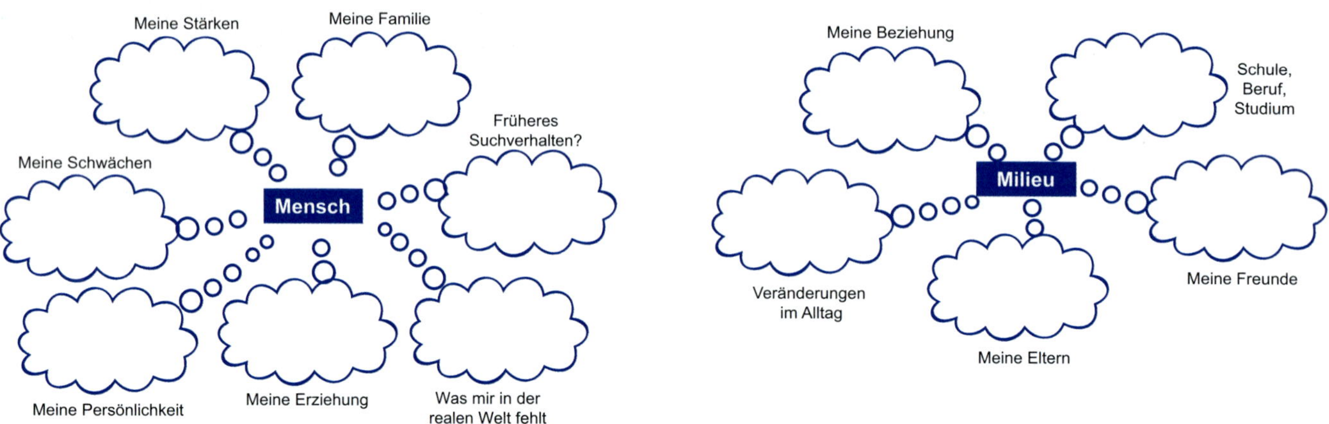

Was meine Abstinenz unterstützen kann
Wie wird meine „normale" Nutzung aussehen?
Mittel
Zeitreduktion? kompl. Abstinenz?
Was mir auf dem Weg in die Abstinenz schwer fallen wird
Wie ich an meine „Mittel" komme
Wohin fließt mein Geld?
Wer profitiert von meiner Sucht?
Markt
Kann ich in den Spiegel schauen?
Welchem Anbieter vertraue ich blind?
Wie viel Geld hat mich meine Abhängigkeit bereits gekostet?

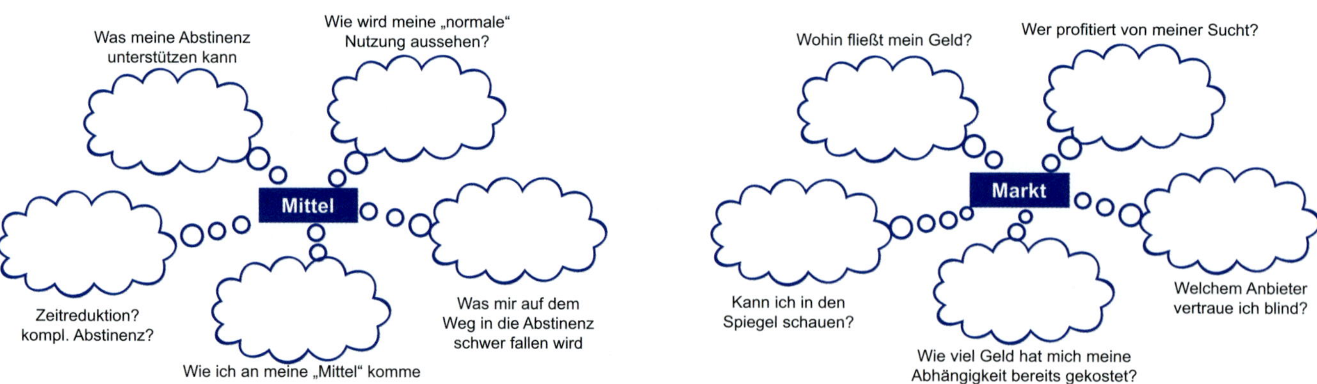

Abb. 6.4 4-M-Modell [L231] (zum Ausfüllen siehe Step 6, ➤ Abschnitt IV Materialien)

vor allem noch an gesetzlichen Grundlagen. Und selbst wenn es diese Grundlagen in Zukunft in Deutschland gäbe: Das Internet hält sich nicht an Ländergrenzen und letztlich ist wohl vielen Eltern nicht klar, ab welchem Alter gewisse Smartphone-Applikationen erst genutzt werden sollten. Ein weiteres Problem ist der soziale Druck aufgrund eines diese Applikation nutzenden Freundeskreises (dessen Eltern vielleicht nicht so genau hinschauen).

Die Thematik geht meist nahtlos in die Betrachtung des letzten Oberbegriffs über: der „Markt". Hier sollen Betroffene Ideen dazu sammeln, welche Anbieter sie konsumieren und wer an ihrer Sucht Geld (oder persönliche Daten) verdient. Abhängige neigen dazu, diese Faktoren auszublenden, sie sind aber, von den Betroffenen selbst formuliert, ein durchaus wirksames Mittel, die Abstinenz aufrechtzuerhalten. Etwa, wenn am Beispiel einer Kokainabhängigkeit dem Betroffenen klar wird, wie viele Menschenleben sein Konsum potenziell bislang gefordert hat. Natürlich kann man Kokain nicht mit Sozialen Netzwerken vergleichen (letztlich will der anständig arbeitende Programmierer auch nur seine Miete bezahlen), aber auch hierbei gibt es Möglichkeiten, sein Geld in dubiose Hände zu geben. Anbieter mit fragwürdigen Datenschutzbestimmungen, geschicktes Influencer-Marketing mit Affiliate-Links oder kostenpflichtige Premiumfunktionen, um nur einige zu nennen. Die Sucht im Kontext zu sehen, schafft also Ansatzpunkte für eine Verhaltensänderung, sie zeigt mögliche Schwierigkeiten seitens der Betroffenen, aber auch ihrer Ressourcen auf.

Die Gruppenleitung skizziert die vier kontextuellen Teilbereiche auf dem Flipchart. Die Teilnehmerinnen ergänzen ihr **Step 6** (➤ Abschnitt IV Materialien).

Idealerweise hangelt man sich von Teilbereich zu Teilbereich. Die Gruppenleitung liefert einige Beispiele, etwa wie nachfolgend dargestellt. Je nach Offenheit der Gruppe ergänzen die Teilnehmerinnen schon von selbst oder müssen einbezogen werden. Gewisse Themen, etwa die privateren Themen unter der Kategorie „Mensch", sind vielleicht nicht für die Gruppe geeignet. Hier sollte seitens der Gruppenleitung nicht zu sehr nachgebohrt werden. Am Ende geht es darum, einen umfassenderen Blick auf die eigene Abhängigkeit zu gewinnen und erste Ambivalenzen aufzudecken.

„Hanni, du hast uns letztes Mal erzählt, dass du deiner Lieblings-YouTuberin Geld gespendet hast, um ihren Kanal zu unterstützen. Wie du uns berichtet hast, scheint sie aber auch lukrative Werbeverträge zu haben und mit Affiliate-Links Geld zu verdienen. Was weißt du über sie als Person? Was geschieht mit dem Geld, das du ihr gibst?"

6.4.4 Teufelskreis Sucht

Ziel	Teufelskreis Sucht erkennen, erste eigene Anteile beurteilen
Material	Step 7 (➤ Abschnitt IV Materialien); Flipchart, Tafel oder Whiteboard
Dauer	10 Minuten (mind.)

Der Begriff Teufelskreis geht auf Watzlawick et al. (1967) zurück. Er beschrieb damit ursprünglich Wechselwirkungen in der zwischenmenschlichen Kommunikation. In seinem Beispiel zeigt sich eine Ehefrau unzufrieden mit der spärlichen Anwesenheit ihres Mannes und schimpft ihn deswegen. Aufgrund dessen zieht sich der Ehemann noch mehr zurück und verbringt noch weniger Zeit mit seiner Frau, ein Teufelskreis entsteht. Betroffenen ist häufig gar nicht klar, dass es auch bei einer Soziale-Netzwerke-Nutzungsstörung und Internetabhängigkeit sich gegenseitig verstärkende Faktoren gibt, welche die Abhängigkeit weiterhin aufrechterhalten. ➤ Abb. 6.5 versucht, dies anschaulich darzustellen. Die Gruppenleitung sollte die Überschriften auf einem Flipchart sammeln. Die Teilnehmerinnen greifen auf **Step 7** (➤ Abschnitt IV Materialien) zurück.

Wie man in ➤ Abb. 6.5 sieht, fließt das 4-M-Modell in den Teufelskreis mit ein. Die Betroffene selbst bringt einen psychischen und einen (zunächst als unveränderbar und bei Rückfällen häufig als entlastend empfundenen) biologischen Kreislauf mit. Bei Letzterem lässt sich nochmal gut auf die in Modul 2 (➤ Kap. 6.2) erarbeiteten biologischen Grundlagen (insbesondere das Suchtgedächtnis) hinweisen. Das eigene Umfeld kann einen „Milieu-Teufelskreis" darstellen.

„Ihr erkennt bestimmt einige der eben besprochenen Inhalte wieder. Etwa den Punkt Mensch und Milieu."

Im Schaubild gut erkennbar ist die Tatsache, dass alle gezeigten Teufelskreise über den Kasten „Mittel" verlaufen. Dessen zentrale Rolle und Funktion wird hier nochmal deutlich. Im Falle einer stressigen Lebenssituation schafft das Soziale Netzwerk bzw. die Flucht in das Internet eine scheinbare Entspannung. Die vermeintlich positiven Effekte sind dabei sehr umfassend und wirken auch in die Gegenrichtung: Falls andere Freizeitaktivitäten fehlen, kann das Mittel etwa eine Stimulierung bewirken. Ebenso kann es bei entsprechender Ausprägung einer Toleranz dafür sorgen, dass durch die weitere Stimulierung (sprich: noch mehr Konsum) zunächst eine vermeintliche Stabilität erreicht wird. Die kurzfristigen positiven Effekte bewirken langfristig jedoch eine Zunahme der Abhängigkeit, der Betroffene steckt in einem Teufelskreis fest.

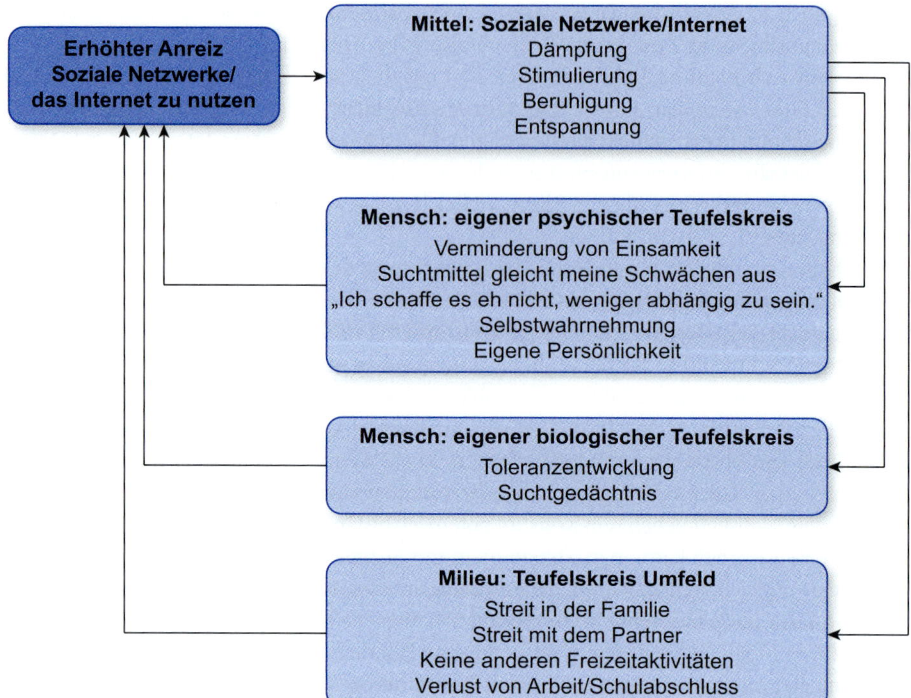

Abb. 6.5 Teufelskreismodell in Anlehnung an Küfner & Bühringer (1997) aus Illy & Florack (2018) [L231]

„Wir sehen auch, dass das Mittel einen sehr zentralen Stellenwert hat. Es wird gewissermaßen genutzt, um die Auswirkungen des Teufelskreises zu dämpfen. Langfristig, das haben wir bereits im ersten Modul gesehen, gewinnt jedoch der Teufelskreis. Die negativen Auswirkungen treten in den Vordergrund."

Den Gruppenteilnehmerinnen sollte vermittelt werden, dass ein Ausweg aus dem Teufelskreis nur dadurch zu schaffen ist, dass Betroffene in Situationen, in denen sie zuvor mit vermehrtem Konsum reagiert haben, lernen, das genaue Gegenteil zu tun. Dazu sind therapeutisch vermittelbare Werkzeuge notwendig, die nachfolgend vorgestellt werden sollen.

„Da rauszukommen, sieht auf den ersten Blick sehr schwierig aus, oder? Ihr müsstet nämlich lernen, in Zukunft ohne das Mittel auszukommen, um den Teufelskreis nicht noch zusätzlich anzufachen. In Modul 2 haben wir jedoch schon gelernt, dass unser Gehirn falsch antrainierte Verhaltensweisen auch wieder vergessen kann. Was euch aktuell noch fehlt, sind die entsprechenden Werkzeuge dazu. Und die wollen wir uns gleich mal ausführlich anschauen."

6.4.5 Auswege aus dem Teufelskreis

Ziel	Stimuluskontrolltechniken, alternative Aktivitäten und Selbstkontrolle als Auswege aus dem Teufelskreis
Material	Step 3, Step 7 (➤ Abschnitt IV Materialien); Flipchart, Tafel oder Whiteboard
Dauer	10 Minuten (mind.)

Die Gruppenleitung skizziert anhand des Schemas (➤ Abb. 6.6) drei mögliche Auswege aus dem Teufelskreis der Sucht: 1. Stimuluskontrolle, 2. Alternative Aktivitäten, 3. Selbstkontrolle.

1 Stimuluskontrolle

Die Kontrolle der Stimuli, welche die jeweiligen Suchtmittel innehaben, ist ein ganz entscheidender Faktor bei der Behandlung einer Soziale-Netzwerke-Nutzungsstörung bzw. Internetabhängigkeit und steht nicht umsonst an erster Stelle im Schaubild. Schaffen es Betroffene, dem Anreiz der Mittel nicht mehr (in der anfänglichen Art und Weise) nachzugeben, hat dies einen großen Effekt auf das nachgeschaltete Verhalten. Gerade bei einer **Teilabstinenz** sollten Patientinnen darauf hingewiesen werden, dass es von essenzieller Wichtigkeit ist, sich bei der Ausübung der Stimuluskontrolle selbst ehrlich gegenüberzutreten.

Jede teilabstinente Patientin sollte im Rahmen der Therapieinhalte angeleitet werden, ihre Konsummittel nach einem Ampelsystem zu bewerten. Das entsprechende Vorgehen wurde bereits bei den bindenden Faktoren (➤ Kap. 6.3.6) für einzelne Nutzungsformen etabliert. Wichtig dabei: Die vormals gelb gekennzeichneten Bindungsfaktoren sind bislang noch nicht final eingeordnet worden und sollten spätestens jetzt abschließend bewertet werden. An dieser Stelle soll nun also eine gesamtheitliche Übertragung erfolgen. Dabei können sowohl komplette Nutzungsformen ausgeschlossen werden (z. B. Me-Myself-And-I 2.0 = rot = nutze ich (erstmal) nicht

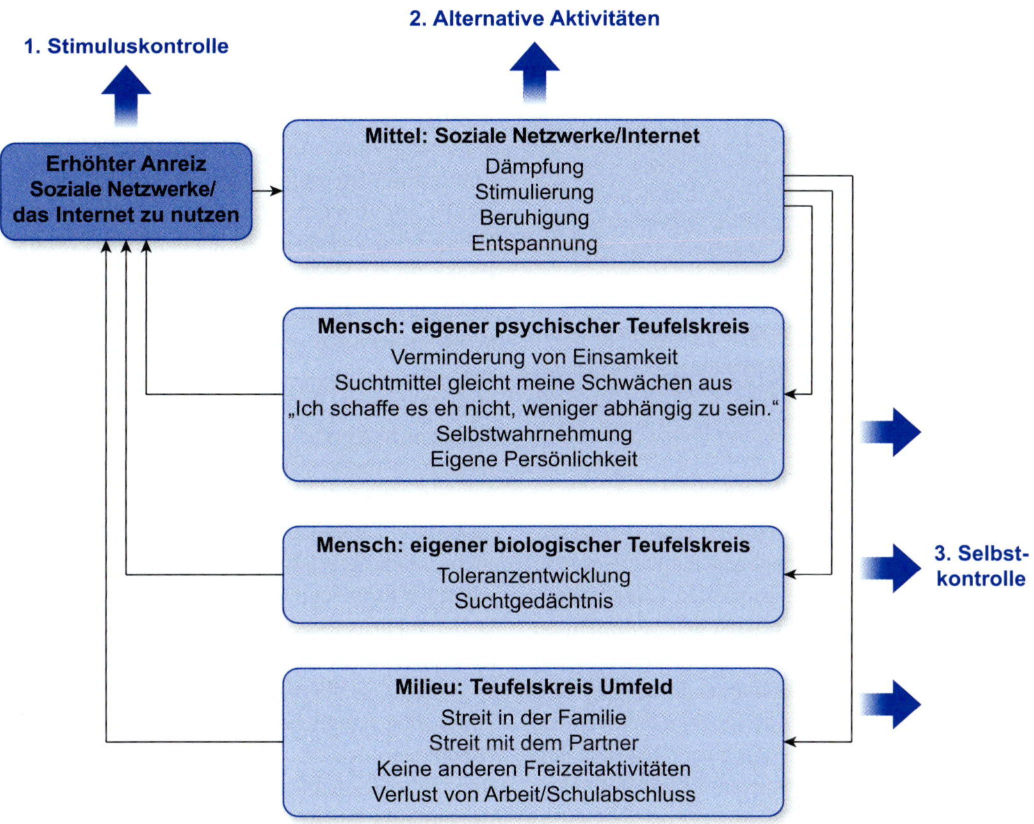

Abb. 6.6 Teufelskreismodell in Anlehnung an Küfner & Bühringer (1997) mit Auswegen, modifiziert aus Illy & Florack (2018) [L231]

mehr) oder wie in der vorausgegangenen Übung bestimmte Teilbereiche (dann aber final) eingeordnet werden. So können die Teilnehmerinnen zum Beispiel beschließen, kein Geld mehr bei Streams auszugeben (rot), aber weiterhin Twitch mit entsprechenden Vorsichtsmaßnahmen (gelb) zu nutzen.

Rote Nutzungsformen oder Teilbereiche sollten also absolut tabu sein. Gelbe können mit Vorsicht unter gewissen Sicherheitsmaßnahmen (Situationsanalysen) und Beschränkungen (selbst gesetzte, den Grundkonsum weiter einschränkende Zeitlimits) konsumiert werden. Grüne Nutzungsformen oder Teilbereiche sind (wenn die Nutzung keine Funktion übernimmt) im Rahmen des entsprechend festgelegten Zeitrahmens (in der Regel) bedenkenlos konsumierbar. Die Aufgabe zur Vertiefung für heute (➤ Kap. 6.3.7) liefert die Basis für die individuelle Betrachtung der jeweils problematischen Bindungsfaktoren und Nutzungsinhalte.

„Stimulus ist ein anderes Wort für Reiz. Ihr werdet also lernen müssen, eure Sozialen Netzwerke und sonstigen Internetangebote nach den Reizen einzuteilen, die sie auf euch ausüben. Etwas Ähnliches habt ihr schon in der Aufgabe zur Vertiefung vom letzten Mal vorgenommen. Wie im Straßenverkehr wollen wir dazu Rot für Netzwerke oder Inhalte, die tabu sind, Gelb für solche, bei denen ihr vorsichtig sein solltet und beispielsweise eure Konsumzeiten oder Geldausgaben genau im Blick haben müsst, und Grün für im Rahmen eures Zeitrahmens bedenkenlos nutzbare Netzwerke nutzen."

An dieser Stelle bietet es sich an, die aktuellen Medientagebücher der Teilnehmerinnen anzusprechen und einen Überblick zu gewinnen, wer seine Nutzungszeit (**Step 3;** ➤ Abschnitt IV Materialien) aktuell gut protokolliert.

„Bevor wir uns an die Ampel setzen, macht es Sinn, den aktuellen Konsum zu überprüfen. Wart ihr ehrlich zu euch selbst? Habt ihr eure Nutzungszeit aktuell gut im Blick?"

Die Gruppenleitung sollte nun zumindest beispielhaft bei einer der Teilnehmerinnen der Gruppe diesbezüglich ins Detail gehen.

„Hanni, du nutzt aktuell in abhängiger Weise das Soziale Netzwerk Me-Myself-And-I 2.0. Kannst du uns nochmal dein anhand der SMART-Kriterien formuliertes Ziel sagen?"
„Ich möchte innerhalb der nächsten vier Monate meine durchschnittliche Nutzungszeit von täglich sechs Stunden auf drei Stunden reduzieren. Zudem will ich meine Ausbildung abschließen und daher nicht auf der Arbeit das Handy nutzen müssen."
„Super! Welcher Faktor zwingt dich denn am ehesten vor das Handy?"
„Ich habe einfach totale Angst, etwas zu verpassen. Außen vor zu sein … so was."

6

„Das bedeutet, du würdest dir gerne weiterhin wünschen, Me-Myself-And-I 2.0. nutzen zu dürfen, aber es muss entsprechend reguliert sein, oder?"
„Genau, also … das wäre dann gelbe Stufe, aber ich sollte meine Nutzungszeiten gut im Blick haben?"
„Was sagt die Gruppe? Nanni?"
„Genau. Definitiv gelb. Ich frage mich aber, was für dich rot wäre?"
„Also … was mir sehr schwer fällt, ist, eigene Dinge posten, zum Beispiel ein Video oder Foto, und dann nicht andauernd zu checken, wie meine Freunde darauf reagieren."
„Das klingt nach Rot?"
„Richtig, Nanni. Ich denke auch, dass Hanni hier versuchen sollte, in der nächsten Zeit weniger aktiv zu sein und das Netzwerk eher in passiver Weise zu konsumieren. Was meinen die anderen?"
„Rote Stufe!"

An dieser Stelle wird erneut sichtbar, warum es für Therapeutinnen entscheidende Vorteile hat, sich mit den Nutzungsformen auszukennen. Um mitreden zu können, empfiehlt es sich, die Apps selbst mal auszuprobieren oder sich von affineren Nutzerinnen zeigen zu lassen. Wichtig ist das Zuschneiden auf die individuellen Bedürfnisse der Gruppenteilnehmerinnen: Eine therapeutisch fundierte Aussage zum Ampelsystem kann nur in der (gemeinsamen) individuellen Beurteilung erfolgen. Zu beachten ist auch eine Suchtverschiebung von der aktiven Netzwerknutzung zu passiveren Konsumformen (etwa YouTube).

In der Gruppe sollten auch weitere Stimuluskontrolltechniken zur erfolgreichen Umsetzung des Ampelmodells besprochen werden. Die einfachste Variante diesbezüglich ist eine Begrenzung der Nutzungszeit, wie es viele der Teilnehmerinnen ja bereits aufgrund ihrer Zielsetzung umgesetzt haben. Dadurch, dass man weniger Zeit mit dem Suchtmittel verbringt, sinkt dessen schädlicher Einfluss. Alle diese Maßnahmen sollten jedoch von der Betroffenen selbst initiiert werden, nicht von den Sorgeberechtigten. Eltern können zwar einbezogen werden, etwa wenn die Teilnehmerinnen es als entlastend empfinden, abends das Handy abzugeben. Auch entsprechende, eigentlich für Eltern gedachte Kontrollprogramme können zur Filterung von Inhalten oder einer Begrenzung der Nutzungszeit von den Betroffenen eingesetzt werden. In vielen heutzutage verfügbaren Programmen lassen sich bestimmte Zeitkontingente an einzelne Programme knüpfen. Alternativ kann mit am Router eingestellten WLAN-Zeiten oder einer Restriktion des Datenvolumens (was eher zu vermehrtem Konsum am Anfang des Monats und Entzug am Monatsende führt und für die meisten nicht zu empfehlen ist) gearbeitet werden. Eine weitere Möglichkeit, die Medienzeit zu kontrollieren, ist die der orts- bzw. kontextabhängigen Beschränkung. Dies klang bereits im obigen Gesprächsbeispiel an. Das Smartphone zum Beispiel nicht mit in den Ausbildungsbetrieb zu nehmen, kann eine entsprechende Entlastung darstellen. Diese Möglichkeiten der Stimuluskontrolle über das Mittel sind sehr effektiv, allerdings auch mitunter sehr einschneidend. Gerade zu Schlafenszeiten oder Zeiten, in denen beispielsweise Lernen, Hausaufgaben oder Arbeiten im Vordergrund stehen sollten, ist eine solche Kontrolle allerdings (gerade zu Beginn eines teilabstinenten Weges) sehr zu empfehlen. Auch eine Fear-Of-Missing-Out-Nutzung (hochfrequenter, aber dann immer sehr kurzer Konsum im Sinne eines „Checkens") kann entsprechend limitiert werden, indem man sich zum Beispiel vornimmt, das Handy nur zu jeder vollen Stunde für 5 Minuten zu nutzen. Hilfreich zur Visualisierung können dabei kleine Sticker auf der Rückseite des Handys sein. Jeder Sticker steht für 5 Minuten Nutzungszeit und muss im Anschluss entfernt werden. Sind keine Sticker mehr vorhanden, so schaltet man das Handy aus. Auch im Smartphone selbst kann für Ordnung gesorgt werden, etwa durch eine „Bereinigung" des HomeScreens. Es kann sich auch lohnen, die Pushnachrichten von Apps auszuschalten oder Apps zu zwingen, sich wirklich zu beenden.

Natürlich bleibt als „Ultima Ratio" auch immer die (zeitlich begrenzte) **Totalabstinenz.** Die gönnen sich heutzutage immer mehr, auch nicht abhängige Menschen in unserer schnelllebigen Welt, in der man jederzeit erreichbar sein muss („Digital Detox"). Für gewisse Patientinnen ist die Totalabstinenz vom suchtmachenden Medium sicherlich eine sinnvolle Maßnahme, sie verhindert allerdings auch Lernerfahrungen und damit einen alltagstauglichen und unproblematischen Umgang mit eben jenen Medien und sollte daher tatsächlich eine „Ultima Ratio" sein. Dies gilt insbesondere für Nutzungsformen, auf die man in Zukunft aller Voraussicht nach nicht verzichten kann, also zum Beispiel eine allgemeine Internetabhängigkeit oder (in Teilen) sicherlich auch bei Sozialen Netzwerken.

2 Alternative Aktivitäten

Die (positiven) alternativen Aktivitäten sind zentraler Bestandteil der verhaltenstherapeutischen Methoden und werden vor allem im Rahmen von Modul 5 (➤ Kap. 6.5) besprochen. Sie sollen im Prinzip an die Stelle des bislang genutzten Mittels treten und haben daher vor allem Effekte auf diesen Bereich. Die zentrale Frage zur Findung eines geeigneten Mittels für Betroffene aus Sicht des Teufelskreises lautet: „Welche alternative Tätigkeit gibt mir am ehesten ein ähnliches Gefühl wie das bislang verwendete Mittel?"

Die Gruppenleitung kann die Inhalte des folgenden Moduls erwähnen, um die Teilnehmerinnen anzuleiten, bereits nach möglichen alternativen Aktivitäten zu suchen.

„An die Stelle des Mittels treten alternative Aktivitäten. Mit denen wollen wir uns beim nächsten Mal noch ganz ausführlich beschäftigen und auch unsere heutige Aufgabe zum Vertiefen dreht sich um das Thema. Schon jetzt können wir euch aber sagen, dass hier vor allem sportliche Aktivitäten sinnvoll erscheinen. Oder andere Tätigkeiten, die eurem Mittel sehr nahe kommen. Euch ging es vor allem darum, euch mit euren Freundinnen auszutauschen und gemeinsam eine gute Zeit zu haben? Dann trefft euch doch zum Beispiel mal zum gemeinsamen Brettspielen! Es muss ja nicht so ein langweiliges Spiel wie Mensch-Ärger-Dich-Nicht sein."

3 Selbstkontrolle

Die Selbstkontrolle hat Einfluss auf die Bereiche „Mensch" und „Milieu" und besteht im Wesentlichen aus verhaltenstherapeutischen Methoden wie der Situationsanalyse und dem Aufbau einer funktionalen Emotionsregulation. Diese Inhalte werden in Modul 9 (➤ Kap. 6.9) noch eingehend aufgegriffen. Auch auf den Umgang mit der Peergroup bzw. Gleichgesinnten wird in Modul 10 (➤ Kap. 6.10) ausführlich eingegangen. Die Teilnehmerinnen sollten erneut darauf hingewiesen werden, dass selbst ein jahrelang „fehlprogrammiertes" Gehirn in der Lage ist, sein Suchtgedächtnis aufzubrechen und „neue Wege" zu gehen. Ein gewisses Anspringen auf Suchtreize wird vermutlich ein Leben lang fortbestehen, aber entscheidend ist das jeweilige Handeln der betroffenen Person. Die Förderung von Selbstwirksamkeit ist ein zentraler Punkt bei diesem Ausweg aus dem Teufelskreis. Fürs Erste entscheidend an dieser Stelle ist die Erwähnung des wichtigsten Schritts in der Selbstkontrolle: Die Tatsache, dass die Betroffenen überhaupt zur Gruppe kommen. Dass sie sich dazu entschieden haben, etwas verändern zu wollen.

„Die Selbstkontrolle aufzubringen, sich gegen den Teufelskreis zu stemmen, das ist ein oft langer Weg. Den wichtigsten Schritt habt ihr alle aber bereits unternommen! Ihr sitzt hier, anstatt vor dem Handy zu hängen. Ihr wollt was verändern! Den Rest werden wir uns noch gemeinsam anschauen. Das braucht vielleicht auch noch ein bisschen Zeit. Schön, dass ihr hier seid!"

6.4.6 Aufgaben zum Vertiefen

Ziel	Anleitung zur Möglichkeit der Vertiefung
Material	Step 3, Step 6, Step 7 (➤ Abschnitt IV Materialien)
Dauer	5 Minuten (mind.)

Die Aufgabenstellung für heute betrifft **Step 6** und **Step 7** (➤ Abschnitt IV Materialien). Zudem sollte die Gruppenleitung nochmal auf die Nutzung des Medientagesbuchs (**Step 3**; ➤ Abschnitt IV Materialien) hinweisen, da insbesondere die Umsetzung der Stimuluskontrolltechniken nur so adäquat erfolgen kann. Da im Rahmen der Gruppe meist nicht die Zeit bleibt, das 4-M-Modell (**Step 6**; ➤ Abschnitt IV Materialien) individuell auszufüllen, sollten sich die Teilnehmerinnen damit ebenfalls nochmal auseinandersetzen. Auch der Teufelskreis soll entweder durch Neuzeichnung oder Individualisierung des auf **Step 7** (➤ Abschnitt IV Materialien) abgedruckten Teufelskreises Gegenstand einer weiteren Vertiefung werden. Die Gruppenteilnehmerinnen sollen versuchen, erste Stimuluskontrolltechniken umzusetzen, und damit beginnen, sich alternative Aktivitäten zu überlegen.

„Zu Hause solltet ihr euch nochmal mit eurem persönlichen 4-M-Modell beschäftigen. Vielleicht fällt euch ja noch was ein, was ihr auf Step 6 ergänzen wollt? Nutzt dieses Wissen, um euch nochmal den Teufelskreis auf Step 7 anzusehen. Wollt ihr an dem abgedruckten etwas verändern? Ihr könnt ihn sonst auf der Rückseite des Blattes auch neu zeichnen, wenn ihr mögt. Probiert in der kommenden Woche doch mal verschiedene Stimuluskontrolltechniken aus. In jedem Fall solltet ihr das Ampelsystem nutzen und für euch gefährliche Nutzungsformen oder Inhalte herausfiltern! Was kann euch noch helfen? Ein Wecker? Sticker auf dem Handy? Probiert es aus! Messen könnt ihr euren Erfolg mit dem Medientagebuch (Step 3). Da wir nächstes Mal im Schwerpunkt über alternative Aktivitäten sprechen werden, überlegt euch doch schon mal, was ihr machen könntet, ohne dabei vor dem Handy zu hängen. Irgendwas mit Sport wäre vielleicht gut?"

6.4.7 Abschlussrunde

Ziel	Gut aus der heutigen Stunde kommen
Material	Keines
Dauer	5 Minuten (mind.)

Jedes der Module wird durch eine kleine Abschlussrunde beendet. Hier können Formalitäten besprochen werden, etwa wann die nächste Sitzung wegen eines dazwischenliegenden Feiertages stattfindet. Die Teilnehmerinnen haben abschließend die Möglichkeit, Fragen zur heutigen Sitzung zu stellen, ggf. können nicht verstandene Inhalte kurz wiederholt werden. Im Anschluss soll jede der Teilnehmerinnen im Rahmen eines kurzen Blitzlichts rückmelden, wie sie die heutige Stunde erlebt hat, was sie mitnimmt, was sie gut und was sie schlecht fand und ob sie beim nächsten Mal wieder dabei ist. Die Gruppenleitung gibt einen kurzen Ausblick auf das kommende Thema. Damit endet das Modul.

Gruppenleitung und professionelle Teilnehmerinnen bleiben noch kurz zusammen, um die Stunde nachzubesprechen. Hierbei sollten insbesondere Schwierigkeiten und potenzielle Konflikte aufgegriffen werden. Die Erfahrungen aus den Einzeltherapiestunden mit den Teilnehmerinnen können ebenfalls einfließen.

„Damit sind wir am Ende der heutigen Stunde. Habt ihr noch irgendwelche Fragen an uns? Keine? Dann sehen wir uns nächste Woche genau um dieselbe Zeit wieder, um weiterzumachen. Wir werden dann, wie bereits besprochen, im Schwerpunkt über alternative Aktivitäten sprechen. Und über die sogenannte Aufschieberitis. Nun fänden wir es noch schön, wenn ihr reihum eine kurze Rückmeldung zu heute geben könntet. Was nehmt ihr mit, was fandet ihr gut, was schlecht und die wichtigste Frage von allen: Seid ihr beim nächsten Mal wieder mit dabei?"

6.5 Modul 5: Tagesstruktur und alternative Aktivitäten

Übersicht

Ziele des heutigen Moduls

- Individuelle Teufelskreise
- Individuelle Stimuluskontrolltechniken
- Tagesstruktur
- Etablierung alternativer (positiver) Aktivitäten
- Vermittlung von Regeln zur Schlafhygiene
- Umgang mit Prokrastination

Vorbereitung

Der Freizeitplan (Step 8; ➤ Abschnitt IV Materialien) sollte idealerweise in sechsfacher Ausführung vorliegen (bis zum Ende der Module), siehe auch Vorbereitung Modul 1 (➤ Kap. 6.1).

Materialien

- Flipchart, Tafel oder Whiteboard
- Stempel und Stempelkissen zur Bestätigung der Teilnahme auf dem Deckblatt
- Stifte für die Teilnehmerinnen
- Die heutigen Arbeitsblätter (idealerweise als Therapieheft gesammelt; ➤ Abschnitt IV Materialien):
  - Step 3: Mein Medientagebuch (der zurückliegenden Woche)
  - Step 6: Das 4-M-Modell
  - Step 7: Teufelskreis Sucht
  - Step 8: Freizeitplan (in sechsfacher Ausführung)
  - Step 9: Alternative Aktivitäten

Ablauf

1. Begrüßung der Teilnehmerinnen und Reflexion der letzten Sitzung (➤ Kap. 6.5.1)
2. Individueller Teufelskreis und Anwendung von Stimuluskontrolltechniken (➤ Kap. 6.5.2)
3. Tagesstruktur und alternative Aktivitäten (➤ Kap. 6.5.3)
4. Schlafhygiene (➤ Kap. 6.5.4)
5. „Aufschieberitis“ (➤ Kap. 6.5.5)
6. Aufgaben zum Vertiefen (➤ Kap. 6.5.6)
7. Abschlussrunde (➤ Kap. 6.5.7)

6.5.1 Begrüßung der Teilnehmerinnen und Reflexion der letzten Sitzung

Ziel	Die Inhalte des letzten Moduls kurz wiederholen
Material	Keines
Dauer	5 Minuten (mind.)

Die Teilnehmerinnen werden begrüßt. Sollten neue Teilnehmerinnen anwesend sein, so wird die Vorstellungsrunde aus Modul 1 (➤ Kap. 6.1) nochmal wiederholt, wobei die der Gruppe bereits bekannten Teilnehmerinnen nur kurz Namen, Alter und ihr Gruppenziel wiederholen sollten, bei den „Neuen“ kann die Vorstellung, wie in Modul 1 (➤ Kap. 6.1) gezeigt, ruhig etwas ausführlicher erfolgen.

Anschließend wird eine der Teilnehmerinnen mit einer offenen Frage gebeten, die Inhalte des letzten Moduls zusammenzufassen. Dies dient der Wiederholung für die Teilnehmerinnen des letzten Mals und gibt jenen, die das Modul verpasst haben, die Möglichkeit, heute mitreden zu können. Wenn keiner von sich aus beginnt, kann die Gruppenleitung auch jemanden drannehmen und Hilfestellung geben.

„Hanni, möchtest du vielleicht nochmal sagen, was wir letztes Mal besprochen haben? Erinnerst du dich noch an den Teufelskreis?“

Gegebenenfalls müssen die Inhalte der letzten Gruppe auch nochmal kurz von der Gruppenleitung aufgegriffen und zusammenfassend wiederholt werden.

6.5.2 Individueller Teufelskreis und Anwendung von Stimuluskontrolltechniken

Ziel	Individuelle Teufelskreise und Stimuluskontrolltechniken formulieren
Material	Step 6, Step 7, Step 3 (➤ Abschnitt IV Materialien)
Dauer	10 Minuten (mind.)

Die Teilnehmerinnen hatten am Ende der letzten Gruppenstunde die Aufgabe bekommen, ihren individuellen Teufelskreis zu erstellen und diesen entweder neu zu zeichnen oder den auf **Step 7** (➤ Abschnitt IV Materialien) abgedruckten zu verändern. Als Vorbereitung dazu diente das Vervollständigen des auf **Step 6** (➤ Abschnitt IV Materialien) vorgestellten 4-M-Modells. Die Gruppenleitung fragt nun reihum die jeweiligen Erkenntnisse ab. Gegebenenfalls bietet es sich auch an, einzelnen Teilnehmerinnen das Flipchart zur Verfügung zu stellen. Idealerweise stellen die Teilnehmerinnen ihre Erkenntnisse im Rahmen eines kurzen Vortrags vor.

„Also, ich habe irgendwie gemerkt, dass ich generell ein Typ bin, der sich durch Soziale Netzwerke beruhigen muss. Ich komme meist sehr geladen aus der Schule und muss dann einfach erstmal abschalten. Für mich stellt das Durchscrollen durch die verschiedenen Storys eine Form der Entspannung dar. Ich vermute mal, dass das auch mit mir als Person zu tun hat, weil ich eigentlich schon immer so getickt habe. Und ich glaube, ich habe so das Gefühl, mich nicht mehr so alleine zu fühlen."

Nicht immer gelingt es den Teilnehmerinnen, so reflektiert und offen zu sein. Vereinzelt kann in der Gruppe daher nochmal in die Tiefe gegangen werden, gewisse Aspekte sollten aber in den begleiteten Einzeltherapiestunden aufgegriffen werden.

Im Anschluss sollte auf die Stimuluskontrolltechniken eingegangen werden.

„Was habt ihr denn so ausprobiert, um euren Teufelskreis zu durchbrechen?"
„Also, ich fand den Hinweis mit dem Homescreen und das Ausschalten der Push-Nachrichten ganz hilfreich. Seitdem ich den Home-Screen von meinem Handy etwas ausgemistet habe, ist meine Nutzungszeit weiter gesunken. Vor allem dieses Mal-schnell-eben-an-der-Bushaltestelle ist weggefallen."
„Ich fand es auch ziemlich hilfreich, mir einen Wecker zu stellen und einfach mal zu versuchen, die von mir selbst gesteckten Zeiträume einzuhalten. Einmal hat es leider nicht so ganz geklappt."

Die Gruppenleitung erinnert nochmal daran, das Medientagebuch (**Step 3;** ➤ Abschnitt IV Materialien) zu nutzen, um auch weiterhin Erfolge messbar zu machen. Die Teilnehmerinnen sollten dazu motiviert werden, weiterhin an den Stimuluskontrolltechniken zu arbeiten.

„Super! Seht ihr, das sind doch deutliche Fortschritte! Dass es mal nicht auf Anhieb klappt, ist ganz normal. Vergesst nicht: Euer Gehirn hat jahrelang gelernt, sich anders zu verhalten. Man muss diese Dinge also konsequent weiter üben!"

6.5.3 Tagesstruktur und alternative Aktivitäten

Ziel	Tagesstruktur und Etablierung alternativer Aktivitäten besprechen
Material	Step 3, Step 7, Step 8, Step 9 (➤ Abschnitt IV Materialien); Flipchart, Tafel oder Whiteboard
Dauer	15 Minuten (mind.)

Die Gruppenleitung greift mögliche Schwierigkeiten in der Umsetzung der Aufgaben zur Vertiefung auf und leitet auf das Thema Tagesstruktur über. Das Credo diesbezüglich lautet: „Erst die Arbeit, dann das Vergnügen". Wer erstmal abschalten muss, bevor er sich an die Hausaufgaben setzt, darf dazu **keinesfalls Medien** nutzen. Ausreichender Schlaf, Schule, familiäre und haushaltliche Pflichten gehen vor. Erst nach Erledigung aller notwendiger Pflichten ist die Zeit für einen kontrollierten Konsum.

Es kann zur Umsetzung dieses sehr zentralen Themas sinnvoll sein, mit sehr inaktiven Patientinnen Tage eng zu strukturieren und für eine gewisse Zeit einen „Stundenplan" für den Freizeitbereich (hier Freizeitplan genannt; **Step 8,** ➤ Abschnitt IV Materialien) zu erstellen. Der Plan sollte dazu in sechsfacher Ausführung für die verbleibenden Wochen im Therapieheft vorliegen. Entscheidend ist, dass die Medienzeit schrittweise reduziert wird und die Alternativaktivitäten an die Stelle des Konsums treten. Fortschritte lassen sich auch mit dem Medientagebuch (**Step 3;** ➤ Abschnitt IV Materialien) messen. Eher in den flankierenden Einzelgesprächen können aus Einzelsituation zudem spezifische Situationsanalysen abgeleitet werden.

Das nachfolgende Bild zeigt einen typischen Freizeitplan für einen Wochentag. Einschränkend sei jedoch erwähnt, dass die meisten Abhängigen Sozialer Netzwerke eher viele kurze Konsumfenster statt eines langen „Blocks" aufweisen. Ggf. muss hier also mit einer anderen Skala gearbeitet werden. Wir haben uns aus Anschauungsgründen dazu entschieden, diese Darstellung abzudrucken. Die Konsumzeiten werden ausgemalt, wobei zwischen früherem und aktuellem Konsum (in der Teilabstinenz) unterschieden werden sollte. So wird auf einen Blick neu zu „besetzende" Freizeit ersichtlich.

Uhrzeit	**Montag**	
	Früherer Konsum	**Aktueller Konsum**
06:00 bis 09:00 Uhr		
	Schule	Schule
9:00 bis 12:00 Uhr	Schule	Schule
	Schule	Schule
	Schule	Schule
12:00 bis 15:00 Uhr	Schule	Schule
	Schule	Schule
	Schule	Schule
15:00 bis 18:00 Uhr		Sport
		Sport
		Lernen
18:00 bis 21:00 Uhr		
		Lesen
21:00 bis 24:00 Uhr		Lesen
		Schlafen
		Schlafen
00:00 Uhr bis 6:00 Uhr	Schlafen	Schlafen
	Schlafen	Schlafen
	Schlafen	Schlafen

„Vielleicht fiel einigen von euch die Anwendung von Stimuluskontrolltechniken auch noch schwer, weil euer Tag, insbesondere die freien Tage, wenig Struktur hat. Das ist ganz normal, schließlich war der unkontrollierte Konsum von Internetmedien ein wichtiger Teil eures Lebens! Auf Step 8 findet ihr eine Art Stundenplan, mit dem ihr eure Freizeit einteilen könnt. Greift auf euer Medientagebuch (Step 3) zurück und überlegt euch, wann ihr wegen der Reduktion eurer Nutzungszeit neue Zeiträume gewinnt. Dabei gibt es ein paar klare Regeln: Ausreichender Schlaf, Schule, familiäre und haushaltliche Pflichten gehen vor. Erst nach Erledigung aller notwendiger Pflichten habt ihr Zeit für einen kontrollierten Konsum. Wer unbedingt nach der Schule kurz abschalten muss, braucht an dieser Stelle etwas anderes als Medienkonsum. Wollen wir mal exemplarisch eure Tage durchgehen, an denen ihr zur Gruppe kommt?"

Beispielhaft kann am Flipchart ein (gemeinsam als Einzelperson erlebter) Tag aller Teilnehmerinnen skizziert werden. Hierzu bietet sich der Tag an, an dem die Gruppentherapie stattfindet. Die große Frage nach dem sinnvollen Befüllen der freigewordenen Zeiträume steht im Raum.

„Doch was machen wir mit all der freigewordenen Zeit?"

Die Gruppenleitung weist auf die weitere Aufgabe zur Vertiefung hin, in der es um das Sammeln von (positiven) alternativen Aktivitäten ging.

„Des Weiteren solltet ihr euch bis heute ja überlegen, was ihr anstelle des Konsums tun könnt. Wir wollen diese Beschäftigung in Zukunft (positive) alternative Aktivitäten nennen. Positiv, weil sie euch mit einem guten Gefühl zurücklassen sollen, also Spaß machen sollen. Alternativ, weil sie nichts mit Sozialen Netzwerken oder sonstigen digitalen Medien zu tun haben sollen. Was habt ihr denn so gesammelt?"

Die Gruppenleitung sammelt auf dem Flipchart die Vorschläge der Teilnehmerinnen. Wichtig ist es hierbei, erstmal jeden Vorschlag aufzunehmen und mit der Gruppe zu besprechen. Neben den Klassikern wie sportliche Aktivitäten und mit Freunden treffen kommen (je nach Gruppe) gelegentlich auch weniger sinnvolle Vorschläge wie „Grundschüler abziehen" oder „Kiffen". Diese sollten mit dem notwendigen Ernst, aber auch einem therapeutischen Augenzwinkern aufgegriffen werden.

„Grundschüler abziehen? Okay, das lenkt natürlich vom Handy ab. Aber was könnte daran vielleicht nicht sinnvoll sein?"

„Kiffen? Wer von euch findet es eine gute Idee, eine Sucht durch eine andere zu ersetzen?"

Nicht geeignete Aktivitäten werden in der Gruppe besprochen und können von der Gruppenleitung auch wieder gestrichen werden. In der Regel sammeln sich auf dem Flipchart und auf **Step 9** (➤ Abschnitt IV Materialien) am Ende ein gutes Dutzend von (positiven) alternativen Aktivitäten an. Die Gruppenleitung verweist noch einmal auf das Teufelskreismodell (**Step 7;** ➤ Abschnitt IV Materialien) und greift die neben den Stimuluskontrolltechniken genannten Auswege daraus auf.

„Warum habt ihr euch mit diesem Thema überhaupt beschäftigen müssen? Schaut euch nochmal euren Teufelskreis auf Step 7 an: Die Stimuluskontrolle habt ihr schon eifrig angewendet. Die Selbstkontrolle, haben wir letztes Mal gesagt, braucht vielleicht noch ein bisschen Zeit. Also ist es nun wichtig, sich mit der unter 2. aufgeführten Möglichkeit zu beschäftigen. Ihr solltet eurer ‚Mittel' also durch eine ‚alternative Aktivität' ersetzen."

Der Stellenwert einer sportlichen Aktivität ist dabei nicht zu unterschätzen und hat daher völlig zu Recht ein eigenes Modul (Modul 8, ➤ Kap. 6.8) innerhalb dieser Gruppentherapie spendiert bekommen. Man muss es in aller Deutlichkeit sagen: Jeder Patient, der sich wegen einer Soziale-Netzwerke-Nutzungsstörung oder Internetabhängigkeit in Behandlung begibt, sollte dazu angeleitet werden, eine (nach seinen individuellen Gegebenheiten) sportliche Aktivität durchzuführen. Sport wirkt stressreduzierend, hat einen ausgesprochen positiven Effekt auf die somatischen Komorbiditäten und schafft Tagesstruktur. Über Bouldern und andere gut geeignete Sportarten werden wir in Modul 8 (➤ Kap. 6.8) noch ausführlich sprechen. Eventuell steht am Beginn auch erst einmal das Spazierengehen; Hauptsache, die Patientinnen beginnen aktiv zu werden. Langfristig bieten Sportvereine die Möglichkeit des sozialen Austauschs und einer Veränderung der Peergroup.

Neben sportlichen Aktivitäten sollten Patientinnen auch andere positive alternative Aktivitäten zum Konsum entwickeln. Auch dieser Sachverhalt wird in Modul 8 (➤ Kap. 6.8) noch ausführlich aufgegriffen. Diese sollten nach Möglichkeit einen spielerisch-sozialen Charakter aufweisen, etwa indem man sich zum gemeinsamen Brettspielabend zusammensetzt. Andere Beispiele wären etwa, den Eltern bei der Gartenarbeit zu helfen, sich mit Freunden zu treffen (ohne Medien!) oder ein neues, nicht digitales Hobby zu suchen (Zeichnen, Mangas, etc.).

„Was für Sportarten kämen für euch in Frage? Was sind eurer Meinung nach die positiven Effekte von Sport? Lässt sich den Online-Freunden nicht viel leichter sagen, man geht zum Sport, als die Aussage, ihr würdet Sudokus machen, um nicht mehr so viel auf Me-Myself-And-I 2.0 herumzuhängen? Niemand verlangt von euch, dass ihr jetzt alle anfangt zu stricken! Doch irgendeine andere Freizeitbeschäftigung muss dringend her!"

6.5.4 Schlafhygiene

Ziel	Vermittlung von Regeln zur Schlafhygiene
Material	Step 9 (➤ Abschnitt IV Materialien); Flipchart, Tafel oder Whiteboard
Dauer	10 Minuten (mind.)

Das Umsetzen der alternativen Aktivitäten kann dazu führen, dass sich der Konsum in den Abend verlagert; doch auch noch am Anfang einer Veränderung stehende Patientinnen zeigen häufig einen abendlichen oder sogar nächtlichen Konsum. Von denjenigen, die ganze Nächte „vor dem Handy hängen" ganz zu schweigen. Daher ist die Erarbeitung einer sogenannten „Schlafhygiene" essenziell. Nach Möglichkeit sollte, neben den anderen, im Anschluss noch näher aufgeführten Regeln, ein ausreichender Abstand zwischen dem Konsum von Bildschirmmedien und dem Einschlafen liegen. Die biologischen Grundlagen (Melatonin) dieser Einschlafstörungen sollten der Gruppe in Grundzügen bekannt sein, ebenso die aus meiner Sicht nicht vollständig hilfreichen Filterapplikationen. Gerade Letztere sollten im Gruppengespräch aufgegriffen werden („Ich kann doch einfach den Nachtmodus nutzen, was wollen Sie denn?"), da es ja nicht nur um die Lichtexposition als solches, sondern um die Schaffung eines neuen Schlafrituals gehen sollte.

11 Regeln zur Schlafhygiene im Überblick (angepasst aus Illy 2015)

1. Möglichst feste Schlafzeiten einhalten. Nach Möglichkeit sollte man von diesen Zeiten auch am Wochenende nicht übermäßig abweichen. Der Biorhythmus (der bei einer Abhängigkeit von digitalen Medien gestört sein kann) stellt sich entsprechend auf diese Zeiten ein und es fällt dem Körper dann leichter, zur Ruhe zu kommen.
2. Mittagsschlaf vermeiden.
3. Ausreichende Schlafdauer, aber auch nicht zu lange schlafen (um den Biorhythmus nicht zu gefährden). Gerade dieser Punkt ist bei der Abhängigkeit von digitalen Medien häufig ein Thema. Manche Betroffene zeigen bereits eine Reduktion der Schlafzeit (um mehr Zeit für den Konsum zu haben) und „holen das dann an freien Tagen nach".
4. Das Bett ist, den Austausch von Zärtlichkeiten ausgenommen, einzig und allein zum Schlafen da. Im Bett zu essen oder abends Medien zu konsumieren ist absolut nicht zu empfehlen, da so der Ort des Schlafens zweckentfremdet wird. Erfahrungsgemäß wird dieser Punkt von den wenigsten Patientinnen berücksichtigt.
5. Kein Alkohol oder Nikotin vor dem Schlafengehen.
6. Allabendliche Rituale, die einen möglichst beruhigenden Charakter haben, etablieren. Beispielsweise einen müde machenden Tee trinken, dann waschen und Zähne putzen und noch ein paar Seiten lesen. Medienkonsum als Ritual ist natürlich nicht erlaubt.
7. Keine fetten und reichhaltigen Mahlzeiten am Abend.
8. Aktivität am Tag sorgt für abendliche Müdigkeit.
9. Schlafatmosphäre schaffen. Dazu gehört neben einer gemäßigten Temperatur (Wohlfühltemperatur der meisten Menschen im Schlafzimmer zwischen 19 und 21 °C) auch Dunkelheit. Zudem sollte man auf frische Luft im Schlafzimmer und möglichst wenig Lärm achten.
10. Nicht ins Grübeln oder in Panik verfallen, wenn es mal nicht klappen sollte mit dem Einschlafen. Eine gut sichtbare Uhr (oder gar das Handy) am Bett vermeiden, um sich nicht unter Druck zu setzen. Versuchen, sich mit Gedanken (das berühmte „Schäfchen zählen") abzulenken und ggf. das Einschlafritual wiederholen. Keinesfalls sollten digitale Medien konsumiert werden.
11. Die wichtigste Regel zum Schluss: Zwei Stunden vor dem Schlafengehen keine elektronischen Medien mehr konsumieren! Das Gehirn produziert unter dem Einfluss der Dunkelheit das Schlafhormon Melatonin. Sind die Augen am Abend einer hellen Lichtquelle (wie etwa dem Handybildschirm) ausgesetzt, verwirrt das das Gehirn und es wird denken, es sei Tag. Das Hormon wird nicht gebildet und der Körper kann gar nicht zur Ruhe kommen.

Die Gruppenleitung trägt die entsprechenden Punkte vor und skizziert diese ggf. kurz auf dem Flipchart. Die Teilnehmerinnen könnten **Step 9** (➤ Abschnitt IV Materialien) nutzen. Es lohnt sich, Teilnehmerinnen bei einzelnen Punkten explizit anzusprechen.

„Die wichtigste Regel für euch alle lautet: Zwei Stunden vor dem Schlafengehen keine Medien mehr konsumieren! Euer Gehirn produziert unter dem Einfluss der Dunkelheit das Schlafhormon Melatonin. Bestrahlt ihr euer Auge und damit indirekt das Gehirn weiter mit einer hellen Lichtquelle, ist es verwirrt und es wird weiterhin denken, es sei Tag. Das Hormon wird nicht gebildet und euer Körper kann gar nicht zur Ruhe kommen! Und nein: Blaulichtfilter sind vielleicht aus biologischer Sicht hilfreich, aber nicht die alleinige Lösung. Es kommt nämlich auf mehr an als die reinen biologischen Grundlagen: Ihr sollt ein Ritual zum Schlafengehen ohne den Einsatz von elektronischen Medien entwickeln."

„Der nächste Punkt ist, dass ihr am Abend nach Möglichkeit keine allzu üppigen Mahlzeiten zu euch nehmen solltet. Hanni, du hast uns schon erzählt, dass die abendliche Pizza vor Netflix zu deiner Abendgestaltung dazugehörte. Wie sieht es bei den anderen Punkten bei dir aus?"

6.5.5 „Aufschieberitis"

Ziel	Umgang mit Prokrastination
Material	Step 9 (➤ Abschnitt IV Materialien); Flipchart, Tafel oder Whiteboard
Dauer	10 Minuten (mind.)

Als Exkurs bietet es sich für einige Patientinnen an, über Prokrastination („Aufschieberitis") zu sprechen. Dies meint das Vernachlässigen meist zeitaufwendiger Pflichten zugunsten kurzfristiger Tätigkeiten, die einen belohnenden Charakter haben. Insbesondere Soziale Netzwerke und digitale Medien sind perfekt dazu geeignet, beispielsweise das Lernen für die nächste Englisch-Klausur etwas nach hinten zu verschieben. Bezüglich des Einflusses von Prokrastination auf abhängige Jugendliche mit einer Internet Gaming Disorder gibt es eine Studie von Yeh et al. (2017). Diese sieht in der Prokrastination einen wichtigen, mit der Schwere der Abhängigkeit korrelierenden Faktor und empfiehlt, die Problematik entsprechend anzugehen. An dieser Stelle kann deshalb (je nach zur Verfügung stehender Zeit) ein mehr oder weniger ausführlicher Exkurs zu dieser Thematik eingeschoben werden.

„Ihr kennt das, oder? Die nächste Englisch-Klausur steht an und ihr müsstet eigentlich noch lernen. Doch warum heute, wenn doch noch eine Woche Zeit ist? Lieber nochmal vors Handy setzen und checken, was es Neues auf Me-Myself-And-I 2.0 gibt. Am nächsten Tag dann dieselbe Frage. Und so geht es immer weiter, bis ihr irgendwann in der großen Pause vor der Klausur steht und euch fragt, warum die Woche so schnell herumgegangen ist."

Der daraus entstehende Teufelskreis lässt sich mit Betroffenen etwa wie in ➤ Abb. 6.7 dargestellt erarbeiten.

Die Gruppenleitung nutzt dazu das Flipchart, die Teilnehmerinnen greifen auf **Step 9** (➤ Abschnitt IV Materialien) zurück.

„Oje, der nächste Teufelskreis. Und euer Handy ist ein perfektes Mittel, um Dinge aufzuschieben. Wie wir bereits gelernt haben, bringen Soziale Netzwerke und andere Internetapplikationen eurem Gehirn nämlich kurzfristige Belohnungsschübe und sind damit ideale Kandidaten, um das schlechte Gewissen in den Hintergrund zu drängen. Schauen wir uns mal an, wie man anstehende Aufgaben besser angehen sollte:"

Ein Lösungsansatz im Umgang mit prokrastinierendem Verhalten besteht in einem gestuften Vorgehen nach folgendem Ansatz:

1. **Iteration statt Perfektion.** Hier bietet sich der Verweis auf die Entwicklung einer Handy-App oder eines Videospiels an, das ja ebenfalls iterierend hergestellt wird.
2. Anwendung des sogenannten **Rubikon-Modells** mit den Unterschritten:
   a) Abwägen: Motivationsbildung, ggf. Rückgriff auf Vierfeldertafel (Modul 1, ➤ Kap. 6.1)
   b) Planen, ggf. unter Zuhilfenahme des SMART-Modells (Modul 2; ➤ Kap. 6.2)
   c) Handeln. Dabei am besten in Etappen arbeiten, die Arbeit aufteilen, Ablenkungen (Medien) vermeiden und ausreichende Pausen (alternative Aktivitäten) einplanen.
   d) Abschließend Bewerten und Belohnen (ggf. in der Teilabstinenz auch mit kontrolliertem Konsum, besser natürlich mit einer alternativen Aktivität).

Die Gruppenleitung schildert die oben skizzierten Lösungsansätze und fragt nach der Umsetzbarkeit im Alltag. Die Teilnehmerinnen werden diese Aspekte im Rahmen der Aufgabe zur Vertiefung erneut aufgreifen.

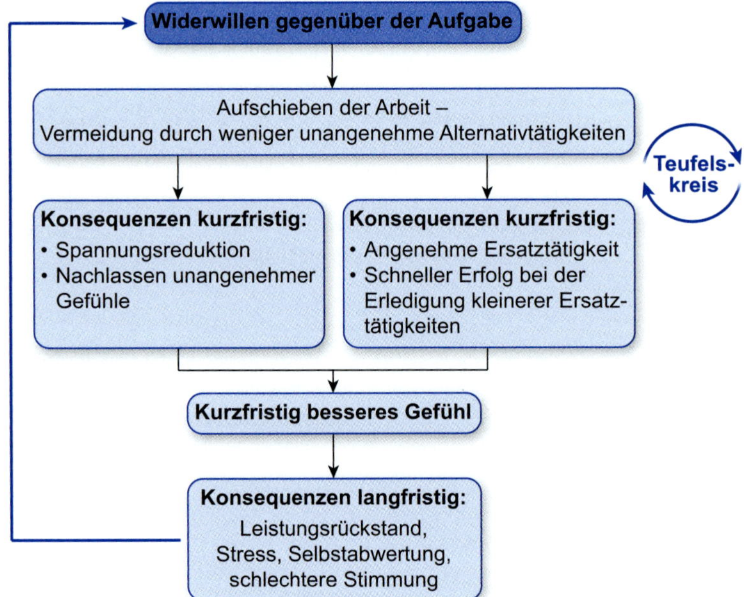

Abb. 6.7 Modell der Prokrastination [G853/L231] (Modifiziert nach: Höcker A, Engberding M, Rist F. Prokrastination [2., aktualisierte und ergänzte Auflage]. Göttingen: Hogrefe; 2017.)

6

6.5.6 Aufgaben zum Vertiefen

Ziel	Anleitung zur Möglichkeit der Vertiefung
Material	Step 3, Step 8, Step 9 (➤ Abschnitt IV Materialien)
Dauer	5 Minuten (mind.)

Bis zum nächsten Mal sollten die Teilnehmerinnen über ausreichend (positive) alternative Aktivitäten verfügen. Die (neu entstandene) Freizeit sollte durch eine gute Tagesstruktur aufgedeckt und entsprechend sinnvoll verplant werden. Neben einem ausreichenden Schlaf ist zudem darauf zu achten, dass Medien erst nach erledigten Pflichten eingesetzt werden und ein Abstand von mindestens zwei Stunden bis zum Schlafengehen eingehalten wird.

„In der kommenden Woche solltet ihr nun versuchen, euch eine Tagesstruktur aufzubauen und eure (positiven) alternativen Aktivitäten umzusetzen. Wenigstens eine Woche lang solltet ihr mithilfe von Step 8 versuchen, eure Woche durchzustrukturieren und die durch den zurückgehenden Konsum frei gewordenen Zeiträume mit alternativen Aktivitäten zu besetzen. Wer von euch damit Schwierigkeiten hat, die Woche sinnvoll zu füllen, sollte über den längeren Einsatz des Freizeitplans nachdenken. Zum Abgleich kann es auch nochmal sinnvoll sein, auf Step 3 zurückzugreifen. Auf Step 9 solltet ihr Ideen für eure (positiven) alternativen Aktivitäten sammeln. Diejenigen von euch, die Schwierigkeiten mit dem Schlafen haben, sollten die Regeln zur Schlafhygiene durchgehen und damit starten, einige davon umzusetzen. Für alle, auch diejenigen, die gut schlafen, sollte gelten, dass zwei Stunden vor dem Schlafengehen keine elektronischen Medien mehr konsumiert werden sollen! Und: Wer von euch erwischt sich dabei, Aufschieberitis zu betreiben? Achtet in der kommenden Woche mal drauf!"

6.5.7 Abschlussrunde

Ziel	Gut aus der heutigen Stunde kommen
Material	Keines
Dauer	5 Minuten (mind.)

Jedes der Module wird durch eine kleine Abschlussrunde beendet. Hier können Formalitäten besprochen werden, etwa wann die nächste Sitzung wegen eines dazwischenliegenden Feiertages stattfindet. Die Teilnehmerinnen haben abschließend die Möglichkeit, Fragen zur heutigen Sitzung zu stellen, ggf. können nicht verstandene Inhalte kurz wiederholt werden. Im Anschluss soll jede der Teilnehmerinnen im Rahmen eines kurzen Blitzlichts rückmelden, wie sie die heutige Stunde erlebt hat, was sie mitnimmt, was sie gut und was sie schlecht fand und ob sie beim nächsten Mal wieder dabei ist. Die Gruppenleitung gibt einen kurzen Ausblick auf das kommende Thema. Damit endet das Modul.

Gruppenleitung und professionelle Teilnehmerinnen bleiben noch kurz zusammen, um die Stunde nachzubesprechen. Hierbei sollten insbesondere Schwierigkeiten und potenzielle Konflikte aufgegriffen werden. Die Erfahrungen aus den Einzeltherapiestunden mit den Teilnehmerinnen können ebenfalls einfließen.

„Damit sind wir am Ende der heutigen Stunde. Habt ihr noch irgendwelche Fragen an uns? Keine? Dann sehen wir uns nächste Woche genau um dieselbe Zeit wieder, um weiterzumachen. Wir werden dann, wie bereits besprochen, im Schwerpunkt über Begleiterkrankungen und die Entstehung eurer Abhängigkeit sprechen. Nun fänden wir es noch schön, wenn ihr reihum eine kurze Rückmeldung zu heute geben könntet. Was nehmt ihr mit, was fandet ihr gut, was schlecht und die wichtigste Frage von allen: Seid ihr beim nächsten Mal wieder mit dabei?"

6.6 Modul 6: Entstehung der Abhängigkeit und Begleiterkrankungen

Übersicht

Ziele des heutigen Moduls

- Individuelle (positive) alternative Aktivitäten und Tagesstruktur
- Mögliche Ursachen der Abhängigkeit
- Mögliche Begleiterkrankungen der Abhängigkeit und das „Henne-Ei-Problem"
- Stellenwert von Psychotherapie und Medikation, sonstige Anlaufstellen
- Rückblick auf die bisherigen Module, Einschätzung der individuellen Fortschritte

Vorbereitung

Keine besondere Vorbereitung notwendig

Materialien

- Flipchart, Tafel oder Whiteboard
- Stempel und Stempelkissen zur Bestätigung der Teilnahme auf dem Deckblatt
- Stifte für die Teilnehmerinnen
- Die heutigen Arbeitsblätter (idealerweise als Therapieheft gesammelt; ➤ Abschnitt IV Materialien):
  - Step 2: Vierfeldertafel und Ziele
  - Step 3: Mein Medientagebuch (der zurückliegenden Woche)
  - Step 8: Freizeitplan (der zurückliegenden Woche)
  - Step 9: Alternative Aktivitäten
  - Step 10: Entstehung und Begleiterkrankungen

Ablauf

1. Begrüßung der Teilnehmerinnen und Reflexion der letzten Sitzung (➤ Kap. 6.6.1)
2. Individuelle (positive) alternative Aktivitäten und Tagesstruktur (➤ Kap. 6.6.2)
3. Ursachen einer Abhängigkeit (➤ Kap. 6.6.3)
4. Begleiterkrankungen (➤ Kap. 6.6.4)
5. Behandlungsmöglichkeiten (➤ Kap. 6.6.5)
6. Bergfest (➤ Kap. 6.6.6)
7. Aufgaben zum Vertiefen (➤ Kap. 6.6.7)
8. Abschlussrunde (➤ Kap. 6.6.8)

6.6.1 Begrüßung der Teilnehmerinnen und Reflexion der letzten Sitzung

Ziel	Die Inhalte des letzten Moduls kurz wiederholen
Material	Keines
Dauer	5 Minuten (mind.)

Die Teilnehmerinnen werden begrüßt. Sollten neue Teilnehmerinnen anwesend sein, so wird die Vorstellungsrunde aus Modul 1 (➤ Kap. 6.1) nochmal wiederholt, wobei die der Gruppe bereits bekannten Teilnehmerinnen nur kurz Namen, Alter und ihr Gruppenziel wiederholen sollten, bei den „Neuen" kann die Vorstellung, wie in Modul 1 (➤ Kap. 6.1) gezeigt, ruhig etwas ausführlicher erfolgen.

Anschließend wird eine der Teilnehmerinnen mit einer offenen Frage gebeten, die Inhalte des letzten Moduls zusammenzufassen. Dies dient der Wiederholung für die Teilnehmerinnen des letzten Mals und gibt jenen, die das Modul verpasst haben, die Möglichkeit, heute mitreden zu können. Wenn keiner von sich aus beginnt, kann die Gruppenleitung auch jemanden drannehmen und Hilfestellung geben.

„Hanni, möchtest du vielleicht nochmal sagen, was wir letztes Mal besprochen haben? Erinnerst du dich noch an die Dinge, die wir über Tagesstruktur gesagt haben?"

Gegebenenfalls müssen die Inhalte der letzten Gruppe auch nochmal kurz von der Gruppenleitung aufgegriffen und zusammenfassend wiederholt werden.

6.6.2 Individuelle (positive) alternative Aktivitäten und Tagesstruktur

Ziel	Individuelle (positive) alternative Aktivitäten und Tagesstruktur vorstellen
Material	Step 3, Step 8, Step 9 (➤ Abschnitt IV Materialien)
Dauer	10 Minuten (mind.)

In der Zeit seit dem letzten Modul sollten die Teilnehmerinnen damit beginnen, eine Tagesstruktur zu etablieren und diese mithilfe des Freizeitplans (**Step 8;** ➤ Abschnitt IV Materialien) und auch des Medientagebuchs (**Step 3;** ➤ Abschnitt IV Materialien) zu protokollieren. Die Gruppenleitung kann einen kurzen Blick auf die Freizeitpläne werfen und bestimmte Aspekte aufgreifen. Es ist insbesondere darauf zu achten, dass Medien erst nach Erledigung aller Pflichten eingesetzt wurden, die Teilnehmerinnen ausreichend geschlafen haben und ein Abstand von mindestens zwei Stunden zwischen Mediennutzung und Schlafengehen eingehalten wurde.

„Hanni, sollen wir uns deinen aktuellen Freizeitplan mal gemeinsam anschauen? Was war zum Beispiel am Mittwoch los? Da sehe ich, du bist später ins Bett gegangen und hast direkt nach der Schule angefangen, YouTube zu schauen? Was war mit den Hausaufgaben an dem Tag?"
„Ja, es fiel mir irgendwie schwer abzuschalten, und weil es so stark geregnet hat, bin ich nicht, wie ich mir vorgenommen habe, Joggen gegangen. Und ja, dann bin ich spät ins Bett gegangen und hatte die Hausaufgaben am nächsten Tag natürlich nicht gemacht."

Auffälligkeiten und Schwierigkeiten wie diese bieten nun die Möglichkeit, über die gesammelten und zu Teilen schon ausprobierten (positiven) alternativen Aktivitäten (**Step 9;** ➤ Abschnitt IV Materialien) zu sprechen.

„Okay, kein Problem. So etwas kann vorkommen. Was hast du denn sonst noch so auf der Liste gehabt? Vielleicht etwas, was dir Spaß macht, was man aber zu Hause machen kann und nichts mit Medien zu tun hat?"
„Ja. Also, ich hatte überlegt zu zeichnen, aber irgendwie hatte ich keine Stifte mehr und irgendwie auch keinen Bock."
„Okay, das ist verständlich. Schau mal, bevor du was geändert hast, waren deine Mittwochnachmittage immer von digitalen Medien dominiert. Wir müssen also hier in der Gruppe etwas finden, das du trotz schlechten Wetters zu Hause machen kannst, was aber für dich attraktiver ist als Zeichnen. Hat jemand in der Gruppe eine Idee? Nanni?"
„Hey, Hanni. Hast du nicht neulich erzählt, du hättest mal Bock, so ein Escape-Room-Game für zu Hause auszuprobieren? Ich kann dir Empfehlungen geben oder wenn du magst, verabreden wir uns für den nächsten Regentag?"

Die Teilnehmerinnen, die mit Schlafstörungen zu tun hatten, können explizit nochmal auf die Einhaltung der Regeln zur Schlafhygiene angesprochen werden. Auch das Thema Prokrastination kann ggf. nochmal aufgegriffen werden.

„Nanni, wie hat es bei dir mit der Einhaltung der Schlafhygieneregeln geklappt? Du wolltest doch mal schauen, ob es nicht Sinn macht, ein Abendritual zu etablieren?"

„Wer von euch hat die Aufschieberitis bei sich bemerkt? War es hilfreich, sich die anstehenden Dinge einzuteilen?"

6.6.3 Ursachen einer Abhängigkeit

Ziel	Mögliche Ursachen der Abhängigkeit erkennen
Material	Step 10 (➤ Abschnitt IV Materialien); Flipchart, Tafel oder Whiteboard
Dauer	10 Minuten (mind.)

Kenntnisse über ätiologische Faktoren einer Abhängigkeit haben einen wichtigen Stellenwert in der Behandlung. Eine herauszuarbeitende familiäre genetische Vorbelastung etwa kann entlastend wirken. Die Erarbeitung eines Vulnerabilitäts-Stress-Modells kann vielfach als Erklärungskonstrukt hilfreich sein und bietet Betroffenen bereits erste Ansatzmöglichkeiten für eine Veränderung durch Entspannungsverfahren (Modul 9, ➤ Kap. 6.9). Grundsätzlich ist mit gelegentlich angenommenen monokausalen Erklärungsansätzen umzugehen.

Eine gute Hilfestellung dabei ist das von den stofflichen Süchten abstrahierte Trias-Modell von Kielholz und Ladewig (1973) in der Modifizierung von Wölfling et al. (2012) bzw. Illy & Florack (2018) wie in ➤ Abb. 6.8. Ursachen entstehen demnach aus drei unterschiedlichen Einflussrichtungen: der Person der Abhängigen selbst, ihrer Umwelt und dem Suchtmittel (in diesem Fall Soziale Netzwerke und Internet). Unter dem Überbegriff der eigenen Person lassen sich beispielsweise genetische Einflüsse, die eigene Medienerziehung, der Umgang mit Stress, komorbide psychische Erkrankungen und Persönlichkeitsaspekte subsumieren. Unter Umwelt lassen sich aktuelle Stressfaktoren und Konflikte, die Peergroup und Beziehungen genauer analysieren. Und schließlich lohnt es sich, das Mittel selbst genauer zu betrachten: Soziale Netzwerke sind kostenlos verfügbar, bieten Erfolge durch Belohnungseffekte, Zeitvertreib, Anonymität und soziale Bindung bei gleichzeitiger Distanz. Das Internet ist heute allgegenwärtig, auf jedem Mobiltelefon kann man in grenzenlose Netzwerke und (im Rahmen von Free2Play-Spielen ebenfalls kostenlose) Videospielwelten abtauchen, sich Unterhaltung oder Ablenkung vom tristen Alltag auf YouTube und Co. holen. Diese leichte Verfügbarkeit ist ein großes Problem bei allen Arten von Suchterkrankungen.

Die Gruppenleitung skizziert das Trias-Modell auf dem Flipchart, die Teilnehmerinnen können **Step 10** (➤ Abschnitt IV Materialien) zu Hilfe nehmen. Auf die Ähnlichkeit zum 4-M-Modell wird hingewiesen. Im Anschluss sollen in der Gruppe bestimmte Teilaspekte erarbeitet werden, um so eine Individualisierung des Modells zu erreichen. Teilnehmerinnen können dabei explizit angesprochen werden (unter Beachtung der Gruppensituation).

„Hanni, magst du was zu deiner Familiensituation sagen? Nur, wenn du das möchtest."
„Ja, kann ich machen. Also, meine Eltern sind getrennt und mein Erzeuger, ich möchte nicht Vater sagen, hat früher immer meine Mutter verprügelt."
„Danke für deine Offenheit, es ist bestimmt nicht leicht, so etwas zu erzählen. Meinst du denn, dass diese Situation einen Einfluss auf die Entwicklung deiner Abhängigkeit hatte?"
„Wenn ich so darüber nachdenke: Ja. Meine Mutter war halt berufstätig und alleinerziehend. Ich war oft lange Zeit alleine zu Hause und habe dort Fernsehen geschaut oder mit dem Handy herumgespielt."

Im Unterschied zum 4-M-Modell fokussiert das Trias-Modell nochmal stärker auf die jeweiligen Entstehungsbedingungen einer Abhängigkeit. Die Gruppenleitung kann wie im obigen

6

Beispiel noch weitere Aspekte ansprechen. Etwa die genetische Belastung („*Der prügelnde Vater war alkoholabhängig?*“ oder die Rolle des Mittels „*Wenn ich das richtig verstanden habe, ging es dir anfangs vor allem um Zeit totschlagen, oder?*“). Generell kann der Begriff „Real Life“ für das Leben in der Realität genutzt werden, das je nach Situation der Betroffenen oft in krassem Kontrast zur virtuellen Welt steht. So bieten Soziale Netzwerke mit ihren Bilderfluten und vermeintlichen Chancen gerade im realen Leben benachteiligten Jugendlichen eine eskapistische Alternative an. Bei Gewalt- oder Missbrauchserfahrungen ist die Gruppe in der Regel nicht der geeignete Ort, um darüber zu sprechen. Solche Sachverhalte sollten aber ohnehin bereits im Zuge der Einzeltherapiesitzungen vorbesprochen sein. Werden sie von Teilnehmerinnen erwähnt, spricht nichts dagegen, sie (in gewissen Grenzen) auch in der Gruppe zu thematisieren. Die Gruppenleitung sollte jedoch auf das Wohl aller achten und den Sachverhalt in der Abschlussrunde nochmal aufgreifen.

An manchen Stellen bieten sich Vergleiche mit einer stoffgebundenen Abhängigkeit an, da diese vielfach besser greifbar erscheinen.

„Kein alkoholkranker Mensch wird euch berichten, dass er eines Morgens aufwachte und sofort zwei Flaschen Schnaps getrunken hat. Wir wollen das nicht gleichsetzen, aber wie ihr schon gehört habt, gibt es gewissen Gemeinsamkeiten zwischen stoffungebundenen (also Verhalten) und stoffgebundenen Süchten.“

An dieser Stelle bietet es sich an, einen kleinen Exkurs zu den Theorien zu machen, welche die Abhängigkeit als erlerntes Fehlverhalten aufgreifen. Bereits mehrfach wurde erwähnt, dass die Teilnehmerinnen durch Psychotherapie in der Lage sind, bereits gelerntes, abhängiges Verhalten zu vergessen, um gesundes Verhalten neu zu erlernen. Die Grundlagen dafür sind klassische und operante Konditionierung.

„Das Verhalten spielt in der Entwicklung einer Soziale-Netzwerke- und Internetabhängigkeit eine große Rolle, genauso wie ein Hund. Ja, ihr habt richtig gehört: ein Hund. Der russische Forscher Iwan Pawlow führte 1905 dazu ein Experiment durch. Er gab einem Hund wiederholt Futter und ließ dabei einen Glockenton erklingen. Dieser für den Hund eigentlich neutrale Reiz führte im Verlauf dazu, dass der Hund bereits dann vermehrt Speichel produzierte, wenn nur der Glockenton erklang, aber gar kein Futter vorhanden war. Die Speichelproduktion steigt bei Hunden eigentlich nur dann an, wenn es etwas zu Fressen gibt, nicht jedoch, wenn eine Glocke erklingt. Was war passiert? Der Hund hatte durch die Wiederholungen gelernt, dass die Glocke bedeutet, dass es Futter gibt. Pawlow hatte ihn auf die Glocke konditioniert.“

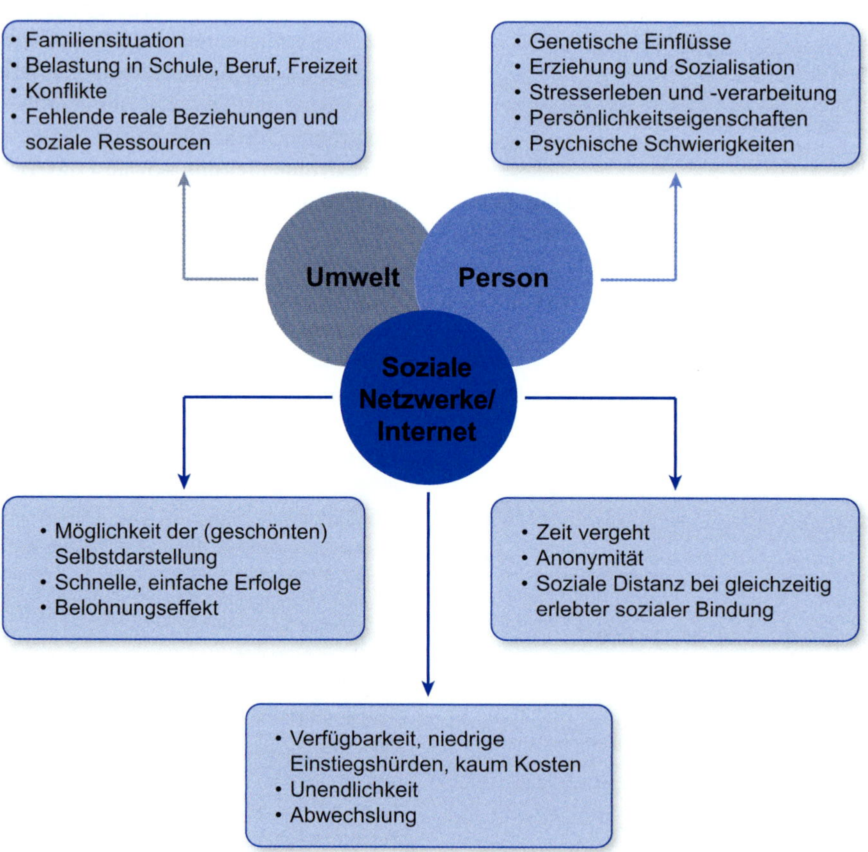

Abb. 6.8 Das Trias-Modell nach Kielholz und Ladewig (1973). Modifiziert nach Wölfling et al. (2012), aus Illy & Florack (2018) [G1131/G878/L231]

Anschließend kann der Transfer auf die Soziale-Netzwerke-Nutzungsstörung bzw. Internetabhängigkeit erfolgen. Die Gruppenleitung kann zunächst versuchen, die Thematik durch eine offene Frage aufzugreifen.

„Was ist eure persönliche Glocke?"

In der Regel ist das Bild der Glocke bereits eng mit Nachrichten, Likes oder Neuigkeiten im Sozialen Netzwerk verknüpft. Kommt eher wenig Rückmeldung oder entsteht keine Diskussion unter den Teilnehmerinnen, so kann die Gruppenleitung auch weiter beispielhaft berichten und zur operanten Konditionierung überleiten.

„Ein ähnlicher Mechanismus geschieht auch bei der Flucht in die virtuelle Realität. Stress in der Schule oder zu Hause bewirken, dass man sich vor das Handy setzt. Man macht die Erfahrung, dass dieses Verhalten Stress abbaut, und das Gehirn verknüpft daraufhin die jeweilige Nutzungsform mit dem gewünschten Effekt, in diesem Fall dem Stressabbau. Die Konditionierung ist aber eigentlich eine ziemlich fiese Sackgasse. Der Hund wartet nach dem Glockenton vergebens auf sein Futter, der Abhängige von digitalen Medien auf den sich langfristig nicht einstellenden Stressabbau. Im Verlauf verselbstständigt sich die Sucht nämlich durch weitere Lernerfahrungen. Solche sogenannten Konditionierungen finden sich bei vielen Süchten. Die Zigarette zum Kaffee oder in der Mittagspause ist ein gutes Beispiel dafür. Durch das Suchtmittel ausgeschüttete Botenstoffe wirken im Sinne einer kurzfristigen Belohnung, die jedoch nicht auf Dauer aufrechterhalten werden kann. Irgendwann kann der Raucher nur noch mit Zigarette Mittagspause machen, genauso wie das Handy eine magische Anziehungskraft entwickelt. Lässt man das Suchtmittel weg, fühlt sich die Mittagspause nicht mehr nach Mittagspause an. Der Kaffee schmeckt plötzlich nicht mehr und der Abend zu Hause ohne Handy macht einen unruhig und schlecht gelaunt. Um diese Selbstbestrafung zu vermeiden, bedient man sich lieber wieder seines Suchtmittels. Ein solch erlerntes Verhalten bezeichnet man in der Fachsprache als operante Konditionierung. Im Verlauf braucht man immer mehr von dem Suchtmittel, um den gleichen Effekt zu verspüren. Davon haben wir schon in Modul 2 gehört, als wir über die sogenannte Toleranzentwicklung gesprochen haben."

6.6.4 Begleiterkrankungen

Ziel	Mögliche Begleiterkrankungen der Abhängigkeit und das „Henne-Ei-Problem" kennenlernen
Material	Step 10 (➤ Abschnitt IV Materialien); Flipchart, Tafel oder Whiteboard
Dauer	10 Minuten (mind.)

Das wichtige Themenfeld der komorbiden psychischen Erkrankungen hat einen zentralen Stellenwert in der Behandlung einer Medienabhängigkeit. Einerseits für die Behandelnden selbst im Rahmen der Therapieplanung. Andererseits lassen sich mit Betroffenen auch der Nutzungsform zuordenbare Faktoren (vor allem für die Einzeltherapie) ableiten. Die von Videospielen befriedigte Reizoffenheit von ADHS-Patienten und die Flucht in virtuelle Welten bei Depression und Sozialer Phobie seien hier als Beispiel genannt. Grundsätzlich stellt sich vielfach die Frage nach dem „Henne-Ei-Problem". Hier sind erneut Längsschnittbetrachtungen der Patientinnenbiografie sinnvoll. Solche Themen sprengen in der Regel das Gruppensetting, dennoch können in der Gruppe sinnvolle (psychoedukative) Grundlagen gelegt werden.

„Nun wollen wir uns mit begleitenden psychischen Erkrankungen beschäftigen. In Studien lässt sich nämlich nachweisen, dass die meisten Betroffenen mit einer Abhängigkeit von Sozialen Netzwerken oder dem Internet auch andere psychische Erkrankungen aufweisen. Vielleicht habt ihr selbst ja ebenfalls noch eine psychische Erkrankung neben eurer Abhängigkeit? Welche Erkrankungen fallen euch ein?"

Die Gruppenleitung sammelt daraufhin Schlagwörter wie „ADHS", „Depression" und „Angsterkrankungen" auf dem Flipchart.

Doch welche psychischen Erkrankungen spielen eigentlich eine Rolle? Für die Soziale-Netzwerke-Nutzungsstörung alleine liegen nur unzureichend belastbare Daten vor. Häufig wurden die Internetbezogenen Störungen gemeinsam untersucht (siehe etwa Schoe et al., 2016). Dementsprechend lohnt es sich auch bei der reinen Abhängigkeit von Sozialen Netzwerken über die nachfolgenden Erkrankungsbilder zu sprechen.

González-Bueso et al. fanden in einem Review über 24 Studien von 2018 hohe Komorbiditätsraten der Internet Gaming Disorder (nachfolgende Zahlen, allerdings über alle Altersgruppen hinweg): 92 % Angsterkrankungen, 89 % Depression, 85 % ADHS, 75 % Soziale Phobie/Angsterkrankungen und Zwangssymptome. Bei Adoleszenten ergaben sich Zusammenhänge für Hyperaktivität (Baer et al., 2012), ADHS (Vadlin et al., 2017), Depression (King und Delfabbro, 2016; Strittmatter et al., 2015; Vadlin et al., 2017; Gentile et al., 2011, Brunborg et al., 2014), ängstliche Depression (Müller et al., 2014; Wartberg et al., 2017), Soziale Phobie (Gentile et al., 2011) und Angsterkrankungen (Vadlin et al., 2017; Gentile et al., 2011).

Es geht hier nicht darum, einen umfassenden Überblick über alle Erkrankungen zu liefern, vielmehr können an dieser Stelle bereits Verbindungen, vor allem über die nutzungsformimmanenten Faktoren, aufgegriffen werden. Etwa den Rückzug in das Soziale Netzwerk mit den auf die Nutzerin wartenden Bestätigungsfaktoren, Online-Freundschaften und Liebesbeziehungen bei gleichzeitigem Scheitern im realen Leben.

„Okay, kommen wir zu Angsterkrankungen. Habt ihr alle ein Bild vor Augen? Nehmen wir etwa eine Jugendliche mit einer sogenannten Sozialen Phobie. Sie hat große Schwierigkeiten, im Real-Life auf Menschen zuzugehen, ist schüchtern und eher zurückgezogen. Was meint ihr, was können ihr Soziale Netzwerke geben, was im realen Leben vielleicht schwierig oder unmöglich scheint?"

Zur Thematik der Rolle von digitalen Medien als „Mittel“ Betroffener bei komorbiden Störungen bietet es sich an, über ADHS zu sprechen. Dies muss natürlich nicht in der nachfolgenden Ausführlichkeit geschehen, kann je nach Zusammensetzung der Gruppe aber unter Umständen sinnvoll sein.

*„So, jetzt die Hausaufgaben, wo hab ich denn mein Heft hingelegt? Ach, da hab ich es ja, sieht ganz schön verknickt aus. Warum hab ich denn die Aufgabenstellung ganz hinten reingeschrieben? Oh, WhatsApp-Nachricht, erstmal schauen, wer da schreibt. Ach Tim, mit dem war ich ja gestern beim Burgerladen. Vielleicht sollte ich jetzt auch erstmal was essen. Mist, ist ja schon 17 Uhr und ich bin gleich mit den Mädels im Skype verabredet. *Pling* Da schreibt schon die Erste. Kennt ihr so was? So oder ganz ähnlich lässt sich der Fortlauf von Gedanken und Handlungen eines Menschen beschreiben, der an einem Aufmerksamkeitsdefizit- und Hyperaktivitätssyndrom (ADHS) leidet. Die Erkrankung zeichnet sich durch drei Hauptbeschwerden aus. Erstens gibt es ein Defizit in der Fähigkeit, seine Aufmerksamkeit zu fokussieren, sowohl in Bezug auf Gedanken als auch auf Handlungen. Menschen, die betroffen sind, haben größere Schwierigkeiten, sich vor allem beim gleichzeitigen Eintreffen mehrerer Reize, wie zum Beispiel Hintergrundgeräuschen oder Bewegungen im Raum, zu konzentrieren. Zweitens ist oft eine Impulsivität beobachtbar, also ein unüberlegtes Handeln, das oft langfristig nachteilig für den Betroffenen ist. Das kann zum Beispiel ein Reinrufen in den Unterricht, aber auch eine spontan geäußerte Beleidigung in einem Streit sein. Drittes Hauptmerkmal dieser Störung ist die motorische Hyperaktivität. Dieses Phänomen, bei dem viele Menschen sofort an ADHS denken, ist vor allem im Jugend- oder Erwachsenenalter gar nicht mehr so stark verbreitet. So ist die Hyperaktivität vor allem im frühen Schulkindalter zu beobachten. Bei Jugendlichen bleiben häufig das Aufmerksamkeitsdefizit und die Impulsivität bestehen. Wenn dann bei Jugendlichen diese Störung diagnostiziert wird und gleichzeitig ein exzessiver Medienkonsum vorliegt, fragen die Eltern oft verwundert, warum ihr Kind sich problemlos sechs Stunden am Stück auf das Handy konzentrieren kann, 30 Minuten Hausaufgaben aber eine massive Überforderung darstellen. Menschen mit ADHS sind daran gewöhnt, ihre Aufmerksamkeit ständig neu auszurichten, und sind sehr offen für unvorhergesehene Reize. Diese sensorischen Muster werden von Sozialen Netzwerken, Videospielen und anderen digitalen Medien sehr passend bedient. Die Aufmerksamkeitsleistung wird in diesem Fall durch äußere Reize gesteuert, wohingegen beim Erledigen der Hausarbeiten eine Fokussierung von innen heraus geschehen muss, was dem ADHS-Betroffenen ungemein schwerfällt. Nicht selten konsumieren Betroffene auch mehrere digitale Medien gleichzeitig."*

Im Anschluss erfolgt die Überleitung auf das sogenannte „Henne-Ei-Problem“. Es besagt, dass eine klare Trennung zwischen digitalen Medien als Ursache oder als Folge einer anderen psychischen Erkrankung nicht immer möglich ist. Was war zuerst da? Die Depression oder die Abhängigkeit? Kritiker der Diagnose einer Soziale-Netzwerke-Nutzungsstörung werfen diese Tatsache Befürwortern jedoch vor. Die Nutzung sei nur ein Symptom, nicht aber eine eigene Entität. Die gute Nachricht dabei ist, dass dies für eine spezifische Behandlung der Abhängigkeit zunächst gar nicht so relevant ist. Vorausgesetzt, man hat die Depression ebenfalls im Blick und behandelt auch diese entsprechend spezifisch.

„Eine Frage, die bisher nicht eindeutig geklärt ist, ist diejenige, ob eine Abhängigkeit von Sozialen Netzwerken zu anderen psychischen Erkrankungen führt oder ob der Weg der umgekehrte ist. So ist es einerseits denkbar, dass jemand, dessen Leben zunehmend online stattfindet, nach und nach seine anderen Lebensbereiche vernachlässigt, stetig mehr Misserfolgserlebnisse hat und schließlich depressiv wird. Gleichzeitig könnte es sein, dass ein depressiver Mensch sich nicht mehr zu den Alltagsanforderungen aufraffen kann und stattdessen Soziale Netzwerke nutzt oder exzessiv im Internet surft, da Konzentration und Energie für andere Tätigkeiten nicht mehr ausreichen. Letztlich ist es aus unserer Sicht so, dass beide Varianten nachvollziehbare Entwicklungen sind und vorkommen können. Für die Behandlung ist die Frage nach der Henne und dem Ei kaum relevant, da ohnehin sowohl die Abhängigkeit als auch die Begleiterkrankung behandelt werden sollten. Ihr werdet aber vielleicht von manchen Therapeuten hören, dass es eine Soziale-Netzwerke- oder/und Internetabhängigkeit als solches gar nicht gibt, sondern dass euer Konsum letztlich Ausdruck beispielsweise eurer Depression sei. Da wir das anders sehen und denken, dass ihr dennoch spezifische Behandlung wie diese Gruppe benötigt, ist uns die Erwähnung an dieser Stelle wichtig."

6.6.5 Behandlungsmöglichkeiten

Ziel	Stellenwert von Psychotherapie und Medikation, sonstige Anlaufstellen
Material	Step 10 (➤ Abschnitt IV Materialien)
Dauer	10 Minuten (mind.)

An dieser Stelle bietet sich ein kleiner Exkurs zu den Behandlungsmöglichkeiten einer Abhängigkeit von digitalen Medien an. Die Gruppenleitung kann einen knappen Überblick darüber geben. Erfahrungsgemäß sind hier innerhalb einer hochspezifischen Behandlung eher weniger Infos zu den niederschwelligen Beratungsangeboten gefragt, sodass wir (diese wichtige Säule) in der Behandlung bewusst ausklammern.

„Die Psychotherapie ist die einzig wirksame Möglichkeit, eine Medienabhängigkeit zu behandeln. Eine medikamentöse Behandlung, über die wir gleich noch kurz sprechen werden, kann bei zusätzlich bestehenden psychiatrischen Erkrankungen wie etwa einer schweren Depression sinnvoll werden, sie ist jedoch immer als unterstützende Maßnahme zu sehen. Auch hier sitzt gerade eine Gruppe, die psychotherapeutisch arbeitet. Psychotherapie bezeichnet dabei all jene Verfahren, die mittels Gesprächen und entsprechenden Techniken zur Besserung einer psychischen Erkrankung führen. Wir glauben, dass man das Thema Abhängigkeit von Sozialen Netzwerken und anderen digitalen Medien am besten gemeinsam in einer Gruppe angehen kann. Zusätzlich machen wir noch Einzeltherapiestunden mit euch. Für einige von euch kann es im Anschluss sinnvoll sein, weiterhin zu einer Psychotherapeutin oder einem Psychotherapeuten zu gehen. Eine ambulante Psychotherapie sollte in jedem Fall frühzeitig vereinbart werden, da Patientinnen mitunter mit langen Wartezeiten rechnen müssen. Ihr solltet euch also vielleicht jetzt schon darum kümmern."

6

Je nach Zeit und Interesse der Gruppe kann die Gruppenleitung nachfolgend noch auf die Wirkweise der kognitiven Verhaltenstherapie eingehen. Da diese Inhalte jedoch auch an anderer Stelle im Gruppenprogramm Erwähnung finden, ist dies an dieser Stelle optional.

„Die kognitive Verhaltenstherapie ist heutzutage als Standardverfahren zur Behandlung von Verhaltenssüchten anzusehen. Dieses Konzept versteht Suchtverhalten als gelerntes Fehlverhalten und bearbeitet Gedanken, Gefühle und Verhaltensweisen. Ihre Wirksamkeit entfaltet sie durch die wiederholte Anwendung von gesundem Verhalten. Deswegen ist es uns zum Beispiel so wichtig, dass ihr die Aufgaben zur Vertiefung ernst nehmt, da nur so eine Veränderung zu erwarten ist. Ihr könnt damit aktiv gegen euer Suchtgedächtnis ankämpfen."

Anschließend erfolgt die Überleitung auf das Thema Medikation. Hier macht es Sinn, nach der Darlegung des Stellenwertes einer Medikation bei diesem Krankheitsbild eine offene Einstiegsfrage zu stellen, um eventuelle Fragen der Teilnehmerinnen aufgreifen zu können.

„Zusammenfassend gesagt gibt es bei den Abhängigkeiten von digitalen Medien keine die Sucht selbst erreichenden Medikamente. Wie wir heute gelernt haben, liegt das vor allem daran, dass es nicht **die eine** *Ursache für die Entstehung der Abhängigkeit gibt. Folglich kann es die eine Pille gegen Stress, Unzufriedenheit in der Ausbildung oder familiäre Streitigkeiten gar nicht geben. Hier kann nur die Psychotherapie helfen. Ein wenig anders sieht das bei den die Abhängigkeit begleitenden Erkrankungen aus. Besteht beispielsweise eine schwere Depression, so kann sich die Betroffene eventuell gar nicht auf die Psychotherapie konzentrieren. Dann kann eine Medikation sinnvoll sein."*

„Gibt es jemanden von euch, der von seinen eigenen Erfahrungen mit Medikamenten berichten will? Oder hat jemand von euch eine Frage zu einer bestimmten psychischen Erkrankung und deren medikamentöser Behandlung?"

Die Gruppenleitung greift die Inhalte entsprechend auf und versucht je nach aufkommenden Fragen entsprechende Antworten zu geben. Die Dauer des heutigen Moduls ist dabei zu beachten. Im Anschluss erfolgt die Überleitung auf sonstige Hilfsmaßnahmen im jugendspezifischen Kontext.

„Minderjährige und unter gewissen Voraussetzungen auch junge Erwachsene haben Anspruch auf sogenannte Jugendhilfemaßnahmen, die beim jeweils zuständigen Jugendamt beantragt werden können. Bist du bereits volljährig, kannst du diese Hilfen selbst beantragen, andernfalls muss dies durch deine Eltern erfolgen. Welche Maßnahme sinnvoll ist, wird nach einem Gespräch zur Feststellung des Bedarfs entschieden. Das Repertoire an möglichen Unterstützungen ist vielgestaltig. So kann zum Beispiel eine Einzelfallhelferin Hilfe bei der Organisation des Alltags, etwa bei Bewerbungen und Amtsgeschäften, leisten. Oder sie hilft dir dabei, alternative Freizeitbeschäftigungen kennenzulernen und auszuprobieren. Eine weitere Jugendhilfemaßnahme kann auch betreutes Wohnen sein, entweder in einer eigenen Wohnung oder in einer Wohngemeinschaft."

Im Sinne eines Krisenfalls sollte den Teilnehmerinnen zudem die psychiatrische Notfallversorgung geläufig sein.

„In besonders schwerwiegenden Fällen oder Krisen kann auch eine Klinikbehandlung sinnvoll sein, vor allem, wenn Begleiterkrankungen vorliegen und die Möglichkeit, euren Alltag bestreiten zu können, stark eingeschränkt ist. Dann ist unter Umständen eine ambulante Therapie, wie zum Beispiel auch diese Gruppentherapie, gar nicht mehr möglich. Die psychiatrischen Kliniken in Deutschland haben ihre Zuständigkeit anhand der Postleitzahlen aufgeteilt. Für Minderjährige sind stets die kinder- und jugendpsychiatrischen Kliniken zuständig. Im Erwachsenenbereich gibt es noch einmal eine Aufteilung zwischen psychiatrischen Krankenhäusern und psychotherapeutischen Rehabilitationskliniken. Für die Akutversorgung ist immer die psychiatrische Klinik zuständig, in den Reha-Kliniken gibt es Wartelisten für die Behandlung. Wenn euch Gespräche mit Freunden oder Telefonangebote wie beispielsweise der Krisendienst nicht mehr ausreichen, oder wenn ihr gar Gedanken haben solltet, nicht mehr leben zu wollen, macht es Sinn, die Feuerwehr zu rufen und sich in die nächste Klinik fahren zu lassen."

Um auf einer etwas positiveren Note enden zu können, macht es Sinn, die bisherigen Erfolge der Teilnehmerinnen zusammenzufassen und auf das nächste Thema überzuleiten.

„Aber all diese Infos sollen euch nicht erschrecken. Sie sind nur für den unwahrscheinlichen Fall eines Notfalls relevant. Im Unterschied zu vielen anderen Betroffenen habt ihr euch dafür entschieden, etwas verändern zu wollen, und das ist wirklich großartig! Wir wollen gleich noch einmal gemeinsam auf die vergangenen Module zurückschauen."

6.6.6 Bergfest

Ziel	Rückblick auf die bisherigen Module, Einschätzung der individuellen Fortschritte
Material	Step 10 (➤ Abschnitt IV Materialien)
Dauer	5 Minuten (mind.)

Da sich das sechste Modul dem Ende zu neigt, ist an dieser Stelle ein guter Moment, um auf die bereits abgeschlossenen fünf Module zurückzuschauen und eine Art „Bergfest" zu feiern.

„Diejenigen von euch, die bislang immer dabei waren, haben nun fast das sechste Modul hinter sich. Wir sollten also ein Bergfest feiern. Kennt ihr den Begriff? Es bedeutet, dass ihr schon mehr als die Hälfte des vor euch liegenden Weges gegangen seid und bereits begonnen habt, den Berg wieder hinabzusteigen."

An dieser Stelle können die Teilnehmerinnen eigene Themenwünsche einbringen, ehe es in eine Reflexion der bisherigen Erfolge und der noch benötigten Hilfestellungen geht.

6

„Habt ihr an dieser Stelle noch eigene Themen, die ihr besprechen wollt? Gibt es Themen, über die ihr gerne noch mehr erfahren wollen würdet?"

„Das Bergfest ist auch ein guter Moment, um zurückzuschauen. Wo steht ihr gerade mit eurem Ziel? Was fehlt euch noch und welche Unterstützung braucht ihr? Damit solltet ihr euch am besten in den kommenden Tagen intensiver beschäftigen. Schon jetzt würde uns aber eine kurze Rückmeldung diesbezüglich interessieren."

6.6.7 Aufgaben zum Vertiefen

Ziel	Anleitung zur Möglichkeit der Vertiefung
Material	Step 2, Step 3, Step 8, Step 10 (➤ Abschnitt IV Materialien)
Dauer	5 Minuten (mind.)

Neben einem Rückblick auf das bislang Erreichte sollen sich die Teilnehmerinnen mit dem heute vorgestellten Trias-Modell beschäftigen.

„Versucht mal einen Blick zurückzuwerfen und euch euer Gruppenziel nochmal vor Augen zu führen. Erinnert ihr euch? Ihr habt es auf Step 2 aufgeschrieben. Wenn ihr gerade keinen allzu guten Überblick darüber habt, ob ihr bereits auf der Zielgeraden seid, nutzt das Medientagebuch (Step 3) und den Freizeitplan (Step 8). Außerdem solltet ihr euch das heute vorgestellte Trias-Modell auf Step 10 nochmal anschauen. Welche der dort vorgestellten Ursachen könnten auf eure Abhängigkeit zutreffen?"

6.6.8 Abschlussrunde

Ziel	Gut aus der heutigen Stunde kommen
Material	Keines
Dauer	5 Minuten (mind.)

Jedes der Module wird durch eine kleine Abschlussrunde beendet. Hier können Formalitäten besprochen werden, etwa wann die nächste Sitzung wegen eines dazwischenliegenden Feiertages stattfindet. Die Teilnehmerinnen haben abschließend die Möglichkeit, Fragen zur heutigen Sitzung zu stellen, ggf. können nicht verstandene Inhalte kurz wiederholt werden. Im Anschluss soll jede der Teilnehmerinnen im Rahmen eines kurzen Blitzlichts rückmelden, wie sie die heutige Stunde erlebt hat, was sie mitnimmt, was sie gut und was sie schlecht fand und ob sie beim nächsten Mal wieder dabei ist. Die Gruppenleitung gibt einen kurzen Ausblick auf das kommende Thema. Damit endet das Modul.

Gruppenleitung und professionelle Teilnehmerinnen bleiben noch kurz zusammen, um die Stunde nachzubesprechen. Hierbei sollten insbesondere Schwierigkeiten und potenzielle Konflikte aufgegriffen werden. Die Erfahrungen aus den Einzeltherapiestunden mit den Teilnehmerinnen können ebenfalls einfließen.

„Damit sind wir am Ende der heutigen Stunde. Habt ihr noch irgendwelche Fragen an uns? Keine? Dann sehen wir uns nächste Woche genau um dieselbe Zeit wieder, um weiterzumachen. Das Thema nächstes Mal wird spannend: Es geht um eure Eltern."

Aufgrund der heute unter Umständen aufwühlenden Themen (hinsichtlich der Ursachen der Abhängigkeit) sollte das Blitzlicht an dieser Stelle sehr gründlich ausfallen.

„Ich kann mir vorstellen, dass das Wühlen in der Entstehung eurer Abhängigkeit für die ein oder andere schwierig war. Gerade bei denjenigen, die aus belastenden Familienverhältnissen kommen. Wir fragen das jedes Mal, aber heute erscheint es uns besonders wichtig, zu erwähnen, wie es euch geht. Wer mag, kann auch gerne im Anschluss noch ein bisschen mit uns sprechen. Gebt uns doch reihum wie gewohnt eine kurze Rückmeldung, mit welchem Gefühl ihr heute aus der Gruppe geht. Wie immer interessiert uns natürlich: Was nehmt ihr mit, was fandet ihr gut, was schlecht und die wichtigste Frage von allen: Seid ihr beim nächsten Mal wieder mit dabei?"

6.7 Modul 7: Angehörige

Übersicht

Ziele des heutigen Moduls

- Individuelle Störungsmodelle der Abhängigkeit
- Einordnung des Therapiefortschritts
- Einschätzung Medienkompetenz der Erziehungspersonen
- Schaffung einer gemeinsamen Basis
- Gesetzliche Regelungen für Soziale Netzwerke (insbesondere das Mindestalter)
- Einschätzen der geistigen Reife in Bezug auf Internetmedien
- Spiegelung der Eltern- bzw. Angehörigenrolle und Schaffung der Basisvoraussetzungen

Vorbereitung

Ggf. Überprüfen möglicher Änderungen der Nutzungsbestimmungen der unter ➤ Kap. 6.7.4 genannten Apps für das Ratespiel.

Materialien

- Flipchart, Tafel oder Whiteboard, heute ggf. auch DIN-A4-Blätter zur Visualisierung
- Stempel und Stempelkissen zur Bestätigung der Teilnahme auf dem Deckblatt
- Stifte für die Teilnehmerinnen
- Die heutigen Arbeitsblätter (idealerweise als Therapieheft gesammelt; ➤ Abschnitt IV Materialien):
  - Step 10: Entstehung und Begleiterkrankungen
  - Step 11: Angehörige
  - Step 12: Sport (Hinweis auf Unterschrift der Sorgeberechtigten für Modul 8)

Ablauf

1. Begrüßung der Teilnehmerinnen und Reflexion der letzten Sitzung (➤ Kap. 6.7.1)
2. Individuelle Entstehungsfaktoren und Bergfest-Evaluierung (➤ Kap. 6.7.2)
3. Medienkompetenz der Angehörigen (Sorgeberechtigten) (➤ Kap. 6.7.3)
4. Gesetzliche Regelungen (➤ Kap. 6.7.4)
5. Erwachsenwerden mit dem Internet (➤ Kap. 6.7.5)
6. Eltern- bzw. Angehörigenrollenspiel (➤ Kap. 6.7.6)
7. Aufgaben zum Vertiefen (➤ Kap. 6.7.7)
8. Abschlussrunde (➤ Kap. 6.7.8)

6.7.1 Begrüßung der Teilnehmerinnen und Reflexion der letzten Sitzung

Ziel	Die Inhalte des letzten Moduls kurz wiederholen
Material	Keines
Dauer	5 Minuten (mind.)

Die Teilnehmerinnen werden begrüßt. Sollten neue Teilnehmerinnen anwesend sein, so wird die Vorstellungsrunde aus Modul 1 (➤ Kap. 6.1) nochmal wiederholt, wobei die der Gruppe bereits bekannten Teilnehmerinnen nur kurz Namen, Alter und ihr Gruppenziel wiederholen sollten, bei den „Neuen" kann die Vorstellung, wie in Modul 1 (➤ Kap. 6.1) gezeigt, ruhig etwas ausführlicher erfolgen.

Anschließend wird eine der Teilnehmerinnen mit einer offenen Frage gebeten, die Inhalte des letzten Moduls zusammenzufassen. Dies dient der Wiederholung für die Teilnehmerinnen des letzten Mals und gibt jenen, die das Modul verpasst haben, die Möglichkeit, heute mitreden zu können. Wenn keiner von sich aus beginnt, kann die Gruppenleitung auch jemanden drannehmen und Hilfestellung geben.

„Hanni, möchtest du vielleicht nochmal sagen, was wir letztes Mal besprochen haben? Erinnerst du dich noch an die Dinge, die wir über die Entstehung einer Abhängigkeit gesagt haben?"

Gegebenenfalls müssen die Inhalte der letzten Gruppe auch nochmal kurz von der Gruppenleitung aufgegriffen und zusammenfassend wiederholt werden.

6.7.2 Individuelle Störungsmodelle und Bergfest-Evaluierung

Ziel	Individuelle Störungsmodelle der Abhängigkeit erkennen und Einordnung des Therapiefortschritts
Material	Step 10 (➤ Abschnitt IV Materialien)
Dauer	5 Minuten (mind.)

Die Teilnehmerinnen werden gefragt, inwieweit sie sich mit individuellen Entstehungsfaktoren ihrer Abhängigkeit beschäftigt haben. Gegebenenfalls bietet es sich an, das Trias-Modell erneut zu skizzieren. Wie bereits mehrfach erwähnt, ist an dieser Stelle zu beachten, dass bestimmte Faktoren von den Teilnehmerinnen in der Gruppe nicht benannt werden wollen (z. B. Missbrauchserfahrungen).

„Ihr solltet euch ja nochmal mit euren persönlichen Entstehungsfaktoren für die Abhängigkeit beschäftigen. Mag jemand von euch seine Erkenntnisse mit der Gruppe teilen?"

„Mich hat das mit dem ADHS noch ganz schön beschäftigt. Ich habe an vielen Stellen gewisse Überschneidungen mit meinem Handykonsum feststellen können. Zum Beispiel warum ich immer mehrere Dinge auf einmal machen muss. Ich brauche einfach ständig neue Reize. In der Rückschau habe ich festgestellt, dass ich wahrscheinlich schon seit der Grundschule ein Problem mit meiner Aufmerksamkeit hatte und das teilweise über digitale Medien lösen wollte. Es wurde halt erst sehr spät erkannt."

Im Anschluss sollte (je nach anwesenden Teilnehmerinnen und beim letzten Mal zur Verfügung stehender Zeit) die Bergfest-Aufgabe aufgegriffen werden. Die Teilnehmerinnen sollen ihr Ziel für die Gruppentherapie benennen und eine aktuelle „Wasserstandsmeldung" durchgeben. Wo stehen sie gerade auf dem Weg zur Erfüllung ihrer Aufgabe? Was lief gut? Was lief weniger gut? Wobei brauchen sie noch Unterstützung?

„Also, ich habe mir ja vorgenommen, am Wochenende maximal vier Stunden am Handy zu hängen. Ich stand bei über zehn Stunden, nun pendelt es sich, wenn ich so auf mein Medientagebuch schaue, langsam so bei sechs Stunden ein. Aber noch ist ja auch ein bisschen Zeit. Gut ist, dass ich nun deutlich bewusster meine Handyzeiten nutze und nicht mehr tausendmal am Tag kurz schaue, was es Neues gibt. Besser werden muss aber definitiv noch, dass ich häufig aus Langeweile ziellos konsumiere. Die Abende unter der Woche konnte ich gut mit Sport überbrücken, aber diese langen Tage am Wochenende fallen mir gerade noch schwer."

6

Die Gruppenleitung kann an dieser Stelle kurze Hilfestellung geben, je nach Umfang ist jedoch auf die Einzeltherapiegespräche zu verweisen. Eventuell bieten sich Überschneidungspunkte mit dem Trias-Modell.

„Okay, also die Wochenenden sind schwierig. Klar, so ein langer Tag will vielleicht gerade aufgrund der Dinge, die du eben über deine Aufmerksamkeitsstörung gesagt hast, mit Reizen gefüllt werden. Sollen wir als Gruppe mal überlegen, was du so am Wochenende tun könntest? Was hat der Rest von euch denn so am letzten Wochenende unternommen?"

6.7.3 Medienkompetenz der Angehörigen (Sorgeberechtigten)

Ziel	Einschätzung Medienkompetenz der Erziehungspersonen, Schaffung einer gemeinsamen Basis
Material	Step 5, Step 11 (➤ Abschnitt IV Materialien)
Dauer	10 Minuten (mind.)

In Gesprächen mit den Erziehungsberichtigten (meist den Eltern) meiner Patientinnen erschreckt mich immer wieder die oft geringe Medienkompetenz. Zwischen beruflicher Verwirklichung und Streit aufgrund des Konsums geht das Auseinandersetzen mit den von den Kindern genutzten Medien meist völlig verloren. Vielfach wissen Eltern gar nicht, welche Sozialen Netzwerke ihre Kinder nutzen, geschweige denn, welche Privatsphäre-Einstellung diese eingestellt haben, welchen Influencern sie folgen oder welche Videospiele sie spielen. Aussagen wie „irgendwas mit Schießen" oder „kann ich doch gar nicht kontrollieren, wo sie da angemeldet ist" sind häufig zu hören.

Diesen entscheidenden Nachteil greifen wir in den Angehörigensitzungen (➤ Kap. 8) auf. An dieser Stelle in der Gruppe geht es um die Seite der Jugendlichen. Wie schätzen sie die Medienkompetenz ihrer Erziehungsberechtigen ein? Welche Eltern lehnen Soziale Netzwerke ab, wer kümmert sich gar nicht darum oder ist vielleicht selbst dauerhaft online? Welche Schulnote würden die Teilnehmerinnen ihren Eltern für das Schulfach Medienkompetenz geben? Die folgende Runde dient dem Einstieg in das Thema und soll auf die Hilflosigkeit der Eltern überleiten.

„Widmen wir uns mal euren Eltern. Wer von euch hat Eltern, die selbst Soziale Netzwerke nutzen?"

„Wer von euren Eltern weiß ganz genau, was ihr online so alles macht?"

„Welche Schulnote würdet ihr euren Eltern im Fach Medienkompetenz geben? Ihr könnt diese Beurteilung auch auf Step 11 festhalten."

„Wer musste sich schon mal anhören, dass eure Eltern so gar nicht verstehen können, was euch an diesem oder jenem Sozialen Netzwerk interessiert? Und das, obwohl eure Eltern vielleicht selbst Soziale Netzwerke nutzen? Vielleicht tun sie das aus anderen Gründen als ihr oder sie nutzen Netzwerke, die ihr als langweilig oder als Nur-was-für-alte-Leute abtun würdet? Wir wollen uns jetzt mal fragen, warum eure Eltern oder andere Angehörige vielleicht so etwas sagen. Denkt mal an die Hobbys eurer Eltern oder die eurer Großeltern. Bestimmt kommt euch jemand in den Sinn, der einer Freizeitaktivität nachgeht, mit der ihr so gar nichts anfangen könnt. Briefmarkensammeln, Wandern oder Modellbau zum Beispiel. Dinge, die wir Menschen nicht kennen, verurteilen wir häufig vorschnell. Briefmarkensammeln ist nur was für Spinner, Wandern nur für alte Leute und Modellbau machen nur Menschen ohne Freunde. Unbekanntes macht uns vielleicht sogar Angst. Wir geben es nur ungern zu. Für jemanden, der noch nie ein Tanzvideo für das Soziale Netzwerk erstellt hat, kann das ungemein seltsam wirken. Das wäre so, als würde man euch zwingen, eine Schaffnermütze aufzuziehen und auf dem Dachboden Modelleisenbahn zu spielen."

Im Anschluss sollte die Gruppenleitung auf die Notwendigkeit einer gemeinsamen, als Gesamtfamilie erworbenen Medienkompetenz überleiten. Dazu ist es auch wichtig, die Vorteile von Sozialen Netzwerken den aus der Abhängigkeit entstehenden Nachteilen und sonstigen Gefahren gegenüberzustellen (Modul 3, ➤ Kap. 6.3).

„Erinnert ihr euch noch an die Aufgabe aus Modul 3, als ihr euch mit den positiven und negativen Bindungsfaktoren eurer Nutzungsformen auseinandergesetzt habt? Schaut euch sonst einfach nochmal Step 5 an. Nun wollen wir eure Familien miteinbeziehen. Versuch deinen Eltern oder anderen Angehörigen einfach mal zu vermitteln, was genau dich an deiner aktuellen Lieblingsnutzungsform bzw. App fasziniert. Eine entsprechende Übung bietet die heutige Aufgabe zum Vertiefen an, aber schon jetzt können wir ja mal darüber nachdenken. Darauf habt ihr so gar keinen Bock? Verständlich, schließlich sind insbesondere Soziale Netzwerke ja euer privates Ding. Je älter ihr werdet, desto mehr Bereiche in eurem Leben werdet ihr euch suchen, um euch von euren Eltern abzugrenzen. Die vielzitierte Pubertät ist dafür das beste Beispiel. Doch trotz aller Abgrenzung: Was eure Eltern nicht nachvollziehen können, das werden sie kritischer beurteilen, vielleicht sogar vorschnell verurteilen und Verbote setzen, wo sie unter Umständen gar nicht sinnvoll sind. Immer wieder berichten uns Jugendliche von Entzugssymptomen, weil die Eltern plötzlich alle elektronischen Medien eingesammelt haben. Die Folge ist meist eine Eskalation, es kann sogar zu Gewalt kommen. Auf der anderen Seite könnte ihr vielleicht einfach aufgrund eures Alters oder Entwicklungsstandes gewisse Dinge noch nicht so einschätzen, wie es ein Erwachsener könnte, und setzt euch somit für euch nachteiligen Gefahren im Internet aus. Also, sprecht mit euren Eltern oder Angehörigen darüber, was euch an Sozialen Netzwerken und den anderen Medien so fasziniert! So können sie verstehen, dass Soziale Netzwerke durchaus etwas Positives sind. Wir haben das schon alles bei den positiven Bindungsfaktoren besprochen. In erster Linie können die von euch favorisierten Nutzungsformen ein unterhaltsamer Zeitvertreib sein. Sie können darüber hinaus aber auch Wissen vermitteln, Freundschaften fördern oder gar entstehen lassen und wichtige Fähigkeiten wie deine Kommunikation verbessern. Aber es drohen eben auch nachteilige Effekte wie Abhängigkeit, Mobbing oder schlimmstenfalls Cybergrooming. Manche Eltern neigen dazu, in Kenntnis der lediglich negativen Auswirkungen auf euch mit Verboten und Sanktionen zu reagieren. Ihr solltet jetzt an dieser Stelle mit euren Eltern zusammenarbeiten, um langfristig die Chance zu haben, wieder selbstbestimmt an das Thema rangehen zu können."

Im Anschluss erfolgt die Überleitung auf das sich anschließende Thema USK.

„Wenn Eltern so gar keine Ahnung haben, stehen sie, was Soziale Netzwerke angeht, leider oft im Regen und wissen so gar nicht, wie sie sich verhalten sollen. Die gesetzlichen Grundlagen und den aus unserer Sicht häufig noch unzureichenden Schutz von Minderjährigen schauen wir uns gleich zusammen an."

6.7.4 Gesetzliche Regelungen für Soziale Netzwerke

Ziel	Überblick der gesetzlichen Regelungen (insbesondere das Mindestalter) für ausgewählte Soziale Netzwerke, Grenzen des aktuellen Jugendschutzes kennenlernen
Material	Step 11 (➤ Abschnitt IV Materialien); Flipchart, Tafel oder Whiteboard
Dauer	10 Minuten (mind.)

Bei stofflichen Suchtmitteln wie Alkohol und Zigaretten bestehen aufgrund des Jugendschutzgesetzes klare Altersbeschränkungen. Filme und Videospiele werden durch FSK und USK ebenfalls entsprechend eingeordnet (auch wenn hier, insbesondere auf Seiten der USK aus meiner Sicht gegenwärtig die praktische Umsetzung der Novellierung der entsprechenden Gesetzesgrundlage im Mai 2021 und insbesondere der stärkere Einbezug suchtfördernder Spielmechaniken unzureichend ist, siehe dazu ausführlich Illy, 2020). Problematisch ist dabei vor allem der sich nicht an Ländergrenzen haltende Online-Markt. Zwar haben die gängigen Bezugsquellen von Handy-Apps mittlerweile Altersempfehlungen, allerdings werden diese so gut wie nie kontrolliert und letztlich bleiben immer noch unkontrollierbare Downloadmöglichkeiten.

Mit den Teilnehmerinnen soll daher nachfolgend exemplarisch über das Mindestalter der gängigen Handy-Apps gesprochen werden. Dazu hat sich ein kleines Ratespiel bewährt, bei dem die Teilnehmerinnen entsprechende Schätzungen vornehmen können. Auf **Step 11** (➤ Abschnitt IV Materialien) können die Teilnehmerinnen „mitspielen".

„Wir wollen heute mal ein kleines Ratespiel durchführen. Die Siegerin darf sich fortan von allen anderen als ‚Queen of Social Media' anreden lassen, einverstanden? Auf Step 11 könnt ihr entsprechend teilnehmen. Schreibt eure Antwort auf, ohne dass die anderen sie sehen. Wer näher am wirklich Wert liegt, gewinnt. Und nicht schummeln und abgucken! Seid ihr bereit?"

Hierfür können die nachfolgenden Apps (➤ Tab. 6.4), besser natürlich die in der Gruppe genutzten Apps für das „Spiel"

Tab. 6.4 Mindestalter gängiger Smartphone-Applikationen mit Social-Media-Fokus laut Nutzungsbestimmungen

App	Mindestalter
Instagram	13
Snapchat	13
WhatsApp	16
„Normales" YouTube	16
Twitch ohne Eltern	18
TikTok	13
Facebook	13

6

verwendet werden. Da sich erfahrungsgemäß Bestimmungen immer mal wieder ändern, ist es im Vorfeld ggf. sinnvoll, die Altersfreigaben kurz gegenzuchecken. Aufgrund der Häufung des Mindestalters von 13 Jahren macht es am meisten Sinn, die „Lösungen" erst zum Schluss zu verraten. Am Ende wird die Gewinnerin gekürt. Die Gruppenleitung sollte sich noch die Zeit nehmen, um entsprechende Verwunderung in der Gruppe aufzugreifen, zum Beispiel bei dem Messenger-Dienst „WhatsApp", der in der Regel bereits von deutlich jüngeren Kindern genutzt wird.

„Na, wer gewinnt? Hanni? Das sieht doch ganz gut bei dir aus, lass uns mal rechnen, wer näher am Ergebnis liegt. Und? Was sagt ihr dazu?"
„Ich finde es voll krass mit WhatsApp! Und YouTube ab 16, das hätte ich nie gedacht."
„Da hält sich doch eh keine Sau dran, oder?"
„Guter Punkt, Hanni. Umso wichtiger, dass ihr euch, solltet ihr die Formen unterhalb des Mindestalters nutzen, entsprechend mit den Privatsphäre-Einstellungen auseinandersetzt. Nutzt das doch am besten als Gesprächersöffnung mit euren Eltern."
„Sie meinen: ‚Mama, WhatsApp ist ab 16, warum darf ich das seit Jahren nutzen?'"
„Ich meine viel eher: ‚Mama, wir haben heute gelernt, dass WhatsApp erst ab 16 Jahren ist. Ich nutze es ja schon seit einiger Zeit und denke auch verantwortungsvoll, aber ich wollte mit dir nochmal über die Privatsphäre-Einstellung schauen.'"

6

6.7.5 Erwachsenwerden mit dem Internet

Ziel	Einschätzen der geistigen Reife in Bezug auf Internetmedien
Material	Step 11 (➤ Abschnitt IV Materialien)
Dauer	5 Minuten (mind.)

An dieser Stelle sollen die Teilnehmerinnen nochmal spielerisch dazu ermutigt werden, sich mit dem Thema Gefahren im Internet auseinanderzusetzen. Dazu sollte nochmal auf die Gefahren des Internets (Modul 3, ➤ Kap. 6.3.5) hingewiesen werden und die Autonomie der Jugendlichen gestärkt werden.

„Als wir in eurem Alter waren, gab es noch keine Sozialen Netzwerke. Wir hatten also vielleicht weniger Spaß als ihr, definitiv aber auch weniger digitale Sorgen und nicht so sehr das Gefühl, immer erreichbar sein zu müssen. Leider hängt es vor allem von den eigenen digitalen Erfahrungen euer Eltern, Lehrer oder sonstiger Bezugspersonen ab, wie medienerfahren ihr seid. Anders als bei klassischen Drogen wie Alkohol und Zigaretten können wir festhalten, dass ihr euch, idealerweise gemeinsam mit euren Eltern, vor allem selbst schützen müsst. Dazu wollen wir mal schauen, wie ihr euer Internetalter im Unterschied zu eurem tatsächlichem Alter einschätzt."

Nachfolgend sollen sich die Jugendlichen dem tatsächlichen Alter nach im Raum aufstellen. Jede Teilnehmerin kann während des Aufstellens nochmal ihr Alter benennen, sodass im Raum ein linearer Zeitstrahl entsteht. Im Anschluss referiert die Gruppenleitung die nachfolgenden Gedanken, die sich aus den Regeln zur sicheren Nutzung des Internets ableiten. Im Anschluss (nicht währenddessen, um die Privatsphäre zu wahren!) sollen die Jugendlichen dann gemäß der eigenen Einschätzung ihrer geistigen Reife in Bezug auf Internetmedien ihre Position verändern. Zur besseren Visualisierung kann mit dem Flipchart oder Blättern mit Alterszahlen darauf gearbeitet werden.

„Ich habe schon mal jemandem, den ich im Internet kennengelernt habe, meinen vollständigen Namen, meine Adresse, mein Geburtsdatum oder meine Handynummer gegeben."
„Ich verwende auf einem für jeden zugänglichen Profil ein Bild, auf dem man mich vollständig erkennen kann."
„Ich bin schon mal auf eine Person reingefallen, die online vorgab, eine andere Person zu sein."
„Ich habe mich schon mal mit einer Online-Bekanntschaft ohne Wissen meiner Eltern getroffen. Dieses Treffen fand ggf. an einem nichtöffentlichen Ort statt."
„Ich habe jemandem schon mal Nacktfotos oder Fotos bzw. Videos, auf denen ich wenig anhabe, geschickt."
„Ich habe schon mal jemanden im Internet gemobbt."
„Ich bin schon mal auf falsche Tatsachen (Fake News) hereingefallen."
„Ich habe mir online schon mal einen Computervirus oder einen Trojaner eingefangen."
„Ich habe schon mal ohne Absprache mit meinen Eltern eine größere Summe im Internet ausgegeben oder bin in eine Abo-Falle geraten."
„Ich habe schon mal urheberrechtlich geschützte Inhalte wie Bilder, Filme oder Musik gestohlen."
„Ich bin schon mal auf ein vermeintliches Gratis-Angebot hereingefallen."
„Ich bin schon mal im Internet auf etwas für mich Verstörendes gestoßen (zum Beispiel Pornografie oder Gewalt) und habe diese Dinge für mich behalten, anstatt sie mit meinen Eltern zu besprechen."
„Es fällt mir schwer, Angebote im Internet nicht zu nutzen, obwohl ich weiß, dass mir diese nicht guttun."

Es kann auf dem linearen Zeitstrahl sowohl eine „Verjüngung" als auch ein „Ältermachen" stattfinden. Die Teilnehmerinnen können von der Gruppenleitung dazu befragt werden und, wenn sie mögen, ihre Entscheidung, den vormals eingenommenen Platz gewechselt zu haben, entsprechend begründen. Zudem sollen sie sich kurz Notizen zu der Thematik auf **Step 11** (➤ Abschnitt IV Materialien) machen. Letztlich können negative Erfahrungen ja auch dazu führen, dass die Teilnehmerinnen eine entsprechende Reife entwickelt haben.

„Hanni. Du bist eigentlich 16, nun hast du dich selbst als 15 eingeschätzt. Magst du erzählen, warum?"
„Ich habe gemerkt, dass ich vor Beginn der Gruppe etwas zu unvorsichtig mit meinen persönlichen Daten, insbesondere meiner Handynummer, umgegangen bin."

6.7.6 Eltern bzw. Angehörigenrollenspiel

Ziel	Spiegelung der Eltern- bzw. Angehörigenrolle und Schaffung der Basisvoraussetzungen
Material	Step 11 (➤ Abschnitt IV Materialien)
Dauer	15 Minuten (mind.)

Die Gruppenleitung kündigt das heutige Rollenspiel an, liefert zunächst jedoch einige Basisinformationen zur Thematik „Autonomie vs. Abhängigkeit".

„Viele von euch kamen in unsere Sprechstunde, weil es zu Hause Streit mit den Eltern gab. Ein zentrales Thema bei den Konflikten, die Jugendliche mit ihren Eltern haben, ist die Autonomie, also das Treffen von unabhängigen Entscheidungen und das schrittweise Ablösen vom Elternhaus. Je älter man wird, desto stärker ist der Wunsch ausgeprägt, sich unabhängig zu machen, bis man schließlich von zu Hause auszieht und vielleicht eine eigene Familie gründet. Dabei handelt es sich um ein Grundbedürfnis, das auch bei gesunden Menschen in eurem Alter vorhanden ist. Auch ist es nicht ungewöhnlich, dass dieses Bedürfnis im Widerspruch zur Abhängigkeit von den Eltern steht, die in dieser Phase meist noch vorhanden ist. Die meisten von euch stehen zum Beispiel finanziell noch nicht auf eigenen Beinen. Die Crux ist nun, dass ihr wahrscheinlich einerseits noch ein Stück weit auf die Hilfe eurer Angehörigen angewiesen seid, ihr Eingreifen andererseits für euch aber auch unangenehm ist und eurem Autonomiebedürfnis entgegensteht. Soweit die Theorie. Habt ihr dazu noch Fragen?"

Erfahrungsgemäß muss man für das nachfolgende Rollenspiel sehr viel Motivationsarbeit leisten, da viele Teilnehmerinnen schüchtern sind oder Angst haben, sich zu blamieren. Folgendes Setting wäre ideal: Eine Teilnehmerin spielt die Patientin, diese wiederum spielt entweder ihre Mutter oder ihren Vater und versucht, deren Perspektive zu erläutern (z. B. „Wir wollen doch nur, dass du einen Schulabschluss machst"). Gelingt das in dieser freien Form nicht, so kann die Gruppenleitung bestimmte Aspekte vorgeben oder die professionellen Teilnehmerinnen der Runde übernehmen zum Beispiel die Rolle der Patientin und des anderen Elternteils. Selbstverständlich gilt die Aufgabenstellung auch für Pflegeeltern oder Betreuer einer Wohneinrichtung, der Einfachheit halber werde ich nachfolgend immer wieder von Eltern oder Erziehungsberechtigen sprechen. Bei erwachsenen, bereits im eigenen Leben stehenden Teilnehmerinnen können auch andere Bezugspersonen (zum Beispiel der Partner/die Partnerin) für das Rollenspiel herhalten.

„Es kann sehr hilfreich sein, die Perspektive deiner Angehörigen einzunehmen, um deren Handeln für dich erklärbarer zu machen. Dabei ist es wichtig, dich in alle Aspekte des Erlebens hineinzuversetzen. Welche Gefühle löst es aus, wenn ich meine Tochter so sehe? Werde ich wütend, traurig oder empfinde ich Angst? Welche Gedanken begleiten meine Gefühle? ‚Die Schule wird sie so nie packen', ‚Diese Onlinewelt hat sie ja völlig vereinnahmt' oder ‚Wenn sie sich doch nur in der Realität mit ihren Freundinnen treffen würde … ', sind mögliche Beispiele. Vielleicht schwingt bei der Wut auch so etwas wie Enttäuschung mit, weil deine Eltern die wenige Freizeit, die sie mit dir teilen könnten, damit verbringen müssen, dir zuzusehen, wie du vor dem Handy hängst. Versuche dann auch nachzuvollziehen, welche Handlungsimpulse sich daraus ergeben könnten. Meist wollen deine Angehörigen das Beste für dich und fühlen sich unter Umständen hilflos. Daraus ergeben sich dann mitunter Verhaltensweisen, die du als überhaupt nicht sinnvoll empfindest. Zum Beispiel das Einkassieren des Handys. Versucht nun, das Ganze mal durchzuspielen und dann reihum zu wechseln. Jede von euch sollte mal in die Haut ihrer Mutter oder ihres Vaters geschlüpft sein. Eine andere Gruppenteilnehmerin übernimmt dann jeweils die Rolle ihrer Sitznachbarin. Seid ihr bereit?"

Die Gruppenleitung kann das Rollenspiel an der entsprechenden Stelle anhalten und neue Impulse hineingeben. Ziel wäre es, Basisvoraussetzungen zu besprechen („Schule first", „gemeinsames Essen", „abends keine Medien mehr", etc.) und entsprechend umzusetzen. Dabei sollte eine Eskalation vermieden werden. Die Teilnehmerinnen können bereits für sie ersichtliche Basisvoraussetzungen auf **Step 11** (➤ Abschnitt IV Materialien) notieren.

„Hanni, wir können uns jetzt schon ganz gut vorstellen, worum es deiner Mutter geht. Was meinst du, welche Basisvoraussetzungen würde sie an dich (auf die Teilnehmerin zeigen, die die Angesprochene spielt) stellen? Was wäre ihr wichtig? Wie schafft ihr es gemeinsam, Eskalation zu vermeiden?"

6.7.7 Aufgaben zum Vertiefen

Ziel	Anleitung zur Möglichkeit der Vertiefung
Material	Step 11 (➤ Abschnitt IV Materialien)
Dauer	5 Minuten (mind.)

Bis zum übernächsten Mal (wegen des Sportmoduls) sollen sich die Teilnehmerinnen mit ihren Angehörigen auseinandersetzen und die noch offenen Punkte auf **Step 11** (➤ Abschnitt IV Materialien) ergänzen. Die Faszination der Lieblingsnutzungsform und Schwierigkeiten in Bezug auf eine Abhängigkeit davon sollen mit den Eltern thematisiert werden. Zudem sollen die Teilnehmerinnen ihre Erfahrungen aus dem Elternrollenspiel in die gemeinsame Schaffung von Basisvariablen einfließen lassen und diese zusammen mit ihren Eltern besprechen. Noch nicht angesprochener Unterstützungsbedarf kann direkt in Form eines kleinen Briefes an die Eltern gerichtet werden. Sollten noch offene Punkten von den Themen Mindestalter oder den Regeln zu sicheren Nutzung des Internets übrig sein, so können die Teilnehmerinnen diese abschließend aufgreifen.

6

„In der kommenden Woche solltet ihr euch mit euren Eltern auseinandersetzen. Nutzt dazu am besten das in Teilen bereits bearbeitete Step 11. Benennt die Faszination eurer aktuellen Lieblings-App und versucht, diese euren Eltern klarzumachen. Versucht aber auch nochmal zu überlegen, was an dieser App gerade für euch problematisch ist. Nutzt eure Erfahrung aus den Rollenspielen, um gemeinsame Basisvariablen zu schaffen. Zudem solltet ihr überlegen, wobei euch eure Eltern aktuell noch eine Unterstützung sein können, und ihnen das am besten schriftlich in Form eines kleines Briefs mitteilen. Ihr könnte als Vorlage euer Step 11 nutzen. Sofern ihr es nicht bereits während der heutigen Stunde erledigt habt, ergänzt zudem die noch offenen Punkte zu den Themen Mindestalter und eure Erfahrungen im Internet."

6.7.8 Abschlussrunde

Ziel	Gut aus der heutigen Stunde kommen
Material	Step 12 (➤ Abschnitt IV Materialien)
Dauer	5 Minuten (mind.)

Jedes der Module wird durch eine kleine Abschlussrunde beendet. Hier können Formalitäten besprochen werden, etwa, wann die nächste Sitzung wegen eines dazwischenliegenden Feiertages stattfindet. Dies ist insbesondere heute wichtig, da der nächste Termin laut Plan ggf. eine sportliche Aktivität außerhalb des sonstigen Therapieraums darstellt. Aus Versicherungsgründen empfehlen wir, sich die Teilnahme an sportlichen Aktivitäten kurz von den Eltern erlauben zu lassen. Dazu kann **Step 12** (➤ Abschnitt IV Materialien) benutzt werden. Beim alternativen Vorschlag, der eines gemeinsamen sozialen Spiels, muss natürlich keine gesonderte Einverständniserklärung erfolgen. Für die sportliche Aktivität sollte die Gruppenleitung zudem einen Überblick über mögliche körperliche Einschränkungen der Teilnehmerinnen haben.

Die Teilnehmerinnen haben abschließend die Möglichkeit, Fragen zur heutigen Sitzung zu stellen, ggf. können nicht verstandene Inhalte kurz wiederholt werden. Im Anschluss soll jede der Teilnehmerinnen im Rahmen eines kurzen Blitzlichts rückmelden, wie sie die heutige Stunde erlebt hat, was sie mitnimmt, was sie gut und was sie schlecht fand und ob sie beim nächsten Mal wieder dabei ist. Die Gruppenleitung gibt einen kurzen Ausblick auf das kommende Thema. Damit endet das Modul.

Gruppenleitung und professionelle Teilnehmerinnen bleiben noch kurz zusammen, um die Stunde nachzubesprechen. Hierbei sollten insbesondere Schwierigkeiten und potenzielle Konflikte aufgegriffen werden. Die Erfahrungen aus den Einzeltherapiestunden mit den Teilnehmerinnen können ebenfalls einfließen.

„Damit sind wir am Ende der heutigen Stunde. Habt ihr noch irgendwelche Fragen an uns? Keine? Dann sehen wir uns nächste Woche genau um dieselbe Zeit wieder, um weiterzumachen. Achtung: Wir treffen uns dann direkt an der Boulderhalle. Bringt bitte Sportkleidung, Turnschuhe und was zu Trinken mit. Denkt bitte daran, eure Eltern, sofern ihr noch nicht volljährig seid, unterschreiben zu lassen, dass sie damit einverstanden sind. Nun fänden wir es noch schön, wenn ihr reihum eine kurze Rückmeldung zu heute geben könntet. Was nehmt ihr mit, was fandet ihr gut, was schlecht und die wichtigste Frage von allen: Seid ihr beim nächsten Mal wieder mit dabei?"

6.8 Modul 8: Sport und Freizeit

Übersicht

Ziele des heutigen Moduls

- Sportliche Gruppenaktivität
- Alternativ Soziales Gruppenspiel („Die Influencer aus dem Darknet")
- Alltagstransfer hinsichtlich einer aktiveren Freizeitgestaltung

Vorbereitung

- Bei sportlicher Aktivität: Einverständnis der Sorgeberechtigten einholen, bei Veranstaltung außerhalb (zum Beispiel Boulderhalle) entsprechende Vorbereitungen treffen und Therapiegruppe ankündigen. Zudem körperliche Einschränkungen erfragen und bei der Planung beachten.
- Bei Sozialem Gruppenspiel: kleine Zettel mit den jeweiligen Rollen vorbereiten (siehe Step 12 oder nachfolgend)

Materialien

- Die heutigen Arbeitsblätter (idealerweise als Therapieheft gesammelt; ➤ Abschnitt IV Materialien):
  - Step 12: Unterschrift der Sorgeberechtigten bei sportliche Aktivität, Übersicht der unterschiedlichen Rollen bei Gruppenspiel
- Bei sportlicher Aktivität: Sportkleidung und ggf. Sportschuhe (je nach Aktivität)
- Bei Gruppenspiel: Zettel und Stift

Ablauf

1. Ideen zur sportlichen Aktivität (➤ Kap. 6.8.1)
2. Alternativ: Soziales Gruppenspiel („Die Influencer aus dem Darknet") (➤ Kap. 6.8.2)
3. Nachbesprechung und Alltagstransfer (aktive Freizeitgestaltung, ➤ Kap. 6.8.3)
4. Abschlussrunde (➤ Kap. 6.8.4)

ACHTUNG: Je nach Aktivität macht es Sinn (vor allem bei außerhalb stattfindendem Sport), heute die Gruppendauer auszudehnen.

Ich habe mich an dieser Stelle dazu entschlossen, Ihnen zwei verschiedene Möglichkeiten zur Gestaltung des heutigen Moduls zu geben. Je nach Gruppensituation, den Möglichkeiten vor Ort oder auch je nach Wetter sollten Sie zwischen dem aktiven Sportmodul oder dem Sozialen Gruppenspiel entscheiden. Im Manual zur Videospielabhängigkeit von Jakob Florack und mir (Illy & Florack, 2021) finden Sie an dieser Stelle eine ausführliche Anleitung zu einer gemeinsamen Boulder-Session (Klettern ohne Seil). Für dieses Manual reizte mich die Idee, ein Soziales Gruppenspiel mit Fokus auf Sozialen Medien zu entwickeln. **Die Auswahl des Gruppenspiels sollte jedoch nicht dazu führen, dass das Thema Sport hinten runterfällt. In jedem Fall sollten die Teilnehmerinnen zu einer aktiven Freizeitgestaltung motiviert werden** (➤ Kap. 6.8.3).

6.8.1 Ideen zur sportlichen Aktivität

Ziel	Gemeinsame sportliche Erfahrung, Impulse für eine aktivere Freizeitgestaltung
Material	Keines
Dauer	60–90 Minuten (mind.)

Grundsätzlich lassen sich im heutigen Modul viele unterschiedliche sportliche Aktivitäten durchführen. Entscheidend bei der Planung sind insbesondere die bestehenden Möglichkeiten (Räumlichkeiten, finanzieller Rahmen, etc.) sowie die eigenen Interessen und körperlichen Voraussetzungen der Therapeutinnen (und natürlich der Teilnehmerinnen). In einer psychiatrischen Klinik bietet sich zudem die enge Zusammenarbeit mit den Sporttherapeuten an. Wie bereits erwähnt, favorisiere ich das Bouldern, dazu sind aber gewisse Voraussetzungen (Boulderhalle, sowie zumindest grundlegende eigene Erfahrung) vonnöten. Beim Bouldern klettert man ohne Seil und Gurt an (zumeist) künstlichen Kletterwänden in einer Höhe, von der aus der mit einer Matte gesicherte Boden ohne Verletzungsgefahr erreicht werden kann. Im Vordergrund stehen dabei technische Herausforderungen und ein dynamischer Bewegungsstil, aber auch absoluten Anfängern bietet der Bouldersport Herausforderungen und Erfolge.

Eine weitere, nahezu überall umsetzbare Alternative stellte das „Geocaching" dar. Dabei handelt es sich um eine Schatzsuche mithilfe eines GPS-fähigen Geräts. Die einzelnen Routen lassen sich im Internet oder per App abrufen. Die Spielerinnen folgen dann geografischen Koordinaten und lösen (mitunter recht anspruchsvolle) Rätsel. Am Ende wartet ein wasserdichter Behälter, der die erfolgreichen Schatzsuchenden mit einem Logbuch und kleinen Tauschgegenständen belohnt. Je nach zur Verfügung stehendem Rahmen kann man sich mehr oder weniger weit in der Natur bewegen. Gerade in unwegsamem Gelände kann Geocaching sehr anstrengend werden; in jedem Fall ist man aber an der frischen Luft unterwegs. Insbesondere die Tatsache, den Cache unbemerkt von anderen Spaziergängern bergen zu müssen, sorgt immer wieder für Nervenkitzel. Solche Erlebnisse verbinden die einzelnen

Gruppenteilnehmerinnen untereinander und sorgen für Abwechslung. Die Idee dabei: Die positive Erfahrung wird von den Teilnehmenden auch in ihren realen Alltag mitgenommen. Die GPS-fähigen Geräte sind in Form von Smartphones weit verbreitet und geben diesen im Rahmen einer teilabstinente Nutzung eine weitere Daseinsberechtigung. Häufig fehlt nur die Initialzündung, um Geocaching für sich zu entdecken, gerade bei eher spielerisch veranlagten Teilnehmerinnen.

Weitere von mir favorisierte Sportarten sind Bogenschießen (jedoch in der Regel eher was für die videospielenden Jungs), Sportspiele wie Völkerball oder die Nutzung der (klinikinternen) Tischtennis- oder Basketball-Möglichkeiten. Ferner die möglichst spielerische Anleitung (oder bei entsprechender Motivation idealerweise die gemeinsame praktische Umsetzung) zu regelmäßigem Ausdauersport wie Joggen, Schwimmen oder Radfahren. Die grundsätzliche Empfehlung diesbezüglich stammt aus der Empfehlung zur Vorbeugung von Herz-Kreislauf-Erkrankungen: Drei- bis viermal pro Woche moderates Ausdauertraining von 30–60 Minuten. Dies ist bei vielen Patientinnen allerdings ein erst langfristig erreichbares Ziel.

Zusammenfassend kann Sport als wichtigste alternative Aktivität aufgefasst werden und sollte daher bei Verzicht auf das Sportmodul zugunsten des nachfolgend vorgestellten Sozialen Gruppenspiels, wie bereits erwähnt, in jedem Fall etabliert werden.

6.8.2 Alternativ: Soziales Gruppenspiel („Die Influencer aus dem Darknet")

Ziel	Gemeinsame soziale Gruppenspielerfahrung, Ableitung von persönlichen Rollen/Persönlichkeitsaspekten
Material	Kleine Zettel mit den jeweiligen Rollen, Auflistung der zur Verfügung stehenden Rollen (Step 12; ➤ Abschnitt IV Materialien)
Dauer	45 Minuten (mind.)

Das hier vorliegende Spiel leitet sich von dem populären Gruppenspiel ab, das unter dem Namen „Mafia" oder „Die Werwölfe von Düsterwald" bekannt geworden ist.* In diesem Manual erfolgt eine thematische Anpassung an das Thema Social Media, natürlich kann aber auch das zugrundeliegende Spiel im Mafia- oder Werwolf-Setting gespielt werden. Wer das lieber professionell (mit Anleitung, Karten und ohne Zettel) tun möchte, dem sei die herausgegebene Variante von „editions lui-meme" (Vertrieb durch Pro Ludo, Konstanz) empfohlen.

Eine der professionellen Teilnehmerinnen sollte die Rolle der Erzählerin einnehmen, die Übrigen (auch die Co-Therapeutin) schlüpfen in die nachfolgend vorgestellten Rollen (➤ Tab. 6.5), wobei die Anzahl der Rollen, wie in der Tabelle dargestellt, an die zugrundlegende Teilnehmerzahl angepasst werden sollte. Im Spielverlauf kann auch gerne eine der Teilnehmerinnen versuchen, die Erzählerinrolle einzunehmen.

Zunächst sollte die Erzählerin das Setting möglichst anschaulich, unter Bezugnahme auf den aktuellen Lebensort einführen. Dabei sollten die Teilnehmerinnen (wie bereits mitgeteilt ja idealerweise ohnehin seit Beginn der Therapie) in einem Stuhlkreis (mit etwas Abstand zueinander) sitzen. Der Raum kann leicht abgedunkelt werden, um eine entsprechende Stimmung zu schaffen.

„Eine grausame Mordserie hält Berlin in Atem. Es verschwinden junge Frauen. Ihre Leichen findet man wenige Tage später an verschiedenen Orten in der Stadt. Die Ermittler tappen lange Zeit im Dunkeln. Doch dann: eine erste Spur. Alles scheint auf eine Forengruppe im Darknet hinzuweisen. Eine eingeschworene Gemeinschaft. Scheinbar kein Rankommen für die Ermittler. Doch die Gruppe weiß sich selbst zu helfen. Sie müssen herausfinden, wer von ihnen für die Mordserie verantwortlich ist. Es scheint so, als gäbe es einige Influencer mit mörderischen Absichten."

Das Spielziel aller Forenmember ist es, die Influencer ausfindig zu machen und entsprechend der Polizei zu übergeben, das Spielziel der Influencer ist es, die Forenmember zu ermorden. Die Forenmember haben teilweise geheime Sonderfunktionen, tagsüber geben alle Mitspielerinnen vor, normale Forenmember zu sein.

Im Anschluss sollten die Rollen vorgestellt und kurz erklärt werden. Das Spiel muss, so meine Erfahrung, einfach einmal gespielt werden, dann ist es relativ selbsterklärend (zumindest bei einer entsprechend mit dem Spiel vertrauten Erzählerin). Eine Übersicht der Rollen findet sich für die Teilnehmerinnen auch in ihrem Therapieheft (Step 12; ➤ Abschnitt IV Materialien). Die Erzählerin zählt nicht als Mitspielerin. Selbstverständlich kann von den vorgeschlagenen Rollen und der Anzahl auch abgewichen werden. Manche Teilnehmerinnen werden das Spiel ggf. auch schon kennen und haben eigene Ideen.

Zur **Vorbereitung** werden die Rollen auf Zettel geschrieben, gemischt und den Teilnehmerinnen verdeckt zugelost. Alle Teilnehmerinnen dürfen nun unbeobachtet von den anderen die Zettel lesen, um ihre Rolle zu erfahren.

Essenziell wichtig ist es, die eigene Rolle im Spiel geheim zu halten und keinesfalls zu verraten. Wer im Spiel stirbt oder verhaftet wird, scheidet aus. Diese Person kann dem Spielgeschehen weiterhin folgen (was auch einen großen Reiz hat), darf jedoch nicht mehr an den Abstimmungen teilnehmen und muss die Identität der anderen natürlich geheim halten.

Die Erzählerin beginnt nun, das Spiel szenisch einzuleiten und macht sich im Zuge dessen am besten Notizen, wer welche Rolle innehat, und im Verlauf, wer zum Beispiel stirbt oder bestimmte Fähigkeiten (z. B. die einmalige Fähigkeit zum Upgrade der Administratorin) eingesetzt hat.

* Die Spieleidee „Mafia" beruht auf einer Idee von Dimitry Davidoff und wurde thematisch abgeändert im Spiel „Werwolf" durch Andrew Plotkin.

Tab. 6.5 Übersicht der einzelnen Rollen

Rolle	Fähigkeit	Anzahl bei 6 Mitspielern	Anzahl bei 7 Mitspielern	Anzahl bei 8 Mitspielern	Anzahl bei 9 Mitspielern
Influencer	Nachts wählen die Influencer eine Person aus, die sie umbringen möchten. Tagsüber geben sie vor, normale Forenmember zu sein.	2	2	2	2 (oder 3)
Influencer gegen Forenmember, diese sind:					
Forenmember	Forenmember ohne eine entsprechende Sonderfunktion haben nur im Rahmen der Abstimmung Einflussmöglichkeiten auf das Spiel.	1	1	1	2 (oder 1)
Der Forentroll	Scheidet er aus dem Spiel aus (durch Tod bzw. Auslieferung), so nimmt er eine Person seiner Wahl ebenfalls aus dem Spiel.	1	1	1	1
Der Hacker	Zu Beginn der Nacht darf er sich in die Datenbanken des Forums hacken und vom Spielleiter die Identität einer am Spiel teilnehmenden Person erfahren.	0	0	1	1
Die Ihr-wärt-so-süß-zusammen-Tante	Sie verkuppelt zwei Spieler miteinander, die fortan, unabhängig von ihrer Rolle oder Fraktion, ein Liebespaar darstellen. Scheidet einer der beiden aus dem Spiel aus, so stirbt der andere ebenfalls aus Kummer.	0	1	1	1
Die Administratorin	Einmal während des gesamten Spiels kann sie eine Person in der Nacht löschen (töten) oder upgraden (vor dem Tod bewahren). Löschen und Upgraden können auch in derselben Nacht angewandt werden. Diese Person kann auch sie selbst sein.	1	1	1	1
Das Gamer-Girl	Das Gamer-Girl ist nachts noch lange wach und liebt das Risiko. Sie kann versuchen, während der Wachphase der Influencer die Augen etwas zu öffnen, um deren Identität herauszubekommen.	1	1	1	1
Ablauf Hacker → Influencer (+ heimlich Gamer-Girl) → Admin → Erwachen → Abstimmung → Einschlafen					

„Es wird Nacht über Berlin. Die gesamte Community schaltet ihre Handys und Tablets aus und geht schlafen."

Im Anschluss ruft die Erzählerin anhand der Liste alle Rollen auf. Nur wenn eine Person gezielt von der Erzählerin aufgerufen wird, darf diese ihre Augen öffnen. An dieser Stelle kann die Rolle nochmal vorgestellt werden.

„So, nun möchte ich doch mal das Gamer-Girl kennenlernen. Wo bist du?"

Die angesprochene Person öffnet die Augen.

„Hallo, schön dich kennenzulernen. Du weißt, du bist spät nachts noch wach. Wenn das Spiel gleich richtig losgeht, darfst du immer dann, wenn ich die Influencer wecke, versuchen, heimlich auch die Augen zu öffnen. Ich werde dich dazu nicht mehr gezielt auffordern. Aber lass dich bloß nicht erwischen!"

Die Erzählerin kann sich so alle Rolle einprägen und ggf. aufschreiben. Es ist dabei von äußerster Wichtigkeit, dass sie die jeweiligen Personen nicht direkt anspricht, sondern im Raum herumläuft und in verschiedene Richtungen spricht. So können die anderen keine klare Zuordnung der Rollen vornehmen.

Wenn die Ihr-wärt-so-süß-zusammen-Tante aufgerufen wird und erwacht, darf diese per Zeigen zwei Personen wählen, die daraufhin ein Liebespaar darstellen. Die Erzählerin signalisiert dies, indem sie um die Gruppe herumläuft und den beiden jeweils an die Schulter tippt. Daraufhin bittet sie auch das Liebespaar, zu erwachen.

„Es fing alles so harmlos an, bloß ein paar Zeilen im Chat, nachdem euch die Ihr-wärt-so-süß-zusammen-Tante einander vorgestellt hat. Nun seid ihr aber richtig ineinander verknallt. So sehr, dass ihr unbedingt zusammen überleben wollt."

Hinweis: Entgegen mancher Spielvarianten finde ich es reizvoller, die wahre Identität des Liebespartners nicht zu offenbaren. So ergeben sich interessante Konstellationen.

Sind alle Rollen bekannt, beginnt die **reguläre Spielrunde.** Diese hat den in der Tabelle bereits beschriebenen Ablauf: Hacker → Influencer (+ heimlich Gamer-Girl) → Admin → Erwachen → Abstimmung → Einschlafen.

6

„Es wird dunkel über Berlin. Alle schlafen und schließen die Augen. Doch halt, da ist doch noch jemand wach? Der Hacker sitzt noch vor dem schummrigen Licht seiner Monitore und haut in die Tasten. Wessen Identität möchtest du erfahren?"

Der Hacker deutet daraufhin auf eine Person und bekommt diese von der Erzählerin entweder pantomimisch oder durch Aufschreiben mitgeteilt.

„Doch auch der letzte Energydrink ist irgendwann getrunken. Der Hacker wird ganz müde und geht schlafen. Die Nacht schreitet voran. Nun ist die Zeit der Influencer gekommen, ihr mörderisches Werk zu vollenden. Wen wollt ihr heute Nacht töten?"

Die Influencer öffnen die Augen und müssen sich durch Zeigen auf eine Person verständigen. Kommt keine Einigung zustande, kann die Erzählerin (nach einer ausreichenden Zeit) auch zur nächsten Rolle weitergeben. Das Gamer-Girl wird nicht nochmal explizit aufgerufen, kann aber fortan während der Influencer-Phase versuchen, heimlich deren Identität herauszubekommen. Wichtig: Die entsprechend von den Influencern getötete Person stirbt erst am Morgen, kann also jetzt noch agieren (zum Beispiel, wenn sie die nachfolgende Administratorin sein sollte).

„Die Nacht neigt sich dem Ende zu und wer steht als Erste von euch auf? Die Administratorin. Sie möchte im Forum nach dem Rechten sehen. Ich zeige dir nun das Opfer der Influencer."

Die Erzählerin deutet auf das Opfer.

„Einmal im Spiel darfst du jemanden upgraden und dadurch vor dem Tod retten. Möchtest du das nun tun?"

Die Administratorin kann mit Daumen hoch oder runter bestätigen.

„Einmal im Spiel darfst du jemanden löschen und damit aus dem Spiel nehmen. Möchtest du das nun tun? Dann zeige mir bitte die Person, die du löschen möchtest."

Die Administratorin zeigt auf die Person und kann mit Daumen hoch oder runter nochmals bestätigen. Hinweis: Das Spiel wird spannender, wenn die Erzählerin auch am Morgen offenlässt, ob ein Upgrade oder eine Löschung stattgefunden hat. So ergeben sich manchmal sehr spannende Konstellationen. Dann muss aber natürlich jede Runde so getan werden, als hätte die Administratorin noch beide Optionen.

Nun bricht der Morgen an und die Erzählerin weckt alle Personen. Jeder nimmt nun offiziell die Rolle eines Forenmembers an, auch die Influencer.

„Die Sonne geht über Berlin auf. Alle erwachen. Und leider, leider, gibt es erneut ein Todesopfer zu beklagen. Hanni, du bist leider tot. Magst du uns sagen, wer du warst?"
„Ja, oh man. Ich habt soeben euer Gamer-Girl verloren."

Wichtig ist es hierbei, die Sonderrollen Forentroll (wenn er stirbt, darf er jemanden mitnehmen) sowie einen möglichen Doppeltod des Liebespaares zu beachten. Im Anschluss leitet die Erzählerin auf die Abstimmung hin.

„So kann das nicht weitergehen! Ihr müsst dringend etwas tun! Mit wem von euch werdet ihr kurzen Prozess machen und ihn der Polizei übergeben?"

Anschließend beraten alle am Spiel noch teilnehmenden Personen, wen sie ausliefern möchten. Jede Runde muss dabei eine Entscheidung getroffen werden! Die Erzählerin moderiert die Runde und achtet auf eine Zeitbegrenzung. Bei einer entsprechenden Mitspielerzahl oder zur Triggerung bestimmter Gruppenprozesse kann es auch reizvoll sein, die Forenmember im Rahmen der ersten Abstimmung einen sogenannten „Längsten User" wählen zu lassen. Dieser hat in der Abstimmung zwei Stimmen und kann bei einem potenziellen Gleichstand eine finale Entscheidung bewirken. Stirbt er oder wird verhaftet, so darf er seinen Nachfolger festlegen.

Nun entspinnt sich in der Regel eine interessante Diskussion, wer sich auffällig verhalten oder ein verdächtiges Geräusch gemacht hat. Am Ende steht die Person fest, die man ausliefern wird. Analog zum Tod durch die Influencer wird diese von der Erzählerin verabschiedet.

„Ihr habt euch für Nanni entschieden. Seid ihr sicher? Ihr übergebt sie den grimmig dreinschauenden Beamten. Aufgrund der Schwere der Fälle wird sie wohl leider keinen allzu gnädigen Prozess bekommen. Nanni, wer warst du?"
„Noooo. Ich war Influencer."
„Haha, nur noch einer von euch übrig! Let's go, Leute!"
„Moment! Ich glaube, da ist leider noch jemand von euch gegangen. Nanni, du warst ziemlich verknallt, oder?"

Erneut ist es hierbei wichtig, die Sonderrollen Forentroll (wenn er ausgeliefert wird, darf er jemanden mitnehmen) sowie einen möglichen Doppeltod des Liebespaares zu beachten. Im Anschluss leitet die Erzählerin auf die nächste Nacht über und die Runde beginnt von vorne mit dem Erwachen der Hackerin.

Das Spiel endet, wenn entweder alle Influencer ausgeliefert oder alle Forenmember getötet wurden. In der nächsten Spielrunde werden die Rollen neu ausgelost.

6.8.3 Nachbesprechung und Alltagstransfer (aktive Freizeitgestaltung)

Ziel	Besprechung der gemachten Erfahrungen, Übertrag in den Alltag, Motivation zu einer aktiveren Freizeitgestaltung
Material	Step 12 (➤ Abschnitt IV Materialien)
Dauer	10 Minuten (mind.)

In der Regel ergeben sich bereits während des Spiels interessante Gruppendynamiken. Dabei ist prinzipiell alles denkbar, von Teilnehmerinnen, die sich aufgrund ihrer Zugehörigkeit zu den Influencern auch in Folgerunden benachteiligt gefühlt haben, bis hin zu über mehrere Runden bestehende Allianzen. Auch die Liebespaare und Längsten Forenuser können immer wieder Gruppendynamiken triggern. Gegebenenfalls lassen sich auch aus dem Spiel Persönlichkeitsmerkmale aufgreifen, die zum Beispiel schon im Rahmen des Trias-Modells (➤ Kap. 6.6.3) zur Sprache kamen. Grundsätzlich sollte an dieser Stelle ein eher offenerer Rahmen gewährt werden, um eventuelle Dynamiken auch hinreichend aufgreifen zu können.

„So, nun verlassen wir das Darknet und befinden uns wieder hier im Raum unserer Gruppentherapie. Was ist euch aufgefallen? Hanni? Du vielleicht?"
„Ich fand es irgendwie total cool, Influencer zu sein. Ich bin ja sonst eher schüchtern und hatte heute aber irgendwie richtig Lust, mit Nanni zusammen alle auszulöschen. Oh je, das klingt komisch, oder?"
„Nein, ich weiß, was du meinst. Das Problem war eher, dass ihr mich im Nachgang auch in den weiteren Runden immer verdächtigt habt. In der zweiten Runde etwa wurde ich sofort geopfert, obwohl ich doch sogar Admin war. Kein Wunder, dass wir dann verloren haben!"

Grundsätzlich sollte das heutige Modul nicht zu „verschult" enden. Daher wurde auch auf eine Aufgabe zur Vertiefung verzichtet. Die Teilnehmerinnen sollen sich aber idealerweise trotzdem Gedanken machen, was sie heute mitnehmen konnten. Diese Gedanken sollten auf (**Step 12;** ➤ Abschnitt IV Materialien) notiert werden.

„Nutzt doch die kommende Woche, um noch einmal ein paar Gedanken aus dem heutigen Spiel mitzunehmen. Ihr könnte diese auch auf Step 12 notieren."

Das gilt in analoger Weise auch für das Sportmodul. Sollte heute aufgrund des Gruppenspiels kein Sportmodul stattgefunden haben, so ist es dennoch wichtig, die Teilnehmerinnen nochmal aufzufordern, Ideen für eine aktivere Freizeitgestaltung zu entwickeln, und das Modul damit enden zu lassen.

„Das hat heute wirklich Spaß gemacht, oder? Uns ist es allerdings nochmal ganz wichtig zu betonen, dass ein solches Gruppenspiel in Zukunft eher die Ausnahme eurer Freizeitgestaltung darstellen wird. Wahrscheinlich werdet ihr nicht jede Woche in einer so großen Gruppe zusammensitzen und ‚Die Influencer aus dem Darknet' spielen können. Über die positiven Effekte von Sport haben wir ja ebenfalls bereits ausführlich gesprochen. Viel wichtiger ist es daher, dass ihr euch sportlich aktiv betätigt. Hat sich jemand von euch schon neu in einem Sportverein angemeldet? Oder sonst etwas ausprobiert?"

6.8.4 Abschlussrunde

Ziel	Gut aus der heutigen Stunde kommen
Material	Keines
Dauer	5 Minuten (mind.)

Jedes der Module wird durch eine kleine Abschlussrunde beendet. Hier können Formalitäten besprochen werden, etwa wann die nächste Sitzung wegen eines dazwischenliegenden Feiertages stattfindet. Die Teilnehmerinnen haben abschließend die Möglichkeit, Fragen zur heutigen Sitzung zu stellen. Bei dem Gruppenspiel sollte die Gruppenleitung darauf achten, dass eventuelle Gruppendynamiken soweit besprochen sind, beim Sportmodul, dass es allen Teilnehmerinnen entsprechend auch körperlich gut geht. Im Anschluss soll jede der Teilnehmerinnen im Rahmen eines kurzen Blitzlichts rückmelden, wie sie die heutige Stunde erlebt hat, was sie mitnimmt, was sie gut und was sie schlecht fand und ob sie beim nächsten Mal wieder dabei ist. Die Gruppenleitung gibt einen kurzen Ausblick auf das kommende Thema. Damit endet das Modul.

Gruppenleitung und professionelle Teilnehmerinnen bleiben noch kurz zusammen, um die Stunde nachzubesprechen. Hierbei sollten insbesondere Schwierigkeiten und potenzielle Konflikte aufgegriffen werden. Die Erfahrungen aus den Einzeltherapiestunden mit den Teilnehmerinnen können ebenfalls einfließen.

„Damit sind wir am Ende der heutigen Stunde. Habt ihr noch irgendwelche Fragen an uns? Keine? Dann sehen wir uns nächste Woche genau um dieselbe Zeit wieder, um weiterzumachen. Beim nächsten Mal werden wir über ein Thema sprechen, das wir heute quasi bereits sehr praktisch erlebt haben: Es geht um Gefühle. Nun fänden wir es noch schön, wenn ihr reihum eine kurze Rückmeldung zu heute geben könntet. Was nehmt ihr mit, was fandet ihr gut, was schlecht und die wichtigste Frage von allen: Seid ihr beim nächsten Mal wieder mit dabei?"

6.9 Modul 9: Fühlen, Denken, Handeln und Emotionsregulation

Übersicht

Ziele des heutigen Moduls

- Individuelle Zusammenarbeit mit den Sorgeberechtigten verbessern oder Wissen um zukünftige Schwierigkeiten aufbauen
- Rückmeldungen zum Sport-/Freizeit-Modul, individuelle Freizeitgestaltung
- Zusammenhang von Denken, Fühlen und Handeln wird deutlich
- Emotionale Selbstbeobachtung
- Aufdecken dysfunktionaler Emotionsregulation
- Erarbeitung funktionaler Emotionsregulation
- Techniken zum Stressabbau und Entspannungsverfahren kennenlernen

Vorbereitung

Das Wochenprotokoll (Step 14; ➤ Abschnitt IV Materialien) sollte idealerweise in zweifacher Ausführung vorliegen (bis zum Ende der Module), siehe auch Vorbereitung Modul 1 (➤ Kap. 6.1).

Materialien

- Flipchart, Tafel oder Whiteboard
- Stempel und Stempelkissen zur Bestätigung der Teilnahme auf dem Deckblatt
- Stifte für die Teilnehmerinnen
- Die heutigen Arbeitsblätter (idealerweise als Therapieheft gesammelt; ➤ Abschnitt IV Materialien):
  - Step 9: Alternative Aktivitäten
  - Step 11: Angehörige
  - Step 13: Denken, Fühlen und Handeln
  - Step 14: Wochenprotokoll (in zweifacher Ausführung)

Ablauf

1. Begrüßung der Teilnehmerinnen und Reflexion der letzten Sitzung (➤ Kap. 6.9.1)
2. Evaluierung der Auseinandersetzung mit den Sorgeberechtigten (➤ Kap. 6.9.2)
3. Evaluierung des Sport- und Freizeitmoduls (➤ Kap. 6.9.3)
4. Fühlen, Denken und Handeln (➤ Kap. 6.9.4)
5. Selbstbeobachtung und dysfunktionale Emotionsregulation (➤ Kap. 6.9.5)
6. Funktionale Emotionsregulation (➤ Kap. 6.9.6)
7. Stressabbau und Entspannung (➤ Kap. 6.9.7)
8. Aufgaben zur Vertiefung (➤ Kap. 6.9.8)
9. Abschlussrunde (➤ Kap. 6.9.9)

6.9.1 Begrüßung der Teilnehmerinnen und Reflexion der letzten Sitzung

Ziel	Die Inhalte des letzten Moduls kurz wiederholen
Material	Keines
Dauer	5 Minuten (mind.)

Die Teilnehmerinnen werden begrüßt. Sollten neue Teilnehmerinnen anwesend sein, so wird die Vorstellungsrunde aus Modul 1 (➤ Kap. 6.1) nochmal wiederholt, wobei die der Gruppe bereits bekannten Teilnehmerinnen nur kurz Namen, Alter und ihr Gruppenziel wiederholen sollten, bei den „Neuen" kann die Vorstellung, wie in Modul 1 (➤ Kap. 6.1) gezeigt, ruhig etwas ausführlicher erfolgen.

Es folgt der Hinweis, dass aufgrund der sportlichen Aktivität (bzw. des Gruppenspiels) im vergangenen Modul heute zunächst das vorletzte Modul wieder aufgegriffen werden soll. Anschließend wird eine der Teilnehmerinnen mit einer offenen Frage gebeten, die Inhalte des vorletzten Moduls zusammenzufassen. Dies dient der Wiederholung für die Teilnehmerinnen des vorletzten Mals und gibt jenen, die das Modul verpasst haben, die Möglichkeit, heute mitreden zu können. Wenn keiner von sich aus beginnt, kann die Gruppenleitung auch jemanden drannehmen und Hilfestellung geben.

„Hanni, möchtest du vielleicht nochmal sagen, was wir vorletztes Mal, also bevor wir alle als Influencer im Darknet unterwegs waren, besprochen haben? Ich weiß, es ist schon ein bisschen her, aber erinnerst du dich noch an das Hauptthema? Es ging um eure Eltern."

Gegebenenfalls müssen die Inhalte der vorletzten Gruppe auch nochmal kurz von der Gruppenleitung aufgegriffen und zusammenfassend wiederholt werden. Auf das zurückliegende Modul mit der sportlichen Aktivität bzw. dem Gruppenspiel wird nachfolgend eingegangen.

6.9.2 Evaluierung der Auseinandersetzung mit den Sorgeberechtigten

Ziel	Individuelle Zusammenarbeit mit den Sorgeberechtigten verbessern oder Wissen um zukünftige Schwierigkeiten aufbauen
Material	Step 11 (➤ Abschnitt IV Materialien)
Dauer	5 Minuten (mind.)

Die Gruppenleitung greift die im Rahmen der vorletzten Gruppensitzung gestellte Aufgabe zur Vertiefung auf (**Step 11;** ➤ Abschnitt IV Materialien). Darin sollten sich die Teilnehmerinnen mit ihren Sorgeberechtigten auseinandersetzen und faszinierende Aspekte ihrer aktuellen Lieblings-App kommunizieren. Zeitgleich ging es auch darum, im Rahmen der Abhängigkeit problematische Inhalte zu verdeutlichen. Zudem sollten gemeinsame Basisvariablen besprochen und die Eltern explizit um Unterstützung bei der Abhängigkeit gebeten werden.

„Also, ich konnte meinen Eltern ganz gut klarmachen, was mich an Me-Myself-And-I 2.0 so sehr fasziniert. Wir haben uns die App gemeinsam mal angesehen und insbesondere die Privatsphäre-Einstellungen durchgesprochen. Ich hatte auch zum ersten Mal das Gefühl, offen über Dinge wie Online-Mobbing und stalkermäßige Nachrichten sprechen zu können. Damit ich nicht aus Langeweile vor dem Handy hänge, wollen sie nun vermehrt darauf achten, dass wir an den Wochenenden was unternehmen. Und – ach so: Wir haben besprochen, dass keiner mehr, auch nicht meine Eltern, ein Handy am Essenstisch benutzen darf."

6.9.3 Evaluierung des Sport- und Freizeitmoduls

Ziel	Rückmeldungen zum Sport-/Freizeit-Modul, individuelle Freizeitgestaltung
Material	Step 9, Step 12 (➤ Abschnitt IV Materialien)
Dauer	5 Minuten (mind.)

Die zurückliegende Sport- bzw. Freizeiteinheit wird von der Gruppenleitung aufgenommen. Es wird zunächst gefragt, wie den Teilnehmerinnen der Ausflug/das Spiel gefallen hat und welche neuen Erkenntnisse sie mitnehmen konnten.

„Wer von euch hat immer noch Muskelkater? War ganz schön anstrengend, oder? Aber hoffentlich hat euch der Ausflug in die Boulderhalle auch Spaß gemacht? Was konntet ihr für neue Erfahrungen mitnehmen?"

„Wir hoffen doch sehr, dass ihr euch nun gegenseitig noch vertrauen könnt? Denkt daran, das war letzte Woche nur ein Spiel, aber eines, das vielleicht etwas in euch ausgelöst hat, oder? Nanni, du hast dich letztes Mal beschwert, dass man dir andauernd nicht glauben würde, wir geht es dir nun mit etwas Abstand?"

Im Anschluss erfragt die Gruppenleitung nochmal gezielt Veränderungen in der Freizeitgestaltung mit Verweis auf die Etablierung positiver Aktivitäten aus Modul 6 (➤ Kap. 6.6). Gegebenenfalls können die Teilnehmerinnen, angeregt durch den sportlichen Ausflug oder beim Gruppenspiel die Diskussion in der Gruppe, neue Aktivitäten auf ihre Liste (**Step 9;** ➤ Abschnitt IV Materialien) setzen.

„Wer von euch hat Lust bekommen, auch in der Freizeit mal Bouldern zu gehen? Oder das Fahrrad aus dem Keller zu holen, um ein bisschen aktiver zu werden? Könnt ihr eurer Liste positiver Aktivitäten auf Step 9 neue Dinge hinzufügen?"

6.9.4 Fühlen, Denken und Handeln

Ziel	Zusammenhang von Denken, Fühlen und Handeln wird deutlich
Material	Step 13 (➤ Abschnitt IV Materialien); Flipchart, Tafel oder Whiteboard
Dauer	10 Minuten (mind.)

Ein wesentliches Element in der Behandlung einer Abhängigkeit von digitalen Medien ist die Arbeit an einer dysfunktionalen Emotionsregulation. Damit wird die Ausübung eines schädlichen Verhaltens bezeichnet, das zur Belohnung bzw. Tilgung aversiv erlebter Reize eingesetzt wird. Weitere Beispiele finden sich bei selbstverletzenden Verhaltensweisen oder bei stofflichen Süchten wie dem Rauchen. Um die Patientinnen zugänglich für diese Thematik zu machen, ist es vielfach notwendig, bei der Basis zu beginnen: der Unterscheidung und dem Zusammenhang zwischen Denken, Fühlen und Handeln.

Die Gruppenleitung skizziert das Denken-, Fühlen- und Handeln-Modell auf dem Flipchart (➤ Abb. 6.9).

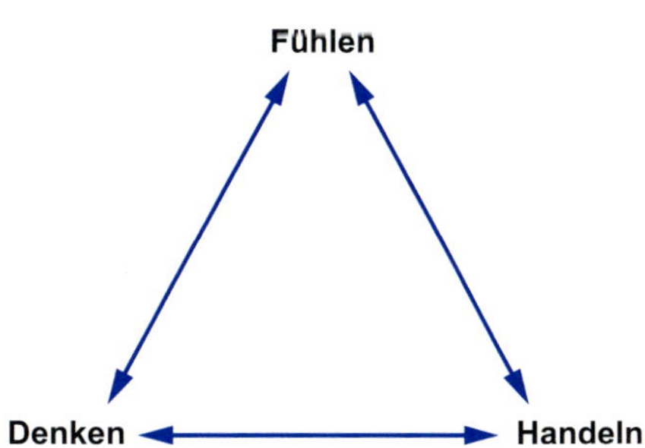

Abb. 6.9 Fühlen, Denken und Handeln hängen zusammen. [L231]

6

Zum Einstieg kann es sinnvoll sein, Beispiele für das Zusammenwirken von Denken, Fühlen und Handeln zu sammeln. Idealerweise bringen Teilnehmerinnen eigene konkrete Situationen ein, welche die Gruppenleitung dann explizit erfragen kann. Eine weitere Möglichkeit (und häufig etwas auflockernder) ist es, im Rollenspiel eine Eifersuchtsszene auf einer Party nachstellen zu lassen.

> *„Wir wollen uns heute zum Einstieg mit dem Zusammenhang von Gedanken, Gefühlen und Handlungen beschäftigen. Unser Gehirn ist, wie wir schon gehört haben, sehr komplex, lässt sich aber auf dieses einfache Modell herunterbrechen. Wir würden gerne ein kleines Rollenspiel mit euch machen. Dazu brauchen wir eine Betroffene, ihren Freund und eine gutaussehende Partymaus. Wer von euch fühlt sich spontan angesprochen?"*

Die Gruppenleitung kann entweder Regieanweisungen geben („Handle sofort!") oder selbst die Rolle des Betroffenen einnehmen, wenn die Gruppe sich sehr stark gegenüber dem Rollenspiel verweigert. Der Ablauf des Rollenspiels ist in ➤ Abb. 6.10 skizziert. Anmerkung: Je nach sexueller Orientierung können die Rollen natürlich auch verändert werden. Es macht durchaus Sinn, das Rollenspiel etwas ins Lächerliche zu ziehen, deswegen auch die Wahl des Begriffs „Partymaus". Zu sehen, wie die Teilnehmerinnen dann zum Beispiel voll in der Darstellung einer entsprechend aus ihrem Alltag bekannten Nebenbuhlerin („diese Tussi aus der Klasse über uns") umgehen, hat etwas sehr Auflockerndes und ggf. auch Befreiendes.

In dem Durchgang, in dem die Betroffene sofort handelt, landet der imaginierte Inhalt des Glases auf der Kleidung des in ein Gespräch vertieften Freundes. In einem zweiten Durchgang fühlt sie zunächst in sich hinein (*„Ich fühle Eifersucht"*), denkt dann nach (*„Hat ja vielleicht was mit mir zu tun, ich mag mich gerade selber nicht so gern."*) und handelt erst dann (*„Schatz, können wir bitte kurz etwas besprechen?"*). Häufig gelingt es Teilnehmerinnen über dieses sehr konstruierte und in Teilen lebensfremde (es ist menschlich, manchmal sofort zu handeln) Beispiel, ins Gespräch über die Thematik zu kommen (*„Nicht mal Sie als Therapeutin würden sich so verhalten!"*). Zudem kann das zurückliegende Rollenspiel im Modul Angehörige (Modul 7, ➤ Kap. 6.7) aufgegriffen werden. Dort wurde bereits versucht, Denken, Fühlen und Handeln unterscheidbarer zu machen. Gerade bei einer komorbid bestehenden Depression ist der Zusammenhang von „schlechten" Gedanken, „schlechten" Gefühlen und „schlechtem" Verhalten von essenzieller Bedeutung.

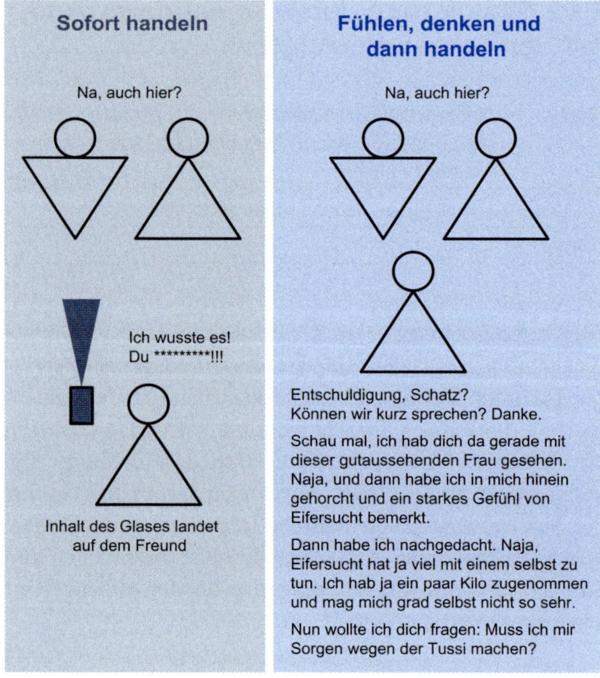

Abb. 6.10 Erst handeln oder erstmal fühlen, denken und dann handeln? [L231]

6.9.5 Selbstbeobachtung und dysfunktionale Emotionsregulation

Ziel	Emotionale Selbstbeobachtung, Aufdecken dysfunktionaler Emotionsregulation
Material	Step 13, Step 14 (➤ Abschnitt IV Materialien); Flipchart, Tafel oder Whiteboard
Dauer	10 Minuten (mind.)

Sind den Teilnehmerinnen die Grundlagen verständlich geworden, so erfolgt die Anleitung zur Selbstbeobachtung, etwa mithilfe einer Verhaltensanalyse. Mit ihrer Hilfe lassen sich, wie nachfolgend gezeigt, bereits erste Veränderungen im Umgang mit vormals dysfunktional gelösten Situationen erwirken. Hier am Beispiel der Ausgangssituation „schlechte Note in der Schule bekommen" (➤ Abb. 6.11).

Gefühl	Gedanke	Handlung
Beschissen	Ab vors Handy und den Tag vergessen.	Mediennutzung

Gefühl	Gedanke	Handlung
Wut	Es lag vermutlich daran, dass ich das Falsche vorbereitet habe.	In Zukunft besser zuhören was relevant ist und mir aufschreiben.

Abb. 6.11 Beispiel einer Verhaltensanalyse, aus Illy & Florack (2018) [L231]

Das Beispiel (oder ein eigenes Beispiel der Teilnehmerinnen) wird dazu genutzt, den Begriff der **dysfunktionalen Emotionsregulation** einzuführen. Erneut bieten sich Vergleiche etwa mit den stoffgebundenen Süchten an („So stressig, erst mal eine rauchen!"). Der Hinweis, dass es sich dabei um ein eigenes Abhängigkeitskriterium handelt (Modul 2, ➤ Kap. 6.2), ist wichtig.

„Wir haben nun gesehen, dass einige von euch vermutlich immer wieder mal in Situationen kommen werden, in denen es hilfreich sein kann, auftauchende Emotionen (oder Gefühle) in einer besseren, einer funktionalen Art und Weise zu lösen als mit dem Konsum. Dazu braucht ihr ein Instrument, um diese Situationen aufzuzeigen."

Mithilfe des **Wochenprotokolls (Step 14;** ➤ Abschnitt IV Materialien) sollen die Teilnehmerinnen zukünftig (auf jeden Fall aber im Rahmen der Aufgaben zur Vertiefung in der kommenden Woche) auf Situationen mit dysfunktionaler Emotionsregulation achten (➤ Tab. 6.6).

„Unter Situation beschreiben wir möglichst genau den Auslöser für die nachfolgende Situation, in diesem Fall also Stress in der Schule. Unter Gedanken notieren wir die uns durch den Kopf gehenden Gedanken. Die nächste Spalte fordert uns auf, in uns hinein zu horchen und ein Gefühl zu benennen. Nun hören wir genau auf unseren Körper. Was können wir spüren? Einen Druck auf der Brust. Wut im Bauch? Schmerzen? Unruhe? Schreibt es auf, denn das ist nachfolgend wichtig, wenn wir versuchen wollen, uns zu entspannen. In der nächsten Spalte werten wir das Verlangen, zu konsumieren und nutzen dazu eine Skala von 0–10. 0 bedeutet dabei gar kein Verlangen zu haben, 10, dass man alles dafür tun würde, das entsprechende elektronische Gerät zu nutzen. Und zuletzt erfassen wir die entsprechende Nutzungsdauer."

Im Anschluss können die Teilnehmerinnen dann einzelne Situationen herausgreifen und diese einer **Situationsanalyse (Step 13;** ➤ Abschnitt IV Materialien) unterziehen. Die Gruppenleitung demonstriert die Anwendung nun anhand des in ➤ Tab. 6.7 aufgeführten Beispiels am Flipchart.

„Lasst uns an dieser Stelle mal besprechen, was die einzelnen Kategorien bedeuten: Unter Situation beschreiben wir kurz und knapp den letztlich zum Konsum führenden Auslöser, so wie eben im Wochenprotokoll. In der Spalte ‚Ich' wird es nun etwas komplexer. Ihr müsstet euch therapeutisch gesehen bereits etwas besser kennengelernt haben. Wenn ihr das Modell dann in den nächsten Tagen selbst anwendet, schaut euch vielleicht nochmal die Variable ‚Mensch' im 4-M-Modell aus Modul 4 an. Eure Persönlichkeit, eure Stärken, eure Schwächen, eure Art und Weise, mit Problemen im Alltag umzugehen, all das spielt hier eine Rolle. Konkret geht es hier um die Frage, wie ihr ganz persönlich in der Situation dazu beigetragen habt, dass ein bestimmter Auslöser zu dem beschriebenen Verhalten, also dem erneuten Mediengebrauch, geführt hat. In unserem Beispiel wäre das etwa die Aussage ‚Ich neige dazu, Stress durch mein Handy und insbesondere Soziale Netzwerke vergessen zu wollen' und dass ihr an diesem Tag ohnehin schon sehr selbstunsicher wart, weil ihr eine schlechte Note erhalten habt.
Wie ihr vielleicht schon gesehen habt, ist die nun folgende Spalte ‚Medien-/Internetnutzung' in ‚vorher' und ‚nach Beginn' unterteilt. Der erste Teil bezieht sich auf alle Aspekte, die vor der Nutzung eine Rolle gespielt haben, der zweite Teil auf alles, was währenddessen oder nach der Nutzung relevant war. In der Spalte ‚Gedanken' wird zum Beispiel unsere vorherige Annahme gestützt: Der Gedanke ‚Sobald ich zu Hause bin, verzieh ich mich hinters Handy!' lässt sich ziemlich eindeutig einer generellen Persönlichkeitseigenschaft, mit Stress umzugehen, zuordnen. Der nachfolgende Gedanke ‚Endlich den Kopf abschalten!' bekräftigt dies. Es geht weiter mit den körperlichen Symptomen. Im Beispiel weicht der Druck auf der

Tab. 6.6 Beispiel eines Wochenprotokolls (Beispiel für eine Situation; die Teilnehmerinnen haben auf Step 14 (➤ Abschnitt IV Materialien) eine Vorlage für eine komplette Woche), angelehnt an Illy & Florack (2018)

Situation	Gedanken	Gefühle	Körper	Verlangen (1–10)	Nutzungsdauer (min)
Stress in der Schule, schlechte Note	„Sobald ich zuhause bin, schalte ich das Handy an!"	Wut	Druck auf der Brust	9	280 min

Tab. 6.7 Beispiel einer Situationsanalyse

Situation	Ich	Medien-/Internetnutzung		Konsequenz
Stress in der Schule aufgrund einer schlechten Note	Ich neige dazu, Stress durch mein Handy und insbesondere Soziale Netzwerke vergessen zu wollen. Selbstunsicher wegen schlechter Note	**Vorher**	**Nach Beginn**	
		Gedanken	**Gedanken**	**Kurzfristig (positiv)**
		Sobald ich zuhause bin, verzieh ich mich hinters Handy!	Endlich den Kopf abschalten!	Reduktion von Stress
		Körper	**Körper**	**Langfristig (positiv)**
		Druck auf der Brust	Innere Ruhe	Austausch mit Freunden, aktuell bleiben
		Gefühle	**Gefühle**	**Kurzfristig (negativ)**
		Wut	Freude	Keine Zeit für Hausaufgaben
		Verhalten	**Verhalten**	**Langfristig (negativ)**
		Mediennutzung: Soziale Netzwerke	Unfähigkeit aufzuhören	Verschlechterung der Schulleistung, eher mehr Stress

Brust dem Gefühl einer inneren Ruhe. Wir springen weiter nach unten zu den Gefühlen: Das Gefühl der Wut findet sich bereits in der Auflistung des Wochenprotokolls. Während des Konsums würde unsere Beispielpatientin vermutlich ein Gefühl der Freude verspüren können. Die Spalte mit der Überschrift ‚Verhalten' erklärt sich nun fast von selbst. Wir können ‚Mediennutzung: soziale Netzwerke' notieren, und weil der Konsum im Beispielfall kürzer geplant war und dann schließlich 280 Minuten anhielt, können wir ‚Unfähigkeit aufzuhören' notieren. Die abschließende Beurteilung der Konsequenzen habt ihr in ähnlicher Form bereits im allerersten Modul (Modul 1, ➤ Kap. 6.1*) kennengelernt. Wir beurteilen abschließend die positiven und negativen Konsequenzen der spezifischen Situation, unterteilt in kurz- und langfristig. In unserem Beispielfall wäre ein kurzfristig positiver Effekt die Reduktion von Stress. Da unsere Beispielpatientin an diesem Tag wieder nicht dazu kommt, ihre Hausaufgaben zu machen, wäre dies ein möglicher kurzfristig negativer Effekt. Den langfristig positiven Effekt in dieser spezifischen Situation müssen wir schon etwas länger suchen. Fällt euch etwas dazu ein? Hanni?"*

„Ja, man hat immerhin Austausch mit Freunden und bleibt informiert, oder?"

„Ja, richtig! Das können wir also notieren. Dafür fallen uns zwei langfristig negative Effekte ein: Die Schulleistung wird sich vermutlich verschlechtern und sehr wahrscheinlich wird dadurch eher mehr Stress entstehen. Wie ihr sehen könnt, hat der Gedanke ‚Sobald ich zu Hause bin, verzieh ich mich hinters Handy!' eine Kette von Ereignissen ausgelöst. Nun gilt es abzuwägen, welche langfristige Konsequenz für euch bedeutsamer ist. Der langfristig positive Effekt, Austausch mit euren Freunden zu haben und aktuell zu bleiben, oder die Vermeidung des langfristig negativen Effektes, bei Stress künftig weiterhin so zu reagieren und damit in Kauf zu nehmen, dass die Schulleistungen noch schlechter werden, was zu noch mehr Stress führen wird. Indem ihr nur kurz das Soziale Netzwerk nutzt, könntet ihr die positiven Effekte beibehalten, ohne die negativen in Kauf nehmen zu müssen. Es besteht sonst nämlich die Gefahr, dass eine Art Teufelskreis entsteht. Ist jedem von euch der Teufelskreis noch präsent?"

„Ja, das war doch das mit den Pfeilen. Stimuluskontrolle und so!"

„Genau das! Und: fertig. Puuh, ganz schön komplex, oder? Die gute Nachricht: Ihr müsst das auf keinen Fall jeden Tag für euch selbst machen. Die Situationsanalyse soll euch vielmehr ein Hilfsmittel sein, wenn ihr den Eindruck habt, sie kann euch dabei helfen, eine Situation nachhaltig anders zu lösen."

6.9.6 Funktionale Emotionsregulation

Ziel	Erarbeitung funktionaler Emotionsregulation
Material	Step 9 (➤ Abschnitt IV Materialien)
Dauer	5 Minuten (mind.)

Zu Beginn stellt sich die Frage, was funktionales Verhalten eigentlich auszeichnet.

„Funktionales Verhalten zeichnet sich dadurch aus, dass es nicht nur sehr kurzfristig, sondern langfristig und nachhaltig der Lebenszufriedenheit zuträglich ist. Kommen wir zurück auf unser Beispiel, bei dem ihr mit der herausfordernden Situation konfrontiert seid, mit einer schlechten Note nach Hause zu kommen. Nun habt ihr unterschiedliche Möglichkeiten, mit dieser Wut umzugehen. Vielleicht zettelt ihr einen Streit mit eurer Mutter an, die euch anspricht, weil ihr am Morgen den Müll nicht hinuntergebracht habt. Oder ihr geht mit euren Freundinnen an den See, um Beachvolleyball zu spielen und schmettert eine Angabe nach der anderen in das gegnerische Feld. In eurem bisherigen Leben wart ihr wahrscheinlich am ehesten dazu geneigt, euer Smartphone oder das Tablet anzuwerfen und in Soziale Netzwerke abzutauchen. Jede dieser Möglichkeiten ist ein kurzfristiger Umgang mit eurer Wut. Am wahrscheinlichsten ist jedoch, dass die Beachvolleyball-Variante für euch am nachhaltigsten ist."

An dieser Stelle sollte nochmals kurz auf die Liste positiver alternativer Aktivitäten (**Step 9;** ➤ Abschnitt IV Materialien) verwiesen werden. In Situationen, in denen die Teilnehmerinnen mit Konsum auf ein aversiv erlebtes Gefühl reagiert haben, sollten langfristig diese alternativen Aktivitäten angewendet werden. Insbesondere der positive Effekt von sportlicher Aktivität ist an dieser Stelle herauszuheben.

„Wir greifen das Thema zum Abschluss bei den Aufgaben zur Vertiefung nochmal auf, aber schon jetzt solltet ihr wissen, dass ihr im Verlauf der kommenden Woche auf Situationen stoßen werdet, in denen ihr Alternativen zu eurer bisherigen Lösung, sprich Konsum, haben solltet. Wer weiß noch, auf welchen Step wir anspielen? Wir haben ihn zu Beginn der heutigen Gruppe schon angesprochen, richtig, Step 9!"

Die Notwendigkeit einer Individualisierung sollte nochmal angesprochen werden, dies auch vor dem Hintergrund, die Teilnehmerinnen für eine Protokollierung zu motivieren.

„Gehen wir nochmal zum Beispiel von eben zurück: Wir hatten angenommen, dass Beachvolleyball die bessere Alternative darstellt, mit dem schlechten Gefühl umzugehen. Und spätestens seit dem letzten Modul (Modul 8, ➤ Kap. 6.8*) wisst ihr auch, warum uns Sport so wichtig für euch scheint. Es könnte aber auch sein, dass ihr euch jedes Mal beim Volleyball so verausgabt, dass ihr hinterher krank im Bett bleibt. Oder ihr verletzt euch oder andere regelmäßig, wenn ihr mit Wut im Bauch auf das Feld geht. Daher möchten wir auch hierbei wieder auf die Notwendigkeit der Individualisierung und des Sich-Ausprobierens hinweisen. Leider gibt es keine Pauschalantworten, auch und gerade nicht bei der Frage nach dem Umgang mit unangenehmen Gefühlen."*

6.9.7 Stressabbau und Entspannung

Ziel	Techniken zum Stressabbau und Entspannungsverfahren kennenlernen
Material	Step 15 (➤ Abschnitt IV Materialien); Flipchart, Tafel oder Whiteboard
Dauer	10 Minuten (mind.)

Um langfristig und nachhaltig funktional Emotionsregulation zu betreiben, ist es für Betroffene in der Regel sinnvoll, Stress abzubauen. Es empfiehlt sich die übliche verhaltenstherapeutische triadische Herangehensweise an das Thema:

1. Stressverringerung
2. Stressbewertung
3. Stresserholung.

Die Gruppenleitung skizziert die Beispiele auf dem Flipchart und sammelt Beispiele der Teilnehmerinnen. Diese können bereits auf Step 15 (➤ Abschnitt IV Materialien) übernommen werden:

1. Stressverringerung: „Ich stehe einfach ein bisschen früher auf, um nicht jeden Morgen zum Bus rennen zu müssen" oder „Ich nehme Nachhilfe in Anspruch" oder „Ich muss nicht unbedingt alles alleine lösen."
2. Stressbewertung: „Es bringt nichts, mich über die Dinge aufzuregen, die ich nicht ändern kann, zum Beispiel den unsympathischen Mathe-Lehrer."
3. Stresserholung: „Sport", „alternative Aktivitäten", „Entspannungsverfahren"

Der letzte Punkt öffnet das große Themenfeld der Entspannungsverfahren, der Achtsamkeit und der positiven alternativen Aktivitäten. Zu den Entspannungsverfahren ist zu sagen, dass sich gerade im Altersbereich der Adoleszenten eher wenig Motivation für die Durchführung der Verfahren erwarten lässt. In der Gruppe oder im Einzelgespräch lassen sich Autogenes Training, Traumreise oder die Progressive Muskelrelaxation (PMR) nach Jacobson anleiten. Letztere wird meiner Erfahrung nach noch am ehesten von den Jugendlichen angenommen. Achtsamkeitsübungen sind eine sinnvolle Ergänzung, wobei hier auf den Einbau in den Alltag zu achten ist. „Der Rote Punkt" wäre zum Beispiel eine gute Übung, bei der Betroffene durch auf Gegenstände (Kaffeemaschine, Zahnputzbecher, etc.) geklebte Punkte daran erinnert werden, die Tätigkeit (Kaffeekochen, Zähne putzen, etc.) achtsam durchzuführen. Achtsames Verhalten ist meist gar nicht so weltfremd, wie von vielen der Patientinnen angenommen. Die meisten Menschen etwa duschen bereits achtsam und bemerken einen entspannenden Effekt dabei, unter der Dusche zeitgleich nicht noch tausend andere Dinge zu erledigen.

In der Gruppensituation macht es am ehesten Sinn, eine kurze PMR-Übung anzuleiten. Die Instruktionen dazu finden die Teilnehmerinnen für zu Hause auch auf **Step 15** (➤ Abschnitt IV Materialien).

„Wichtig ist, dass die Anforderungen eures Alltags und die Phasen der Entspannung zueinander im Gleichgewicht stehen. Daher ist ein Entspannungsverfahren vor allem dann sinnvoll, wenn ihr gerade viel Stress habt, euch körperlich angespannt fühlt und Schwierigkeiten habt, zur Ruhe zu kommen. Eine Methode, die ihr auch gut alleine anwenden könnt, ist die Progressive Muskelrelaxation, kurz PMR, nach Jacobson. Das Besondere ist hier, dass ihr erst in eine starke körperliche Anspannung geht und erst daraus in die Entspannung, die man auch als Relaxation bezeichnet. Dieser Weg fällt vielen Betroffenen leichter als der direkte in die Entspannung.
Habt ihr Lust, eine kleine PMR-Übung durchzuführen? Prüft, ob ihr im Rahmen der Möglichkeiten bequem sitzt. Wenn ihr mögt, könnt ihr die Augen schließen, ihr könnt sie jedoch auch geöffnet lassen. Richtet eure Aufmerksamkeit auf eure Füße. Wohin haben eure Füße euch heute schon getragen? Wohin werden euch eure Füße heute noch tragen? Schließt diesen Gedanken nun bewusst mit einem innerlichen Stopp-Signal ab und versucht, im Hier und Jetzt zu sein. Wenn eure Gedanken abschweifen, lasst sie einfach ziehen und konzentriert euch wieder auf eure Füße. Es ist gut, dass ihr sie habt. Eure Füße sind so wichtig für euch. Spreizt nun die Zehen beider Füße nach oben, sodass der Fuß nur noch mit der Ferse Kontakt zum Boden hat. Haltet die Spannung mit ganzer Intensität für zehn Sekunden und senkt die Füße dann wieder ab, während ihr ausatmet. Wartet etwa eine halbe Minute und führt die Übung dann noch einmal durch. Spürt ihr, wie gut diese Übung euren Füßen tut? Richtet eure Aufmerksamkeit nun auf die Hände. Macht euch klar, dass es gut ist, dass ihr eure Hände habt. Den Daumen, den Zeigefinger, den Mittelfinger, den Ringfinger und den kleinen Finger. Jeder einzelne Finger ist so wichtig. Ballt nun beide Hände für zehn Sekunden mit ganzer Intensität zur Faust und atmet normal weiter. Beim Ausatmen löst die Anspannung in den Händen und öffnet diese wieder.
Wartet etwa eine halbe Minute und führt die Übung dann noch einmal durch. Spürt ihr, wie gut diese Übung euren Händen tut? Verweilt noch einen Moment in der Entspannung und kehrt dann wieder in das Hier und Jetzt zurück. Ihr könnt die Augen wieder öffnen.

Nach einigen Durchgängen und wenn ihr euch mit der Übung sicher fühlt, könnt ihr sie auch auf andere Körperregionen anwenden. Ein typischer Ablauf wären nacheinander die folgenden Aktionen: Faustschluss, Ellenbogen beugen, Fußzehen nach oben spreizen, Unterschenkel Richtung Gesäß ziehen, Augenbrauen nach oben ziehen, Augen zukneifen, Zähne aufeinanderbeißen, Kopf auf die Brust legen. PMR muss man üben, am besten täglich für mindestens zwanzig Minuten. Die Übungen kann man entweder im Sitzen oder im Liegen durchführen, wobei das Sitzen meist einfacher in den Alltag integriert werden kann. Lasst euch nicht irritieren, wenn ihr euch bei der Anwendung anfangs komisch vorkommt. So geht es den meisten."

6.9.8 Aufgaben zum Vertiefen

Ziel	Anleitung zur Möglichkeit der Vertiefung
Material	Step 9, Step 13, Step 14, Step 15 (➤ Abschnitt IV Materialien)
Dauer	5 Minuten (mind.)

Wie in der heutigen Gruppe bereits besprochen, sollen sich die Teilnehmerinnen in den kommenden Tagen mit ihrer (dysfunktionalen) Emotionsregulation auseinandersetzen. Mithilfe des Wochenprotokolls (**Step 14;** ➤ Abschnitt IV Materialien) sollen die Teilnehmerinnen mögliche Situationen einer dysfunktionalen Emotionsregulation sammeln. Exemplarisch sollte zumindest eine Situation herausgegriffen und mithilfe der Situationsanalyse (**Step 13;** ➤ Abschnitt IV Materialien) näher exploriert werden. Um mehr funktionale Strategien zur Hand zu haben, kann erneut auf die Liste der (positiven) alternativen Aktivitäten (**Step 9;** ➤ Abschnitt IV Materialien) hingewiesen werden. Die Teilnehmerinnen sollen ferner auf ihre Stressbewältigung (**Step 15;** ➤ Abschnitt IV Materialien) achten und wer mag, kann die PMR-Übung oder eines der anderen Entspannungsverfahren zu Hause nochmal wiederholen.

6.9.9 Abschlussrunde

Ziel	Gut aus der heutigen Stunde kommen
Material	Keines
Dauer	5 Minuten (mind.)

Jedes der Module wird durch eine kleine Abschlussrunde beendet. Hier können Formalitäten besprochen werden, etwa wann die nächste Sitzung wegen eines dazwischenliegenden Feiertages stattfindet. Die Teilnehmerinnen haben abschließend die Möglichkeit, Fragen zur heutigen Sitzung zu stellen, ggf. können nicht verstandene Inhalte kurz wiederholt werden. Im Anschluss soll jede der Teilnehmerinnen im Rahmen eines kurzen Blitzlichts rückmelden, wie sie die heutige Stunde erlebt hat, was sie mitnimmt, was sie gut und was sie schlecht fand und ob sie beim nächsten Mal wieder dabei ist. Die Gruppenleitung gibt einen kurzen Ausblick auf das kommende Thema. Damit endet das Modul.

Gruppenleitung und professionelle Teilnehmerinnen bleiben noch kurz zusammen, um die Stunde nachzubesprechen. Hierbei sollten insbesondere Schwierigkeiten und potenzielle Konflikte aufgegriffen werden. Die Erfahrungen aus den Einzeltherapiestunden mit den Teilnehmerinnen können ebenfalls einfließen.

„Damit sind wir am Ende der heutigen Stunde. Habt ihr noch irgendwelche Fragen an uns? Keine? Dann sehen wir uns nächste Woche genau um dieselbe Zeit wieder, um weiterzumachen. Wir werden dann das letzte Modul zusammen haben und uns damit beschäftigen, wie es nun für euch weitergehen kann. Nun fänden wir es noch schön, wenn ihr reihum eine kurze Rückmeldung zu heute geben könntet. Was nehmt ihr mit, was fandet ihr gut, was schlecht und die wichtigste Frage von allen: Seid ihr beim nächsten Mal wieder mit dabei?"

6

6.10 Modul 10: Peergroup, Suchtverschiebung und Dranbleiben

Übersicht

Ziele des heutigen Moduls

- Individuell funktionalere Emotionsregulation und Stressbewältigung
- Besonderheiten der Peergroup, Abgrenzung (an den richtigen Stellen)
- Gefahren der Suchtverschiebung werden aufgezeigt
- Aufrechterhaltung und Umgang mit Rückfällen, Frühwarnzeichen, Krisenplan
- Feedback zur Gruppentherapie erhalten
- Planung des weiteren, individuellen Bedarfs (Einzel- und Angehörigengespräche)

Vorbereitung

Keine besondere Vorbereitung notwendig

Materialien

- Flipchart, Tafel oder Whiteboard
- Stempel und Stempelkissen zur Bestätigung der Teilnahme auf dem Deckblatt
- Stifte für die Teilnehmerinnen
- Die heutigen Arbeitsblätter (idealerweise als Therapieheft gesammelt; ➤ Abschnitt IV Materialien):
  - Step 9: Alternative Aktivitäten
  - Step 13: Denken, Fühlen und Handeln
  - Step 14: Wochenprotokoll (der zurückliegenden Woche)
  - Step 15: Stressabbau und Entspannung
  - Step 16: Peers
  - Step 17: Aufrechterhaltung
  - Step 18: Auswertungsbogen

Ablauf

1. Begrüßung der Teilnehmerinnen und Reflexion der letzten Sitzung (➤ Kap. 6.10.1)
2. Evaluierung einer funktionaleren Emotionsregulation und Stressbewältigung (➤ Kap. 6.10.2)
3. Peergroup (➤ Kap. 6.10.3)
4. Suchtverschiebung (➤ Kap. 6.10.4)
5. Dranbleiben (➤ Kap. 6.10.5)
6. Aufgaben zum Vertiefen (➤ Kap. 6.10.6)
7. Verabschiedung (➤ Kap. 6.10.7)

6.10.1 Begrüßung der Teilnehmerinnen und Reflexion der letzten Sitzung

Ziel	Die Inhalte des letzten Moduls kurz wiederholen
Material	Keines
Dauer	5 Minuten (mind.)

Die Teilnehmerinnen werden begrüßt. Sollten neue Teilnehmerinnen anwesend sein, so wird die Vorstellungsrunde aus Modul 1 (➤ Kap. 6.1) nochmal wiederholt, wobei die der Gruppe bereits bekannten Teilnehmerinnen nur kurz Namen, Alter und ihr Gruppenziel wiederholen sollten, bei den „Neuen" kann die Vorstellung, wie in Modul 1 (➤ Kap. 6.1) gezeigt, ruhig etwas ausführlicher erfolgen.

Anschließend wird eine der Teilnehmerinnen mit einer offenen Frage gebeten, die Inhalte des letzten Moduls zusammenzufassen. Dies dient der Wiederholung für die Teilnehmerinnen des letzten Mals und gibt jenen, die das Modul verpasst haben, die Möglichkeit, heute mitreden zu können. Wenn keiner von sich aus beginnt, kann die Gruppenleitung auch jemanden drannehmen und Hilfestellung geben.

„Hanni, möchtest du vielleicht nochmal sagen, was wir letztes Mal besprochen haben? Erinnerst du dich noch an den Begriff der dysfunktionalen Emotionsregulation?"

Gegebenenfalls müssen die Inhalte der letzten Gruppe auch nochmal kurz von der Gruppenleitung aufgegriffen und zusammenfassend wiederholt werden.

6.10.2 Evaluierung einer funktionaleren Emotionsregulation und Stressbewältigung

Ziel	Individuell funktionalere Emotionsregulation und Stressbewältigung erreichen
Material	Step 9, Step 13, Step 14, Step 15 (➤ Abschnitt IV Materialien)
Dauer	10 Minuten (mind.)

Die Teilnehmerinnen werden nach ihren Wochenprotokollen (**Step 14;** ➤ Abschnitt IV Materialien) befragt. Exemplarisch sollte zumindest einer der Teilnehmerinnen bereit sein, eine spezifische Situation herauszugreifen, der Gruppe mitzuteilen und im Anschluss mithilfe der Situationsanalyse (**Step 13;** ➤ Abschnitt IV Materialien) näher zu explorieren.

„Ich habe mich wieder so sehr über meinen Stiefvater geärgert, dass ich mich einfach ans Handy setzen musste."
„Okay, hast du dir die Situation nochmal mithilfe der Situationsanalyse im Detail angeschaut? Hättest du Lust, uns deine Erkenntnisse mitzuteilen?"

Erfahrungsgemäß besteht eher eine geringe Bereitschaft der Selbstprotokollierung, was die Evaluierung erschwert, dem eigentlichen Lernziel dieses Moduls, einer funktionaleren Emotionsregulation, aber nicht im Weg stehen muss. Jede der Teilnehmerinnen sollte zu diesem Aspekt befragt werden.

„Welche neuen (positiven) alternativen Aktivitäten konntet ihr eurer Liste auf Step 9 hinzufügen?"
„Ich habe für mich bemerken können, dass mir Zeichnen doch ungemein hilft, um nach einem stressigen Schultag runterzukommen. Das hätte ich selbst nicht gedacht, doch die größte Hürde war scheinbar wirklich, sich aufzuraffen und einen Block und geeignete Stifte zu besorgen."

Nachfolgend kann in Form einer offenen Frage eine geänderte Stressbewältigung (**Step 15;** ➤ Abschnitt IV Materialien) erfragt werden.

„Hat jemand von euch damit begonnen, seinem Stress anders zu begegnen?"
„Ich habe mir Nachhilfe in Mathe organsiert."

Abschließend wird nach Entspannungsverfahren gefragt, wobei hier erwartungsgemäß von jugendlichen Patienten eher negative bis gar keine Erfahrungen berichtet werden. Tendenziell sind Mädchen dem Thema gegenüber offener als Jungen.

„Hat jemand von euch nochmal PMR ausprobiert? Oder eine der anderen Übungen?"
„Sorry, ey. Das ist mir echt zu blöd gewesen."
„Ja, das kenne ich. Im Rahmen der Ausbildung zur Therapeutin kam ich mir beim Durchführen auch bescheuert vor. Aber man muss das einfach ein bisschen üben. Manchmal hat man einfach auch noch nicht die richtige Übung für sich gefunden. Wollen wir fürs Erste festhalten, dass die meisten von euch besser mit einer sportlichen Aktivität entspannen können?"

6.10.3 Peergroup

Ziel	Besonderheiten der Peergroup, Abgrenzung (an den richtigen Stellen)
Material	Step 16 (➤ Abschnitt IV Materialien); Flipchart, Tafel oder Whiteboard
Dauer	15 Minuten (mind.)

Ein Sonderaspekt der Selbstkontrolle (Teufelskreismodell, ➤ Abb. 6.5) soll hier nochmal umfassend aufgegriffen werden: der Umgang mit der Peergroup bzw. Gleichgesinnten. Die Veränderung des Einflussfaktors „Milieu" wird von vielen Patientinnen (auch solchen mit starker Selbstkontrolle) häufig als sehr schwierig beschrieben. Dies wird bereits durch die Definition des Begriffs „Peergroup" deutlich: Er bezeichnet eine Gruppe von Menschen mit gemeinsamen Interessen. Meist ähneln sich die Mitglieder dieser Gruppe noch in weiteren Aspekten, etwa dem Alter oder der Herkunft. Das für die Suchtbehandlung herausstechende Merkmal ist jedoch das gemeinsame Interesse: in diesem Fall also beispielsweise Soziale Netzwerke oder andere digitale Medien. Nicht selten bilden sich (gerade im Jugendalter) ganze Freundesgruppen um eine bestimmte Nutzungsform. So wird zum Beispiel ein gewisser Influencer oder Streamer zum Hauptgesprächsthema, man diskutiert in der Schule oder im WhatsApp-Chat darüber. Dieser Gruppe im Rahmen der Teilabstinenz den Rücken zu kehren, das kann eine Herausforderung sein. Eine, die Behandelnde therapeutisch seit vielen Jahren auch im Bereich der stofflichen Süchte begleiten, etwa wenn der Patient neue Freizeitkontakte aufbauen muss, um die Kneipe an der Ecke zu vermeiden.

Um die soziale Isolation (und damit möglicherweise einen weiteren Grund zu konsumieren) zu vermeiden, empfiehlt sich ein gestuftes Vorgehen. Viele dieser Aspekte müssen im Rahmen von Einzelgesprächen aufgegriffen werden, doch bereits hier in der Gruppe lässt sich der Wert von Freundschaft definieren und erarbeiten.

Die zentrale Frage dabei lautet: „Ist ein Freund jemand, mit dem ich nur online oder mit Smartphone sein kann, oder bin ich ihm als Mensch so wichtig, dass er bereit wäre, alternative Tätigkeiten (idealerweise ohne Handy) mit mir zu unternehmen, in dem Wissen, dass mir die ursprüngliche Tätigkeit sogar schadet?"

Die Gruppenleitung fordert die Teilnehmerinnen auf, über die aktuelle Peer-Gestaltung zu berichten.

„Erzählt doch mal, mit wem hängt ihr so herum? Sei es nun im Real-Life oder Online. Wer ist das so und was macht ihr mit denjenigen? Wie definiert ihr Freundschaft?"
„Also ich habe eigentlich nur eine Real-Life-Freundin. Sie geht in meine Klasse. Sie interessiert sich auch für Me-Myself-And-I 2.0, aber ist darin deutlich weniger aktiv, weil sie Handball spielt und auch einen Freund hat. Online habe ich viel mehr Freunde. Die sind über die ganze Welt verteilt. Ich kann mit denen auch über meine Probleme sprechen, das ist für mich die Definition für Freundschaft, aber klar: Wirklich real kennen tue ich sie nicht."

Ein besonders passender bzw. extremer Fall wird anschließend aufgegriffen und soll exemplarisch weiter untersucht werden.

„Warum interessiert uns das an dieser Stelle so sehr, fragt ihr euch vielleicht. Nun, heute ist für die meisten von euch das letzte Modul. An diesem Punkt in der Therapie berichten uns Patientinnen häufig, dass sie trotz aller Fortschritte vor allem noch dabei Schwierigkeiten haben, ihre neue Art, mit dem Suchtmittel umzugehen, auch gegenüber ihrem Freundeskreis zu vertreten. Den Freundeskreis kann man aus therapeutischer Sicht auch als Peergroup bezeichnen. Schauen wir uns die Definition dieses Begriffes an, so wird die Schwierigkeit gleich offensichtlich: Als Peergroup bezeichnet man eine Gruppe von Menschen mit gemeinsamen Interessen. Meist ähneln sich die Mitglieder dieser Gruppe noch in weiteren Aspekten, etwa dem

Alter oder der Herkunft. Das für uns herausstechende Merkmal ist jedoch das gemeinsame Interesse: in diesem Fall also beispielsweise Me-Myself-And-I 2.0."

Anschließend wird auf das Dilemma der Situation hingewiesen. Idealerweise liefert die Gruppe selbst die wichtigen Hinweise dazu, ansonsten kann die Gruppenleitung auch nachhelfen.

„Was könnte jetzt schwierig sein, für Hanni hier eine Veränderung vorzunehmen? Du steckst in einem Dilemma: Wenn du beschließt, weniger online sein zu wollen, wird dies auch zur Folge haben, dass du weniger Zeit mit deinen Freunden verbringst. Es besteht die Gefahr, dass du dich zur Außenseiterin der Gruppe machst, ja sogar, dass sich deine Freunde von dir abwenden. Da du aktuell keine wesentlichen anderen sozialen Kontakte hast, würde dich das nur noch einsamer und trauriger werden lassen. Deine Depression wird weiter zunehmen und du wirst vermutlich zunehmend Schwierigkeiten haben, deine Abstinenz aufrechtzuhalten. Das kann also nicht der richtige Weg sein, mit der Situation umzugehen."

Da einige internetabhängige Patientinnen ein eher selbstunsicheres Verhalten zeigen und den Weg des geringsten Widerstandes (man ist einfach weiterhin online) gehen würden, empfiehlt es sich, solche Thematiken im Rahmen eines sozialen Kompetenztrainings zu lernen. Im Rollenspiel können die Teilnehmerinnen lernen, ihre Interessen so durchzusetzen, dass sich Freundeskreis und Therapiefortschritt nicht im Weg stehen. Dies kann eine große Herausforderung sein, schließlich tragen viele nutzungsformimmanente Faktoren dazu bei, dass virtuelle Netzwerke den Aufbau eines (mitunter rein dort existierenden) Freundeskreises ermöglichen. Man kann online so ziemlich alles teilen: Freundschaft, Liebe, Sexualität – und für mit digitalen Medien Aufgewachsene sind solche Beziehungen in der Regel auch ein wichtiger Teil ihres Soziallebens. Schwierig ist lediglich eine Exklusivität. Die virtuellen Freunde mögen einen durchaus besser verstehen, sie können am besten nachvollziehen, wie es in einem drin aussieht, sie können Verständnis zeigen und für einen da sein. Wenn es allerdings schwierig wird, dann braucht man (auch) „echte" Freunde, die vorbeikommen, bei Suizidgedanken den Krankenwagen rufen und Betroffene auch physisch begleiten. Solche realen Freundschaften lassen sich zum Beispiel in Sportvereinen finden, die, wie bereits mehrfach erwähnt, ein probates Mittel sind, um alternative (positive) Aktivitäten zu etablieren.

„Wir sollten dazu ein kleines Rollenspiel machen, so kann Hanni am besten üben, wie sie dieser schwierigen Situation entgegentreten will. Wärst du bereit dafür?"

Die Teilnehmerin, deren aktuelle Peer-Gestaltung aufgegriffen wurde, schlüpft in die Rolle ihrer eigenen Person. Die anderen Teilnehmerinnen übernehmen die Rolle der Peers. Die Gruppenleitung kann das Rollenspiel zunächst offen beginnen lassen und bei Bedarf Stichworte einwerfen. Diese wären in jedem Fall das Thema Abgrenzung und eventuell auch, mit den bereits bestehenden Freunden andere Themen zu finden. Was macht echte Freunde aus? Welche alternativen Freizeitaktivitäten kann ich mit meinen Peers unternehmen? Je nachdem, ob die Gruppe im Rollenspiel nun „scheitert" oder bereits Lösungsmöglichkeiten anbringen kann, sollte an einer gewissen Stelle unterbrochen werden. Die Gruppenleitung verweist auf ein gestuftes Vorgehen und bietet Hilfestellung.

„Wie bei allen wichtigen Entscheidungen im Leben solltest du stufenweise vorgehen. Fang damit an, dir zu überlegen, wem aus deinem Freundeskreis du dich mit deiner aktuellen Situation anvertrauen kannst. Mit wem aus deiner Peergroup kannst du offen über deine Probleme sprechen? Was zeichnet diese Person aus? Ist sie vertrauenswürdig? Kann sie sich in dich hineinversetzen? Lass uns vereinfacht die Regel aufstellen, dass wirklich gute Freunde verstehen würden, wenn du ein Problem mit deinem Handy-Konsum hättest. Alle, die das nicht tun, solltest du zumindest als gute Freunde hinterfragen. Das heißt nicht, dass du sofort mit allen aus deiner Peergroup den Kontakt abbrechen musst, aber du solltest aufpassen, ob sie dir eine Unterstützung sein können oder nicht. Der nächste Schritt wird dir dabei helfen. Wollt ihr das nochmal im Rollenspiel zusammen aufgreifen?"

Nun erfolgt die Hinleitung zum nächsten Schritt:

„Schlage deiner ‚Peergroup' alternative Freizeitaktivitäten vor. Mache ihnen möglichst konkrete Angebote, die sich mit den von dir geplanten Freizeitaktivitäten decken. Beispielsweise den Vorschlag, ins Schwimmbad zu gehen, sich zum Volleyballspielen oder für ein Brettspiel zu verabreden. Wer aus deiner ‚Peergroup' geht auf deine Vorschläge ein? Wenn sie verstanden haben, dass es für dich sehr wichtig ist, andere Freizeitaktivitäten aufzubauen, dann sollten sie auch in der Lage sein, auf deine Vorschläge einzugehen. Wenn nicht, müssen wir an dieser Stelle zunächst mal pauschal annehmen, dass ihnen ihr eigener Konsum wohl wichtiger ist, als Zeit mit dir zu verbringen."

Abschließend erfolgt die Überleitung auf die heutige Aufgabe zur Vertiefung und die Überleitung zum nachfolgenden Thema. Bei Bedarf kann erneut zusammen eine Situationsanalyse durchgeführt werden.

„Eventuell kann dir die Situationsanalyse von Step 13 helfen, deinen Freundeskreis auf Menschen, die dir eine Unterstützung sein können, und solche, die es eher nicht sind, abzuklopfen. Erneut lohnt sich an dieser Stelle der Vergleich mit den stoffgebundenen Abhängigkeiten: Der alkoholkranke Patient sollte sich mit seinen Freunden nicht mehr in der Kneipe treffen. Wenn er dieselben Freunde aber dazu bringen kann, zusammen auf dem Bolzplatz eine Runde kicken zu gehen, dann haben alle was davon. Diejenigen, die lieber weiterhin in der Kneipe bleiben, auf die kann und sollte er verzichten, wenn ihm seine Abstinenz wichtig ist. Ähnliches gilt für eine Abhängigkeit von digitalen Medien."

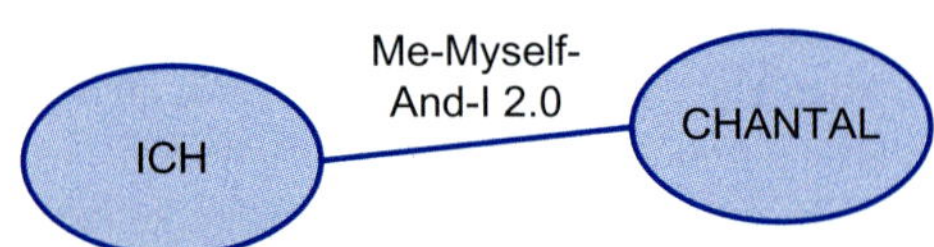

Abb. 6.12 Beispiel eines Beziehungsgitters wie auf Step 16 (➤ Abschnitt IV Materialien) dargestellt [L231]

Im Anschluss wird das Ergebnis des Rollenspiels besprochen. Die Teilnehmerinnen machen sich bereits erste individuelle Notizen auf ihrem **Step 16** (➤ Abschnitt IV Materialien). Je nach Zeit und bereits vorgenommenen Notizen der Teilnehmerinnen können einige Teilbereiche nun bearbeitet werden. Der Rest wird in die Aufgabe zur Vertiefung verschoben (mit dem Nachteil, dass die Inhalte nur noch in den Einzelgesprächen nachbesprochen werden können).

Am Ende soll ein Beziehungsgitter entstehen, wie in ➤ Abb. 6.12 beispielhaft gezeigt. Die Gruppenleitung kann dies exemplarisch auf dem Flipchart darstellen.

6.10.4 Suchtverschiebung

Ziel	Gefahren der Suchtverschiebung werden aufgezeigt
Material	Step 4, Step 7, Step 17 (➤ Abschnitt IV Materialien); Flipchart, Tafel oder Whiteboard
Dauer	5 Minuten (mind.)

Im Zuge der Reduktion eines abhängigen Verhaltens (aber natürlich auch bei stofflichen Süchten) kann es zur sogenannten Suchtverschiebung kommen, bei der das ursprüngliche Verhalten dann durch ein anderes (auf lange Sicht ebenfalls abhängig machendes) Verhalten ersetzt wird. Diese Problematik kann sich auf andere Soziale Netzwerke (siehe das bereits besprochene Ampelsystem in Modul 4, ➤ Kap. 6.4), aber auch auf andere Nutzungsformen (YouTube, Videospiele) beziehen. Bereits angesprochen wurde die Suchtverschiebung vom aktiven Konsum Sozialer Netzwerke auf den passiven in Form von YouTube-Videos oder Serien (Modul 2, ➤ Kap. 6.2, und Modul 3, ➤ Kap. 6.3). Die Verschiebung muss also nicht immer etwas mit dem primär zugrundeliegenden Inhalt zu tun haben! Auch eine Verschiebung in den Bereich der stofflichen Süchte ist denkbar (Cannabis, Alkohol etc.), jedoch eher die Ausnahme.

„Ihr habt inzwischen sicher alle gemerkt: Wenn ihr euren Medienkonsum reduziert, solltet ihr andere Möglichkeiten finden, um dessen ursprüngliche Funktion für euch zu ersetzen. Wir haben uns deshalb bereits lange über alternative Methoden zur Emotionsregulation oder eine aktive Freizeitgestaltung unterhalten. Nun wollen wir uns noch der Gefahr widmen, das eine abhängige Verhalten durch ein anderes zu ersetzen. Hier lohnt sich erneut der Blick auf die schon oft als Vergleich herangezogenen sogenannten stoffgebundenen Süchte. Bei Alkoholabhängigen ist es zum Beispiel nicht selten, dass sie zwar zeitweise das Trinken von Alkohol einstellen können, aber stattdessen Beruhigungsmittel einnehmen, die auf die gleichen Rezeptoren im Gehirn wirken. Ein weiteres Beispiel sind die Berichte von ehemaligen Heroin-Konsumenten, die ihre Abhängigkeit überwinden konnten, aber dafür nun in abhängiger Weise Cannabis konsumieren. Dieses Phänomen nennt sich Suchtverschiebung. Aufgrund der vielen Parallelen zwischen der Medienabhängigkeit und den stoffgebundenen Süchten besteht auch die Möglichkeit, dass die eine in die andere übergeht. Diese Variante ist nicht sehr häufig, aber dennoch wollen wir euch an dieser Stelle darauf hinweisen. Wenn wir uns an Modul 2 zurückerinnern, spielt die Dopaminausschüttung zur Belohnung bei der Entstehung einer Abhängigkeit eine große Rolle. Bei den meisten sogenannten psychotropen Substanzen, also zum Beispiel Alkohol oder Cannabis, wird beim Konsum ebenfalls dieser Mechanismus ausgelöst. Daher kommt es vor, dass Menschen, die zuvor nach einem stressigen Arbeitstag im Internet verlorengegangen sind, beginnen, täglich einen Joint zu rauchen, um die gleichfalls zerstreuende und entspannende Wirkung zu nutzen. Dass das eine eher schlechte Idee ist, müssen wir euch an dieser Stelle wahrscheinlich gar nicht mehr explizit sagen."

Nach den einleitenden Worten und der Darstellung der Verschiebung von stoffungebundenen zu stoffgebunden Süchten ist es nun wichtig, die Gruppenteilnehmerinnen nochmal an ihre bereits definierten Abhängigkeitsfelder in Modul 2 (➤ Kap. 6.2) zu erinnern. Zudem sollte (aufgrund des hohen Stellenwerts bei der Suchtverschiebung) erneut über den passiven Konsum durch YouTube oder Serien gesprochen werden.

„Viel wahrscheinlicher ist es jedoch, dass ihr unbewusst eine Suchtverschiebung innerhalb der digitalen Medien betreibt. Deswegen war es uns damals so wichtig, auf Step 4 bereits auf andere, für euch möglicherweise interessante Abhängigkeitsbereiche hinzuweisen. Die naheliegendste Änderung des Suchtmediums ist diejenige, bei der ein soziales Netzwerk, ein Videospiel oder ein anderes digitales Medium durch ein sehr ähnliches ersetzt wird. Ihr nutzt also beispielsweise nicht mehr Me-Myself-And-I 2.0, sondern ein anderes Soziales Netzwerk. Hier kommt das Ampelmodell auf Step 7 zum Tragen. Nutzungsformen, die euch in ähnlicher Weise triggern, sollten demnach tabu sein. Weniger eindeutig und damit deutlich schwerer zu identifizieren ist die Verschiebung einer abhängigen Mediennutzung von einer spezifischen Nutzungsform hin zu einer diffuseren Art und Weise des Konsums. Typischerweise sind das YouTube-Videos, Serien oder das ziellose Herumsurfen im Internet. Darauf solltet ihr also unbedingt achten!"

Da es im Rahmen des letzten Moduls keine umfassende Aufgabe zur Vertiefung geben wird (eine kleine Aufgabe wird am Ende noch vorgestellt), sollte die Gruppenleitung nun darauf achten, dass jede der Teilnehmerinnen ihre potenziellen Suchtverschiebungs-Kandidaten auf **Step 17** (➤ Abschnitt IV Materialien) notiert. Das Flipchart kann von der Gruppenleitung dazu genutzt werden, die Schlagwörter zusammenzufassen.

„Bitte notiert auch nun auf Step 17 die von euch befürchteten Möglichkeiten einer Suchtverschiebung. Ihr könnt euch auch nochmal Step 4 anschauen, wenn ihr gerade Schwierigkeiten haben solltet, alle Nutzungsfelder zu überblicken."

6.10.5 Dranbleiben

Ziel	Aufrechterhaltung und Umgang mit Rückfällen, Frühwarnzeichen, Krisenplan
Material	Step 3, Step 9, Step 13, Step 14, Step 17 (➤ Abschnitt IV Materialien); Flipchart, Tafel oder Whiteboard
Dauer	10 Minuten (mind.)

Die Suchtverschiebung ist eine der großen Hürden beim Transfer der im Rahmen der Therapie erreichten Veränderungen in den Alltag. Bei der Gestaltung des hier berichteten Programms wurde bereits große Sorgfalt auf eine möglichst alltagsnahe Ausarbeitung der Inhalte aufgewendet, dennoch stellt die Umsetzung im Alltag Betroffene vor eine zusätzliche Herausforderung. Patientinnen sollte klargemacht werden, dass eine langfristige Verhaltensänderung nur durch konsequentes Anwenden der neu zu lernenden Verhaltensweisen zu bewerkstelligen ist. Neben der bereits ausführlich besprochenen Gefahr einer Suchtverschiebung hat der Umgang mit Rückfällen einen hohen Stellenwert.

Es sollten die drei zentralen Säulen der weiteren Aufrechterhaltung besprochen werden:

1 Transfer in den Alltag mithilfe der Verhaltenstherapie

Hierbei ist der erneute Verweis auf die Situationsanalyse (**Step 13;** ➤ Abschnitt IV Materialien) hilfreich. Dieses (doch sehr zeitaufwendige) Verfahren kann dabei helfen, potenziell schwierige Situationen zu meistern. Zudem sollten die Teilnehmerinnen erneut darauf hingewiesen werden, dass eine Verhaltensänderung nur durch konsequentes Üben eines gesunden Verhaltens zu erreichen ist. Zum Beispiel durch Anwendung der (positiven) alternativen Aktivitäten. Mit der Zeit können neue Nervenverbindungen im Gehirn entstehen und „Gras über die Sache wachsen" (➤ Abb. 6.13).

„Wenn ihr in Zukunft mal vor einem scheinbaren Problem stehen solltet, das sich auf den ersten Blick nur durch Konsum und Rückfall in alte Muster lösen lässt: Denkt an eure Situationsanalyse auf Step 13. Verhaltenstherapie bedeutet zudem, dass man neue Verhaltensweisen, also eure (positiven) alternativen Aktivitäten statt des Konsums, immer und immer wiederholen muss. Ihr habt diese auf Step 9 gesammelt."

2 Suchtverschiebung beachten (➤ Kap. 6.10.4)

„Die zweite Säule haben wir eben bereits sehr ausführlich besprochen. Sie besteht darin, auf eine mögliche Suchtverschiebung zu achten."

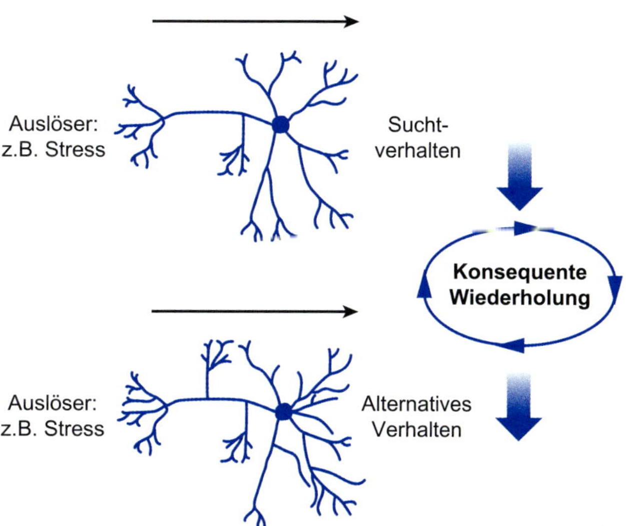

Abb. 6.13 Konsequentes Wiederholen schafft neue Nervenverbindungen, um langsam „Gras über die Sache wachsen" zu lassen. Modifiziert nach Illy & Florack (2018) [L231]

6

3 Umgang mit Rückfällen

Die beste Rückfallprophylaxe ist, einen Rückfall rechtzeitig zu erkennen. Hilfreich dabei ist das Medientagebuch (**Step 3;** ➤ Abschnitt IV Materialien) bzw. etwas spezifischer das Wochenprotokoll (**Step 14;** (➤ Abschnitt IV Materialien). Insbesondere die Nutzungsdauer und etwaige Gründe für einen Konsum sind dabei gute Indikatoren für einen sich anbahnenden Rückfall. Betroffene sollten ihre individuellen Frühwarnzeichen (zum Beispiel Missachtung der Regel, am Abend nicht mehr das Handy zu nutzen) kennen und diese in einen möglichst handlungszentrierten Krisenplan mit Gegenmaßnahmen aufnehmen. Dieser sollte Betroffenen leicht zugänglich sein und in analoger Form vorliegen (etwa als Karteikarte im Portmonee).

Der nachfolgende Kasten zeigt eine entsprechende Vorlage.

Wenn ich wieder anfangen sollte, vermehrt Soziale Netzwerke zu nutzen/im Internet zu surfen oder die nachfolgenden Frühwarnzeichen (XYZ) zeigen sollte, werde ich meine bisherigen Erfolge nicht kampflos aufgeben. Ich weiß, dass ich selbst dazu beitragen kann, nicht wieder in alte Verhaltensmuster zurückzufallen.

Ich werde

- *XYZ* anrufen (beste Freundin, Vertrauensperson) und mit ihr/ihm über meinen Rückfall sprechen.
- versuchen, das Verlangen, das Handy zu nutzen/im Internet zu surfen zu reduzieren, indem ich die App deinstalliere/das Handy ausschalte/meine Internetmöglichkeiten einschränke/etc. Wenn ich das alleine nicht schaffen sollte, bitte ich meine Freundin/meinen Freund/meinen Partner/meinen Bruder/meine Schwester/meine Eltern um Hilfe.
- die Liste meiner alternativen Freizeitaktivitäten anwenden und joggen gehen/mich mit Freunden verabreden/Musik hören/etc.
- mir professionelle Unterstützung holen, indem ich meine Therapeutin/meine Selbsthilfegruppe anrufe (Tel.: 1234)/bzw. aufsuche (Therapiezeiten XX Uhr jeden XXtag) bzw. da ich noch keine professionelle Behandlung habe, wähle ich die Nummer meines zuständigen Krisendienstes (Tel. 1234) und versuche im Anschluss, eine professionelle Behandlung zu vereinbaren.

Der Krisenplan ermöglicht Betroffenen in der konkreten Situation ein gestuftes Vorgehen und ist unterteilt nach eigenen Möglichkeiten, Einflussnahme durch Angehörige sowie professioneller Hilfestellung. Letzteres kann die aktuell zuständige Psychotherapeutin oder die Gruppentherapie sein. In akuten Notfällen ist es für Patientinnen hilfreich zu wissen, welche psychiatrische Klinik für sie zuständig wäre.

„Die beste Möglichkeit, einen drohenden Rückfall abzuwenden, ist es, diesen frühzeitig zu erkennen. Ihr solltet deshalb regelmäßig euer Medientagebuch auf Step 3 oder, noch spezifischer, zusätzlich euer Wochenprotokoll (Step 14) ausfüllen und entsprechend auswerten. Ihr müsstet noch unbenutzte Kopien haben, selbst wenn ihr sie bislang immer genutzt habt. Bemerkt ihr eine Zunahme der Konsumzeit, so ist Vorsicht geboten. Definiert eure Frühwarnzeichen. Das kann zum Beispiel der ausbleibende Schulbesuch oder abendlicher Konsum sein. Dann greift der Krisenplan ein. Auf Step 17 findet ihr verschiedene Bausteine, diesen zu gestalten. Am besten, ihr notiert euch den Krisenplan nicht nur im Therapieheft, sondern auch auf einer kleinen Karteikarte in eurem Portmonee. So habt ihr ihn im Krisenfall immer dabei."

Im Erfolgsfall lässt sich der Rückfall abwenden. Gelingt das nicht, geht es um die Aufarbeitung des Rückfalls. Generell sollten Therapierende die Haltung vermitteln, dass Rückfälle Teil der meisten Abhängigkeitserkrankungen sind und trotz aller Therapiemotivation und der getroffenen Vorsichtsmaßnahmen vorkommen können. Sich als Patientin in der Situation abzuwerten oder gar Vorwürfe zu machen, führt in der Regel nur zu weiterer Instabilität und in der Folge zur Wiederaufnahme des Konsums. Jeder Rückfall bietet letztlich auch die Chance einer langfristigen Veränderung und kann in der Folge wieder „wettgemacht" werden. Hilfreich sind dabei die drei nachfolgend vorgestellten W-Fragen, welche auch auf **Step 17** (➤ Abschnitt IV Materialien) zu finden sind und von der Gruppenleitung auf dem Flipchart notiert werden.

„Kommt es doch zum Rückfall, ist das kein Beinbruch. Versucht diesen eher als Teil eures Weges anzuerkennen. Es würde uns sogar überraschen, wenn es bei einer das Verhalten betreffenden Sucht nicht zu Rückfällen kommen würde. Wichtiger ist, dass ihr ehrlich zu euch seid und etwas daraus lernt. Dazu sind drei sogenannte W-Fragen hilfreich. Diese bitte auf eurem Step 17 notieren."

1. Warum kam es zu dem Rückfall?
2. Was muss ich in Zukunft anders machen?
3. Wie kann ich dieses Ziel erreichen?

In jedem Fall gelangen Betroffene zu neuen Erkenntnissen. Eventuell ist da bislang ein unbekannter Auslöser für den Konsum gewesen? Oder es braucht doch die Mithilfe von Angehörigen bei der Umsetzung der Stimuluskontrolle? Wichtiger als die Tatsache der Abwesenheit von Rückfällen ist es, dass Betroffene ehrlich zu sich selbst sind und Bagatellisierungen („Ach, die paar Stündchen am Handy") vermeiden oder Rückschritte gar komplett ignorieren. Die Werkzeuge dazu (zum Beispiel die Situationsanalyse) haben Betroffene zur Verfügung, es liegt an uns Therapierenden, sie zum Gebrauch derselbigen zu motivieren.

6.10.6 Aufgaben zum Vertiefen

Ziel	Anleitung zur Möglichkeit der Vertiefung
Material	Step 16, Step 17 (➤ Abschnitt IV Materialien)
Dauer	5 Minuten (mind.)

Da in der Regel die meisten Teilnehmerinnen heute ihr letztes Modul durchlaufen, macht es an dieser Stelle nochmals Sinn, auf die Eigenverantwortlichkeit hinsichtlich der Aufgaben zur Vertiefung hinzuweisen. Die Teilnehmerinnen sollen in Zukunft die drei zentralen Säulen der Aufrechterhaltung im Blick behalten (**Step 17;** ➤ Abschnitt IV Materialien) und insbesondere in der nächsten Zeit auf die Suchtverschiebung achten. Der Krisenplan sollte von allen auf eine im Portmonee mitgeführte Karteikarte übernommen werden. Wer mag, kann sich noch mit den Fragen zu Selbstsicherheit auf **Step 16** (➤ Abschnitt IV Materialien) auseinandersetzen.

„Da die meisten von euch heute ihre letzte Stunde absolviert haben, werden wir die Aufgaben zur Vertiefung nur in den Einzelgesprächen nachbesprechen können. Ihr sollt sie aber ohnehin nicht für uns machen, sondern für euch. Und gerade heute ist es wichtig, sich mit dem Thema nochmal zu beschäftigen, geht es doch um eure weitere Aufrechterhaltung der Teilabstinenz! Schaut euch in jedem Fall die drei zentralen Säulen der Aufrechterhaltung auf Step 17 an und achtet insbesondere in der nächsten Zeit auf die Suchtverschiebung. Den Krisenplan solltet ihr alle auf eine im Portmonee mitgeführte Karteikarte übernehmen. Wer mag, kann sich zudem noch mit den Fragen zu Selbstsicherheit auf Step 16 beschäftigen."

6.10.7 Verabschiedung

Ziel	Verabschiedung und Feedback einholen
Material	Step 18 (➤ Abschnitt IV Materialien)
Dauer	10 Minuten (mind.)

Zum Abschluss wird allen Teilnehmerinnen gedankt und eventuell noch offene Stunden werden mit Teilnehmerinnen, die nachholen müssen, terminiert. Das Blitzlicht sollte heute ein Gesamtresümee unter Einbeziehung des anfänglich in Modul 1 (➤ Kap. 6.1) gesteckten Gruppenziels erfolgen.

„Damit sind wir am Ende der heutigen Stunde und für die meisten von euch auch am Ende der Gruppentherapie. Ehe wir einen Blick zurück werfen: Habt ihr noch irgendwelche Fragen an uns? Keine? Nun fänden wir es noch schön, wenn ihr reihum eine kurze Rückmeldung zu heute geben könntet. Was nehmt ihr mit, was fandet ihr gut, was schlecht und wie steht ihr aktuell zur Erfüllung eures im ersten Modul gesteckten Ziels? Was habt ihr erreicht? Worauf seid ihr stolz? Was braucht ihr noch, um euren weiteren Weg zu gehen?"

Die Gruppenleitung sollte, wenn möglich, zu jeder Teilnehmerin eine kurze, individuelle und aufbauende Rückmeldung geben.

„Hanni, ich erinnere mich noch, als du zum ersten Mal in die Sprechstunde kamst. Dein erster Satz war glaube ich: Keinen Bock! Du hattest so gar keine Lust, über Me-Myself-And-I 2.0 zu reden. Und dann hat es irgendwann Klick gemacht. Du warst super motiviert und hast dich dazu entschlossen, in die Gruppe zu kommen. Und dort, das kann man nicht anders sagen, warst du eine derjenigen, die immer super mitgemacht und wertvolle Beiträge geliefert hat. Ich spreche im Namen aller, wenn ich dir an dieser Stelle sagen kann: Vielen, vielen Dank für deine Teilnahme. Alles Gute auf deinem weiteren Lebensweg!"

Der Feedbackbogen (**Step 18;** ➤ Abschnitt IV Materialien) wird ausgeteilt und entweder nach einer ausreichend Bearbeitungszeit anonym wieder eingesammelt oder kann an anderer Stelle (Feedback-Briefkasten) oder bei den Einzelgesprächen abgegeben werden.

„Wir würden euch noch sehr bitten, uns den anonymen Feedbackbogen (Step 18) zukommen zu lassen. Wir wollen unbedingt von euch erfahren, was wir verändern sollten, um die Gruppe noch besser auf eure Bedürfnisse anpassen zu können."

Wenn keine offenen Fragen mehr sind, wird die Gruppe dann offiziell beendet.

„Alles klar soweit? Alles Gute euch und bleibt dran! Git gud!"

Gruppenleitung und professionelle Teilnehmerinnen bleiben noch kurz zusammen, um die Stunde nachzubesprechen. Hierbei sollten insbesondere Schwierigkeiten und potenzielle Konflikte aufgegriffen werden. Die Erfahrungen aus den Einzeltherapiestunden mit den Teilnehmerinnen können ebenfalls einfließen. Generell lässt sich nun auch der weitere Bedarf für die Einzeltherapiestunden und Angehörigengespräche abschätzen. In der Regel findet nach Abschluss der Gruppentherapie noch mindestens ein Einzelgespräch für die Patientinnen und ein Abschlussgespräch für Patientinnen und Erziehungsberechtige statt.

Damit endet ein Durchlauf der Gruppentherapie.

KAPITEL

7 Einzeltherapiesitzungen

Wie bereits erwähnt, ist es eher die Ausnahme, dass die Jugendlichen selbst einen Therapiewunsch haben. Die hohe Kunst der Einzelgespräche ist es deshalb, die Jugendlichen da abzuholen, wo sie stehen, und ihnen klarzumachen, dass es nicht darum geht, ihnen den Konsum digitaler Medien auf Wunsch der Eltern „auszutreiben". Vielmehr sollte der Fokus darauf liegen, was genau die Jugendlichen brauchen, um in Zukunft einen maß- und freudvollen Umgang mit den Medien pflegen zu können.

Das **Erstgespräch** hat dabei einen ganz besonderen Stellenwert. Nicht selten scheinen Eltern sogar lügen zu müssen, um die Betroffenen zu einer Erstvorstellung zu bringen. In Erwartung eines Zahnarztbesuchs ist die Verwunderung dann natürlich umso größer, plötzlich über das Thema digitale Medien sprechen zu müssen. Von Beginn an sind deshalb Transparenz und Aufklärung oberstes Gebot. Nach Möglichkeit versuche ich, die Patientengespräche gemeinsam mit den Eltern zu führen, manchmal ist es jedoch ratsam, diese kurz vor die Tür zu bitten. Es sollte möglichst darauf verzichtet werden, im Erstgespräch allzu lange alleine mit den Eltern zu sprechen. Die Gruppentherapie ist ein Angebot für die Jugendlichen selbst, nicht für deren Eltern. Der Konsum sollte nicht verteufelt (aber eben auch nicht verharmlost) werden.

Hierfür eignen sich vor allem **Techniken der Motivierenden Gesprächsführung** (Motivational Interviewing), die vor allem in der Behandlung von stoffgebundenen Abhängigkeiten zum Einsatz kommen (Miller & Rollnick, 2015). Dabei werden u. a. die Ambivalenzen hinsichtlich der positiven Effekte der Mediennutzung und der negativen Folgen (z. B. Streit in der Familie) aufgegriffen.

Das Erstgespräch sollte, nach dem (meist fremdmotiviert) vorgebrachten Vorstellungsgrund, mit einer wertfreien Exploration der digitalen Mediennutzung beginnen. An dieser Stelle ist es hilfreich, die Faszination oder Wertschätzung für die digitalen Nutzungsformen zum Ausdruck zu bringen. Eine gewisse Kenntnis der neuen Medien ist dabei von Vorteil, da die Jugendlichen so das Gefühl haben, über ein gemeinsames, vertrautes Thema sprechen zu können. Das Verständnis der Funktion, aber auch der Dysfunktion der Mediennutzung hat oberste Priorität. Die Struktur kann z. B. dem Grundbedürfnismodell nach Grawe (Grawe, 1998) folgen.

Für Therapierende lautet das oberste Gebot in der Gesprächsführung, Aussagen der Jugendlichen nicht zu bewerten, sondern zu hinterfragen und sie im passenden Moment in einen anderen Kontext zu setzen. So sollte zum Beispiel auf die Aussage „Ich glaube, meine Eltern übertreiben …" nicht mit „Ich glaube nicht, dass du mit deinem Konsum einen guten Schulabschluss erreichen kannst. Du solltest dir also dringend von mir helfen lassen!" reagiert werden. Solche wertenden Aussagen haben die Patientinnen bis zu diesem Zeitpunkt schon zur Genüge gehört, ohne dass sich eine Motivation zur Veränderung eingestellt hätte. Stattdessen sollte erarbeitet werden, in welchen Lebensbereichen die Jugendlichen überhaupt eine Veränderung wünschen („Würdest du dir denn wünschen, besser in der Schule zu sein?"), und erst im zweiten Schritt, ob und wie digitale Medien dabei eine Rolle spielen. Hier lassen sich bereits Ambivalenzen herausarbeiten, die von Betroffenen aversiv erlebt werden und nachfolgend aufgegriffen werden können. Die Rolle von Therapierenden ist hierbei vielmehr eine begleitende denn eine Richtung vorgebende.

Warum diese individuelle Therapie so wichtig ist, zeigt das nachfolgende Fallbeispiel.

Fallbeispiel

Die 16-jährige Patientin wird von den Eltern fremdmotiviert vorgestellt. Seit einigen Monaten ziehe sie sich zurück, verabrede sich kaum noch mit Freunden und habe ihre Hobbies (Cheerleading und Gitarre spielen) aufgegeben. Zuletzt sei auch der Schulbesuch sporadischer erfolgt, teilweise „hänge" die Patientin bis spät in der Nacht vor dem Handy. Sie verbringe ihre „gesamte Freizeit" nur noch mit digitalen Medien; was genau sie da mache, können die Eltern nicht benennen. In der Exploration wird deutlich, dass die Patientin vor allem Anime-Serien schaut, zudem ist sie sehr aktiv auf Instagram. Die Patientin interessiert sich vor allem für Cosplay und ist innerhalb der Community sehr gut vernetzt. Vor 6 Monaten sei der Patenonkel der Patientin überraschend an einem Herzinfarkt verstorben, zu ihm habe sie eine sehr gute Beziehung gehabt und sei im Vorfeld durch ihn mit den Anime-Serien in Kontakt gekommen. Aktuell fühle sich die Patientin nicht depressiv, sie sei „über das Schlimmste" hinweg und wolle einfach in Ruhe gelassen werden.

Die Patientin scheint ein stark durch den plötzlichen Tod des Onkels getriggertes depressives Erleben aufzuweisen und Zuflucht in den Anime-Welten zu suchen. Hierbei sind sowohl eskapistische Aspekte als auch Bonding-Aspekte mit dem Verstorbenen zu bemerken. Nicht selten bleiben digitale Bewältigungsmechanismen auch nach dem Abklingen einer Trauer- bzw. depressiven Reaktion bestehen und können im Verlauf zu einer Abhängigkeit werden. Ein Therapieziel wäre es nun, das online durchaus bestehende soziale Netz, das Zugehörigkeitsgefühl und ggf. auch die noch notwendige Trauerarbeit zurück in das reale Leben zu holen.

Es wurde hoffentlich deutlich, wie wichtig vor allem die **therapeutische Haltung** für das adäquate Aufgreifen medienimmanenter Faktoren und damit das erfolgreiche Gelingen der Psychotherapie ist. Aus diesem Grund ist eine pauschalere, vorverurteilende Herangehensweise, wie sie von manchen Kollegen propagiert wird, höchst kritisch zu sehen. Die Cosplay-Leidenschaft der Beispiel-Patientin etwa kann als wichtige Ressource genutzt werden. Dazu muss man als Therapierender keinesfalls selbst jedes Wochenende in das Outfit einer japanischen Comic-Figur schlüpfen. Es kann zu Beginn absolut ausreichend sein, sich die Lieblingscharaktere und deren Funktion schildern zu lassen und gemeinsam Videos anzuschauen.

Im Verlauf macht es Sinn, die Gruppentherapie durch weitere einzeltherapeutische Termine zu begleiten. In diesen können privatere Themen (etwa die Trauerarbeit beim obigen Fallbeispiel), aber auch stark individualisierte Therapietechniken (z. B. die Stimuluskontrolle oder Situationsanalysen) ihren Platz finden.

KERNAUSSAGEN

- In aller Regel stammt die Motivation für eine spezifische Vorstellung aufgrund des Medienkonsums nicht von den Jugendlichen selbst. Daher steht in der therapeutischen Arbeit zunächst der Motivationsaufbau an erster Stelle.
- Im Erstgespräch sollte der Fokus auf den Bedürfnissen der Jugendlichen selbst liegen. Es bietet sich an, dabei Techniken aus der „Motivierenden Gesprächsführung" zu nutzen.
- Die therapeutische Haltung sollte stets wertfrei, zugewandt und reflexionsorientiert sein. Eine negative Bewertung des Mediennutzungsverhaltens ist meist hinderlich für den therapeutischen Prozess.
- Im Verlauf der Gruppentherapie bieten die einzeltherapeutischen Sitzungen Raum für privatere Themen und individualisierte Therapietechniken

KAPITEL

8 Angehörigensitzungen

Wie in ➤ Kap. 7 beschrieben, findet der Großteil der psychotherapeutischen Arbeit mit den Jugendlichen selbst statt. Diese leben jedoch in aller Regel noch mit ihren Eltern zusammen und sind für einen erfüllenden Therapieprozess auf deren Bereitschaft zur Mitarbeit angewiesen. Diese Bereitschaft äußert sich vor allem im Rahmen der Erstvorstellung durch teilweise divergierende Vorstellungen des Ablaufs dieses Prozesses, insbesondere was die Rolle der Behandelnden angeht. „Sagen Sie als Arzt meiner Tochter doch bitte mal, sie soll endlich das blöde Handy weglegen", ist vielfach der Einstiegspunkt der Angehörigen. Meist blickt die Familie auf gescheiterte Versuche zurück, die Nutzung digitaler Medien durch das Aufstellen von Regeln und das Durchsetzen von Sanktionen bei deren Nichtbefolgen zu regulieren. Häufig sind die Medien bei Eltern mit aversiv erlebten Gefühlen und Gedanken wie Scham, Wut, Schuld und Verzweiflung assoziiert. Stellenweise bestehen auch Ängste hinsichtlich der im Internet lauernden Gefahren. Soziale Netzwerke nehmen hierbei gelegentlich auch (gerade im Unterschied zu Videospielen) eine Sonderrolle ein, da deren Nutzung von einigen Eltern als sozial erwünschter eingestuft wird. Gleichzeitig nutzen auch die Eltern selbst meist Soziale Netzwerke und haben eine Vorbildfunktion.

Häufig bestehen aufgrund zurückliegender familiärer Streitigkeiten den Medienkonsum betreffend schon Tendenzen zu einem „totalen Handyverbot". Auch der Zustand, dass Eltern längst aufgegeben haben, des Themas Herr zu werden, ist anzutreffen. Beide Gegebenheiten sind hinderlich für den therapeutischen Prozess. Infolgedessen sollte bereits im Erstgespräch eine Vereinbarung dazu getroffen werden, inwieweit die Eltern ebenfalls bereit sind, eine Veränderung anzustreben.

Die in diesem Manual propagierte Teilabstinenz bedeutet, die Jugendlichen selbst (wieder) ans Steuer zu lassen und (wieder) Kontrolle über die eigene Mediennutzung zu erlangen. Ist diese Nutzung allerdings zu stark durch die Eltern beschränkt, so fehlt Betroffenen der Raum, eigene Erkenntnisse auch entsprechend umzusetzen. Die Bereitschaft, die Beschränkungen im Verlauf der Therapie zu reduzieren, ist eine Voraussetzung, die es mit den restriktiver agierenden Eltern zu klären gilt. Bei den resignierten Eltern hingegen gilt es, proaktiv auf eine gemeinsame Medienerziehung hinzuarbeiten. Gerade bei Sozialen Medien lauern viele potenzielle Gefahren für Minderjährige (siehe dazu auch Illy, 2022), eine unbegleitete Nutzung (aufgrund der Resignation) ist daher nicht zu empfehlen.

Mit den Eltern ist unbedingt zu besprechen, inwieweit ihre **eigene Mediennutzung** als Vorbild dient. Nicht selten ist zu beobachten, dass sich das Mediennutzungsverhalten zwar bezüglich der Inhalte stark unterscheidet (Facebook und Twitter vs. Instagram und TikTok), nicht jedoch hinsichtlich der Funktion. So kann anhand der Exploration des elterlichen Mediennutzungsverhaltens Verständnis für den Jugendlichen erreicht werden. Wenn den Eltern bewusst ist, dass auch sie ihr Smartphone zur Zerstreuung an einem stressigen Tag zur Hand nehmen oder ihr Sozialleben darüber mitgestalten, kann dies dazu beitragen, ebenjene Funktionen und aufgrund des Ausmaßes auch Dysfunktionen ihres Kindes besser zu verstehen. Damit einhergehend können gemeinsame Mediennutzungsregeln etabliert werden, die für die gesamte Familie gelten. So bietet es sich an, Zeiträume zu vereinbaren, die frei von der Nutzung digitaler Medien gehalten werden, wie zum Beispiel das Abendessen oder eine mit Gesellschaftsspielen verbrachte Zeit. Auch das allabendliche Netflix-Schauen der Eltern wirkt unglaubwürdig, wenn man von den bereits im Bett liegenden Kindern erwartet, doch mal wieder ein Buch zu lesen.

Eltern entgegnen dann häufig, dass sie für ihr Kind in Bezug auf die Regulation der Medienzeiten in der Vergangenheit nicht hilfreich sein konnten. „Wir haben doch schon alles probiert!" ist eine Aussage, mit der man als behandelnde Person oft konfrontiert wird. Auch wenn es im Rahmen dieses Therapieprogramms nicht Kernaufgabe ist, medienpädagogische Beratung anzubieten, kann es hilfreich sein, sich dieser anzunehmen und zumindest im Detail zu explorieren, woran bisherige Maßnahmen gescheitert sind. Nicht immer sind es die technische Überlegenheit, der Einfallsreichtum der Jugendlichen oder das Ausweichen in von Eltern nicht kontrollierbare Bereiche (Übernachtung bei der besten Freundin); vielmehr bestehen häufig die grundlegenden Voraussetzungen für das Einhalten von Vereinbarungen nicht. So werden diese oft nicht gemeinsam mit dem Jugendlichen ausgehandelt, sondern als Reaktion (zum Beispiel auf eine schlechte Schulleistung) ausgesprochen. Entwicklungspsychologisch sind die meisten Betroffenen jedoch in einer Phase, in der die **Autonomieentwicklung** an vorderster Stelle steht. Dies trägt zur Nichtakzeptanz der Regeln bei und führt nicht selten zu Trotzreaktionen und zu einem Gegeneinander anstatt einer Kooperation, insbesondere bei der Nutzung Sozialer Netzwerke, die von vielen Eltern nicht vollständig durchschaut werden („Dieses TikTok verstehe ich eh nicht"). Das führt zu der unguten Situation, dass sich die strikte Kontrolle zwar auf die Konsumzeiten als solche bezieht (und hier oft starr und wenig flexibel gehandhabt wird), der eigentliche Konsum und die Inhalte des Konsums jedoch den meisten Eltern nicht bekannt sind.

Daher sollte mit den Eltern und den Jugendlichen vereinbart werden, in welchem Rahmen sie zukünftig medienbezogene Regeln etablieren und entsprechend anpassen möchten. Bewährt hat sich hierbei zum Beispiel ein fester Tag in der Woche, der für die gemeinsame, familiäre Medienerziehung genutzt wird. Dabei müssen vielfach auch die Eltern alte Verhaltensweisen („Handy am Essenstisch") ablegen und offen für Kritik seitens der Kinder sein. Es bietet sich an, solche Prozesse engmaschig im Rahmen der Gruppenbehandlung der Jugendlichen zu begleiten und die Jugendlichen und Eltern beispielsweise einmal im Monat entsprechend beratend zu begleiten. Dieser **medienpädagogische Beratungsprozess** ist anspruchsvoll und arbeitsintensiv, sodass auch in Erwägung gezogen werden kann, diesen an eine Erziehungs- und Familienberatungsstelle oder eine pädagogische Familienhilfe auszulagern. In diesem Fall ist es wichtig, sich mit der betreffenden Fachkraft abzustimmen.

Wenn man sich dieses Beratungsprozesses selbst annimmt, kann als Nebeneffekt eine Rollendiffusion damit einhergehen. Wenn den Eltern empfohlen wird, bei allen pädagogischen Entscheidungen klar und konsequent zu sein, wird dies nicht selten von den Jugendlichen als Verrat empfunden und resultiert in einem Abwenden von der zuvor aufgebauten therapeutischen Beziehung. Daher ist es wichtig, diese Dopplung an Funktionen schon zu Beginn kenntlich zu machen und zu erklären, dass auch die Eltern ein berechtigtes Beratungsanliegen haben. Auch wenn das Erleben und das Handeln der Jugendlichen im Zentrum des Prozesses stehen und deshalb ausschlaggebend für das therapeutische Arbeiten sind, sollte es vermieden werden, sich auf eine Seite zu schlagen. Dafür ist es notwendig, Entscheidungen zu Vereinbarungen stets als Aushandlungsprozess an die Eltern und den Jugendlichen zurückzugeben und nicht dem Impuls zu verfallen, einfache Antworten zu geben.

Da die Betroffenen und ihre Eltern sich bezüglich der digitalen Medien nicht selten in einer gefühlten Feindschaft gegenüberstehen, sollte auf eine Annährung hingewirkt werden. Dazu kann beispielsweise beitragen, dass die Jugendlichen ihren Eltern die Faszination des favorisierten digitalen Mediums vermitteln und dieses vorführen. Dies verlangt beiden Parteien viel ab, da die Eltern gegebenenfalls Vorurteile hinterfragen müssen („Ich dachte, auf TikTok wird nur getanzt?") und die Betroffenen Einlass gewähren müssen in etwas, das häufig von ihnen als privater Schutzraum empfunden wird. Es geht hier nicht um inhaltliche Aspekte. Die Jugendlichen sollen bitte weiterhin Nachrichten an ihre Freunde senden können, ohne dass die Eltern diese lesen. Allen Beteiligten sollte aber zum Beispiel klar sein, dass hinter einem Profil auch eine potenziell schadende Person stecken kann und dass es gewisse Sicherheits- und Privatsphäre-Einstellungen gibt, die von Jugendlichen und Eltern gemeinsam festgelegt werden sollten (siehe dazu auch Illy, 2022). Im Rahmen der Gruppentherapie dienen Rollenspiele der Perspektivübernahme; diese können auch auf Seiten der Eltern im Rahmen der Angehörigengespräche indiziert sein.

Eine weitere Herausforderung kann ein **uneinheitliches Vorgehen zweier Elternteile** sein. So können sich die beschriebenen Haltungen von Resignation auf der einen und hohem Kontrollbedürfnis auf der anderen Seite auch auf zwei Personen aufteilen. Dies kann den therapeutischen Prozess entscheidend negativ beeinflussen. In so einem Fall bietet es sich an, gemeinsame Gespräche zu führen, gegebenenfalls sind auch einzelne Termine nur mit den Eltern oder einzelnen Elternteilen notwendig. Deren Zweck und Notwendigkeit sollten dann jedoch unbedingt mit den Jugendlichen vorbesprochen werden, um den Eindruck zu vermeiden, dass in Abwesenheit etwas potenziell Nachteiliges vereinbart wird. Ganz besonders relevant ist die Thematik bei Kindern aus Trennungsfamilien.

Ein weiterer Fall ist der eines **alleinerziehenden Elternteils.** Hier reichen Ressourcen wie Zeit und Energie manchmal nicht aus, um den Jugendlichen eine ausreichende Struktur zu bieten. Gleichzeitig sind die Mütter oder Väter häufig mit Schuldgefühlen beschäftigt. Hier gilt es, für den Elternteil ein Stück weit den Druck herauszunehmen und zu schauen, an welchen Stellen eine Unterstützung sinnvoll sein kann. In den Angehörigengesprächen kann es hilfreich sein, eine akzeptierende Grundhaltung bezüglich der verfügbaren Ressourcen zu erarbeiten. Wenn dies gelingt, bietet es den Vorteil, dass eine Verantwortungsübernahme bei den Jugendlichen angestoßen wird und die alleinerziehenden Elternteile von Schuld und Defiziterleben befreit werden können.

Insgesamt ist die Angehörigenarbeit bei medienbezogenen Störungen Jugendlicher ein sehr anspruchsvoller Teilbereich der Therapie, da viele Aspekte beachtet werden müssen, die bei anderen Störungen oder in der Beratung von Angehörigen betroffener Erwachsener eine eher geringere Rolle spielen. Beispielhaft sollen hier die soziale Exklusion, die mit einem Fernbleiben von digitalen Medien einhergehen kann, und die entwicklungspsychologische Autonomiebestrebung, die gleichzeitig mit der noch vorhandenen Abhängigkeit von den Eltern besteht, genannt werden. Therapeutischer Grundsatz sollte es sein, sich diesem Bereich mit Offenheit, Wertfreiheit und Engagement zu nähern.

KERNAUSSAGEN

- Aus der Notwendigkeit der gleichzeitigen reflexionsorientierten Behandlung der Jugendlichen und einer angemessenen und auf die eigenen Nöte eingehenden Beratung der Angehörigen ergeben sich hohe Anforderung an die Therapierenden.
- Das Gelingen der Therapie setzt die Abstimmung der Prozesse mit allen Beteiligten voraus. Dabei muss sich häufig auch auf Seiten der Eltern etwas verändern.
- Die unterschiedlichen Rollen der Therapierenden gegenüber den Angehörigen und den Jugendlichen sollten von Beginn an transparent kommuniziert werden.
- Die Autonomieentwicklung der Jugendlichen und der damit einhergehende Wunsch, eigenständige Entscheidungen zu treffen, sind zentrale Themen der Angehörigengespräche.
- Angehörige sollten dazu angeregt werden, die Mediennutzung der Jugendlichen zu begleiten und sich diese von ebenjenen erklären zu lassen.
- Insbesondere Gefährdungsaspekte digitaler Medien sollten im Rahmen der Familie diskutiert und gemeinsam Gegenmaßnahmen (Verhaltensregeln, Privatsphäreeinstellung, etc.) ergriffen werden.

Wirksamkeit

KAPITEL

9 Wirksamkeit

CAVE: Aufgrund der geringen Fallzahlen liegen aktuell nur Wirksamkeitsdaten zur Ausrichtung der Gruppentherapie auf Videospiele vor. Diese wurden bereits publiziert (Illy und Florack, 2021). Da das grundsätzliche Vorgehen relativ ähnlich ist, sind vergleichbare Effekte auch bei Ausrichtung auf die Soziale-Netzwerke-Nutzungsstörung zu erwarten. Interessierte Lesende finden der Vollständigkeit halber deshalb nachfolgend die Wirksamkeitsdaten bei Ausrichtung auf Videospiele. Im Verlauf soll in kommenden Auflagen bei entsprechender Etablierung des Programms ein spezifischer Wirksamkeitsnachweis für Soziale Netzwerke folgen.

Im Rahmen unserer praktischen Tätigkeit konnten wir im Zeitraum 2019/2020 einige Daten zur Wirksamkeit des Programms gewinnen. Leider ist die Fallzahl mit lediglich neun vollständigen Datensätzen recht überschaubar. Dennoch lassen sich daraus einige interessante Aspekte ableiten, auch wenn man sich insbesondere für eine Wirksamkeitsstudie natürlich eine größere Fallzahl und eine Kontrollgruppe gewünscht hätte. Erschwerend kam hinzu, dass der Abschluss der Wirksamkeitsstudie in den Zeitraum der Covid-19-Pandemie fiel, was bei vielen unserer Patienten unter dem Wegfall der Tagesstruktur zu einem Anstieg der Konsumzeiten geführt hat. Dass wir Ihnen an dieser Stelle nun trotzdem durchaus optimistische Zahlen präsentieren können, unterstreicht die Effektivität des vorliegenden Programms.

Nachdem das vorliegende Programm in der Kinder- und Jugendpsychiatrie des Vivantes Klinikum im Friedrichshain von uns initial etabliert wurde, erfolgte im März 2019 die Gründung einer zweiten Sprechstunde samt Gruppenangebot in der Klinik für seelische Gesundheit im Kindes- und Jugendalter im Sankt Joseph Krankenhaus Berlin-Tempelhof. Die hier dargelegten Zahlen wurden im Rahmen dieser Neugründung erhoben. Für die Zukunft ist eine Ausweitung der Patientenzahlen und Datenauswertung beider Sprechstunden angedacht.

Im Zeitraum Ende Februar 2019 bis Mitte März 2020 wurden insgesamt 33 ambulante Patienten (davon lediglich eine weiblich) im Sankt Joseph Krankenhaus gesehen (➤ Abb. 9.1). Zur Besonderheit der Unterversorgung weiblicher Patienten ➤ Kap. 2 bzw. ausführlicher in Illy (2020).

Nachfolgend soll vorwiegend auf die Patienten eingegangen werden, die das Gruppentherapieangebot genutzt haben. Bei den übrigen Patienten ergaben sich sehr unterschiedliche Verläufe. Bei 12 Patienten bestand keine Indikation für die Gruppentherapie. Die Gründe für eine lediglich beratende Behandlung waren dabei vielfältig: Mal zeigte sich keine Abhängigkeit bzw. die zu sehenden einzelnen Abhängigkeitsaspekte (das Gruppen-Einschlusskriterium bei testdiagnostisch nicht zu fassender Abhängigkeit) bedurften keiner spezifischen

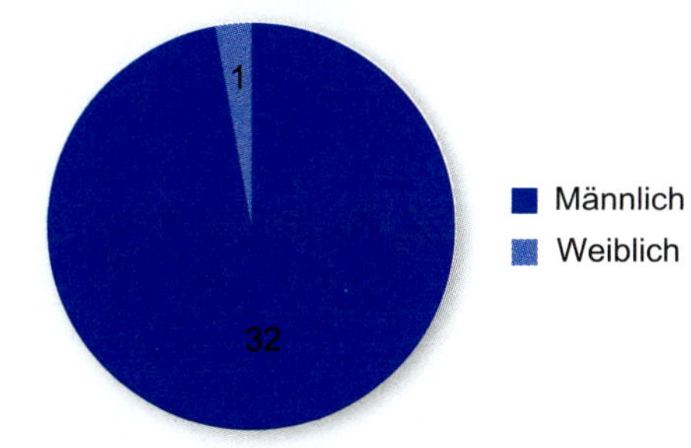

Abb. 9.1 Geschlecht der vorstelligen Patienten [L231]

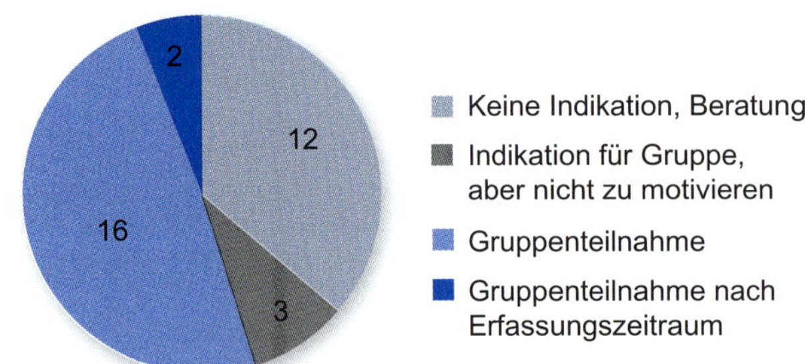

Abb. 9.2 Behandlungsverläufe der vorstelligen Patienten [L231]

Tab. 9.1 Übersicht der Gruppenteilnehmer

Anzahl Gruppenteilnahme	Anzahl Patienten	Datensätze vollständig
10 von 10 (*)	4	X
9 von 10	2	X
8 von 10	3	X
7 von 10	0	
6 von 10	1	
5 von 10	0	
< 5 von 10 (**)	6	

* Ein Teilnehmer entschloss sich dazu, die Gruppe zweimal zu durchlaufen (15 von 20 besucht).
** Abbrechende Teilnehmer (4 Patienten, davon 4, 2, 1, 1 Termine teilgenommen), einmalige „Schnupperteilnahme" (1 Patient), nach einem Termin spätere Teilnahme geplant (1 Patient)

Behandlung. Bei einigen der Patienten bestand lediglich (pädagogischer) Beratungsbedarf seitens der Eltern (gerade bei den unter 14-jährigen Patienten), vereinzelt wurden auch Therapieinhalte in Einzelgesprächen an die Kinder und Jugendliche vermittelt. Zwei der in diesem Zeitraum vorstelligen Patienten begannen die Gruppentherapie erst nach Abschluss der Datenerhebung, da sie erst gegen Ende des Erfassungszeitraums vorstellig wurden. Bei drei der Patienten war eine Indikation für die Gruppentherapie zu sehen, es gelang jedoch leider nicht, sie für eine Teilnahme an der Gruppe zu motivieren. Insgesamt 16 Patienten nahmen an der Gruppentherapie teil (➤ Abb. 9.2).

Im Zeitraum Ende Juni 2019 bis Mitte März 2020 wurden insgesamt drei Gruppenzyklen mit jeweils zehn Modulen (insgesamt 103 Gruppenteilnehmerstunden) durchgeführt. In ➤ Tab. 9.1 findet sich eine Übersicht der Gruppenteilnehmer.

Wie man sieht, wird das Programm (sofern sich die Teilnehmer darauf einlassen können) hochfrequent angenommen. Die meisten Patienten kommen zu allen Gruppenterminen, lediglich ein Teilnehmer brach nach vier Gruppensitzungen die Behandlung ab. Ein Teilnehmer entschloss sich dazu, das Programm noch einmal zu durchlaufen, um mehr der Inhalte mitnehmen zu können.

9.1 Veränderungen durch die Therapie

Da viele der Teilnehmer sich das Ziel einer Spielzeitreduktion setzten, betrachteten wir zunächst diesen Aspekt (➤ Abb. 9.3). Hier ergaben sich in der von den Patienten gemachten Angaben keine statistisch signifikanten Unterschiede (p = 0,515; Stanine nach Klassenstufe: p = 0,129), allerdings kam es zu einer Reduktion der täglichen mittleren Spielzeit von 266 Minuten auf

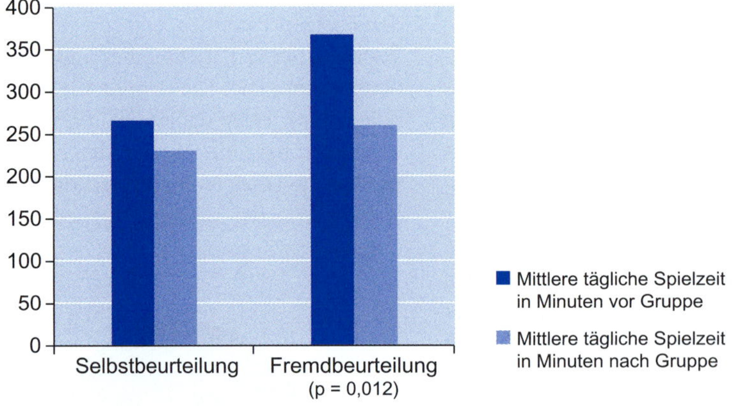

Tägliche Spielzeit der Teilnehmer in Minuten	Selbstbeurteilung vorher	Selbstbeurteilung nachher	Fremdbeurteilung vorher	Fremdbeurteilung nachher
Mittelwert	266,44	229,56	367,22	259,56
Minimum	133	96	210	171
Maximum	372	394	702	368
Signifikanzen	p = 0,515; nach Klassenstufe: p = 0,129		p = 0,012	

Abb. 9.3 Veränderungen der täglichen Spielzeit [L231]

230 Minuten im Mittel. Die Messzeitpunkte für die gesamte Studie waren dabei jeweils zu Beginn der Behandlung und nach Abschluss der Gruppentherapie. Bei der Einschätzung durch die Eltern lag die durchschnittliche tägliche Spielzeit initial bei 367 Minuten und nach Abschluss der Gruppentherapie sogar deutlich signifikant unterschiedlich bei 260 Minuten (p = 0,012). Aus Sicht der Eltern führt das Gruppenprogramm also zu einer signifikanten Reduktion der Spielzeit, ein Trend, der sich auch in der Selbstbeobachtung zeigt. Eine mögliche Erklärung für den nicht signifikanten Abfall in der Selbstbeurteilung könnte in der klinisch zu sehenden unzureichenden Selbsteinschätzung gerade zu Beginn der Behandlung liegen.

Hinsichtlich der Reduktion der Abhängigkeit ergaben sich einige signifikante Unterschiede zwischen vorher und nachher. Diese erfassten wir mithilfe der CSAS (Rehbein et al. 2015; ➤ Abb. 9.4). Der CSAS-Summenwert der Selbstbeurteilung sank signifikant (p = 0,024), ebenso unter Beachtung der Stanine nach Klassennorm (p = 0,046). Aus Patientensicht führt das Gruppenprogramm also zu einer Verminderung des CSAS-Summenwertes, d. h. der Summe der gesamten Abhängigkeitskriterien auch nach Aufteilung nach Schulklassen. Bei den Eltern zeigte sich diesbezüglich ein Trend, aber kein statistisch signifikanter Unterschied (p = 0,123).

Ebenfalls keine Signifikanz (wenn auch eine sehr knapp verfehlte) erreichten wir in der Selbstbeurteilung bei der (klinisch dann üblichen) Aufteilung nach Suchtkriterien, die in der CSAS „Einschätzung nach DSM-5" genannt wird (p = 0,059; ➤ Abb. 9.5). Diesen Punkt, also letztlich die signifikante Verbesserung eines abhängigen Spielverhaltens zu einem nicht mehr abhängigen Spielverhalten, konnten wir, analog zur Spielzeit, signifikant in der Fremdbeurteilung durch die Eltern sehen (p = 0,034). Da wir insbesondere in der klinischen Praxis meist auf sehr kritische, teilweise auch katastrophisierend Symptome beschreibende Eltern („Mein Sohn macht nichts anderes mehr!") treffen, ist dies durchaus bemerkenswert. Aus Sicht der Eltern bewirkt das Gruppenprogramm also einen signifikanten Rückgang der Abhängigkeit. Bei den Jugendlichen selbst zeigt sich, analog zur Spielzeit, erneut ein sehr deutlicher Trend mit knapp nicht erreichtem 5 %-Signifikanz-Niveau.

Die Betrachtung der einzelnen Abhängigkeitskriterien liefert ebenfalls aufschlussreiche Erkenntnisse, insbesondere hinsichtlich der Gewichtung gewisser Themen innerhalb der Gruppentherapie (➤ Abb. 9.6). Leider ergaben sich aufgrund der kleinen Stichprobe keine statistisch signifikanten Unterschiede, nachfolgend wollen wir jedoch einzelne Aspekte herausgreifen.

Die gedankliche Vereinnahmung wird klassischerweise eher von den Eltern gesehen, so auch hier. Nach der Gruppentherapie zeigen sich in beiden Beurteilungen weniger Patienten davon betroffen. Dieses Kriterium wird in zahlreichen Modulen bearbeitet, sodass dies vermutlich einen direkten Effekt der Wirksamkeit widerspiegelt.

Entzugserscheinungen werden sowohl von Eltern berichtet als auch von Patienten angegeben. Bei Durchforstung des Datensatzes fiel auf, dass es sich allerdings nicht um dieselben Patienten handelt. Hier scheint die Selbst- und Fremdeinschätzung also nicht sehr deckungsgleich zu sein.

Der Kontrollverlust zeigt sich ebenfalls in beiden Einschätzungen rückläufig. Dies verwundert nicht, da es ja ein Kernziel der Therapie darstellt, wieder Kontrolle über den Konsum zu erlangen.

Bei der verhaltensbezogenen Einengung sieht man auf Seiten der Jugendlichen deutliche Verbesserungen nach der Gruppen-

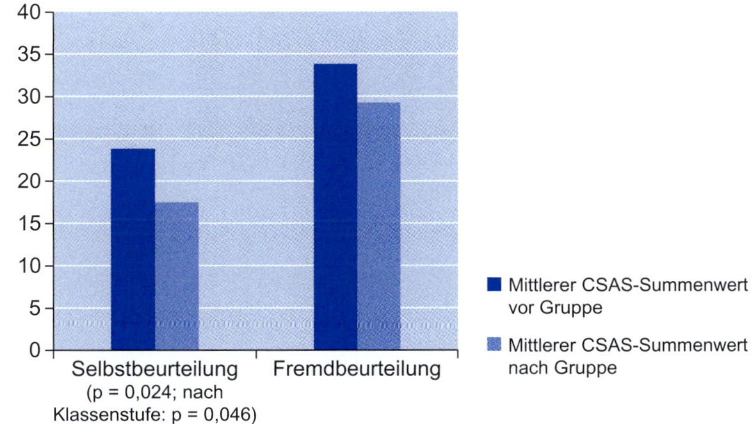

CSAS-Summenwert (0–54)	Selbstbeurteilung vorher	Selbstbeurteilung nachher	Fremdbeurteilung vorher	Fremdbeurteilung nachher
Mittelwert	23,78	17,44	33,78	29,22
Minimum	11	/	16	8
Maximum	45	33	54	41
Signifikanzen	p = 0,024; nach Klassenstufe: p = 0,046		p = 0,123	

Abb. 9.4 Veränderung des CSAS-Summenwertes [L231]

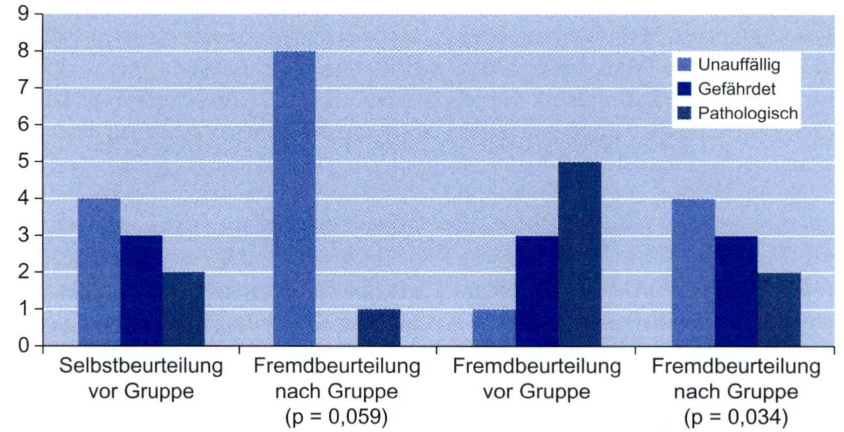

Einschätzung nach DSM-5 (Anzahl der Patienten)	Selbstbeurteilung vorher	Selbstbeurteilung nachher	Fremdbeurteilung vorher	Fremdbeurteilung nachher
unauffällig (0–1 Kriterien erfüllt)	4	8	1	4
Gefährdet (2–4 Kriterien erfüllt)	3	0	3	3
Pathologisch (5–9 Kriterien erfüllt)	2	1	5	2
Signifikanzen	p = 0,059		p = 0,034	

Abb. 9.5 Veränderung der Einschätzung nach DMS-5 [L231]

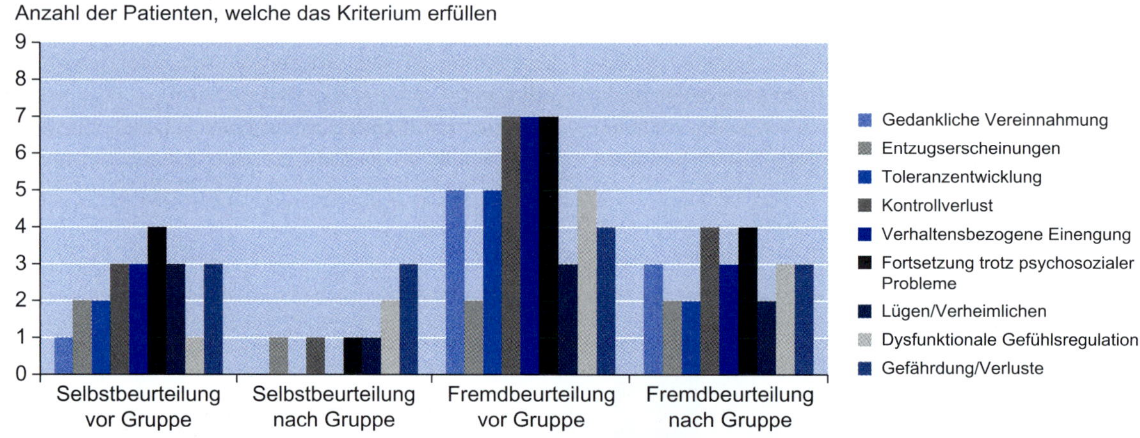

Anzahl der Patienten (n = 9), welche die nachfolgenden Abhängigkeitskriterien erfüllen	Selbstbeurteilung vorher		Selbstbeurteilung nachher		Fremdbeurteilung vorher		Fremdbeurteilung nachher	
	erfüllt	nicht erf.	erfüllt	nicht erf.	erfüllt	nicht erf.	erfüllt	nicht erf.
1. Gedankliche Vereinnahmung (Übermäßige Beschäftigung)	1	8	0	9	5	4	3	6
2. Entzugserscheinungen	2	7	1	8	2	7	2	7
3. Toleranzentwicklung	2	7	0	9	5	4	1	8
4. Kontrollverlust	3	6	1	8	7	2	4	5
5. Verhaltensbezogene Einengung (Interessenverlust)	3	6	0	9	7	2	3	6
6. Fortsetzung trotz psychosozialer Probleme	4	5	1	8	7	2	3	6
7. Lügen/Verheimlichen (Täuschen anderer)	3	6	1	8	3	6	2	7
8. Dysfunktionale Gefühlsregulation	1	8	2	7	5	4	3	6
9. Gefährdung/Verluste	3	6	3	6	4	5	3	6

Abb. 9.6 Veränderung der einzelnen Abhängigkeitskriterien [L231]

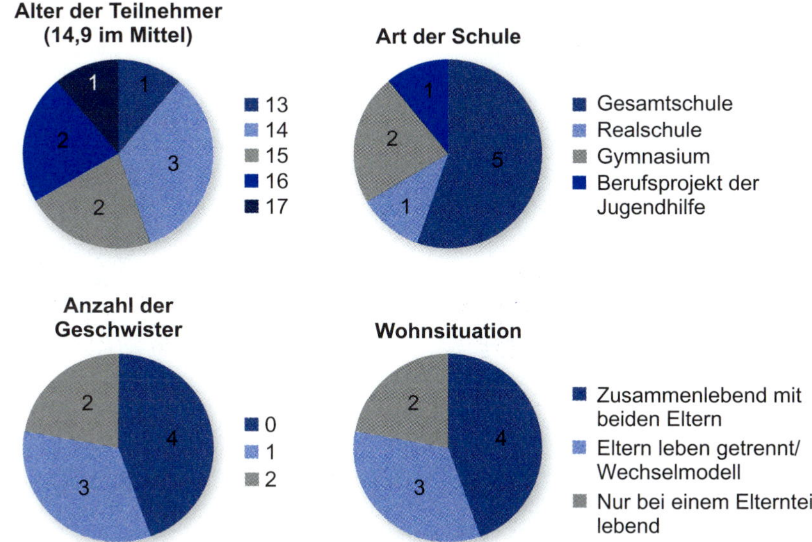

Abb. 9.7 Biografische Daten der Teilnehmer (Anzahl der Teilnehmer) [L231]

therapie, ebenso bei der Einschätzung durch die Eltern. Dies deckt sich mit der klinischen Beobachtung, dass die Gruppenteilnehmer im Verlauf (etwa angeregt durch das Sportmodul) wieder zunehmend andere Interessen etablieren konnten.

Die Fortsetzung des Konsums trotz psychosozialer Probleme zeigte ebenfalls in beiden Beurteilungen einen deutlichen Abfall. Dies lässt sich vermutlich auf die erhöhte Reflexionsfähigkeit der Teilnehmer (Vierfeldertafel) und die Reetablierung einer Tagesstruktur und der Alltagspflichten zurückführen.

Das Kriterium des Lügens und Verheimlichens wird sowohl von Eltern als auch Patienten angegeben. Nach der Gruppenbehandlung zeigten sich weniger Teilnehmer von diesem Kriterium betroffen. Mutmaßlich als Folge der Transparenz durch gemeinsamer Medienerziehung und der Tatsache, dass heimlicher Konsum den Therapiefortschritt des Patienten schadet.

Die leichte Zunahme der dysfunktionalen Gefühlsregulation in der Selbstbeurteilung lässt sich möglicherweise auf psychoedukative Effekte zurückführen. So war vermutlich vielen Teilnehmern vor der Gruppenteilnahme nicht klar, dass sie ein solches dysfunktionales Verhalten zeigen. In der Fremdbeurteilung sieht man auch hier eine Verbesserung der Symptomatik.

Das Kriterium der Gefährdung und Verluste zeigte sich in der Selbstbeurteilung unverändert, bei den Fremdbeurteilungen minimal gebessert. Diese Effekte sind vermutlich auf den Zeithorizont zurückzuführen. Während der zehn Wochen Gruppentherapie sind offensichtlich aus Sicht der Patienten keine derart einschneidenden Lebensveränderungen aufgetreten.

9.2 Biografische Daten

Nachfolgend wollen wir einige der biografischen Daten darstellen (➤ Abb. 9.7). Die Altersverteilung lag zwischen 13 (bei ausreichender Motivation der eigentlich ab 14 angedachten Gruppe) und 17 (knapp 18) Jahren. Im Mittel waren die Teilnehmer 14,9 Jahre alt. Die meisten der Teilnehmer besuchten zum Zeitpunkt der Gruppenteilnahme eine Gesamtschule. Es handelte sich in der Mehrzahl um Einzelkinder und der Anteil an getrennten Eltern überwog knapp die Anzahl noch zusammenlebender Eltern.

Bei Aufnahme wurden zudem bereits bestehende psychische Komorbiditäten erfragt. Hauptsächlich fanden wir vordiagnostizierte hyperkinetische Störungen (➤ Abb. 9.8).

Drei der sechs Teilnehmer befanden sich im Vorfeld in ambulanter Psychotherapie bzw. kinderpsychiatrischer Behandlung (➤ Abb. 9.9). Lediglich ein Patient wurde aktuell psychopharmakologisch behandelt, zwei Patienten hatten in der Vergangenheit Medikation genommen (➤ Abb. 9.10).

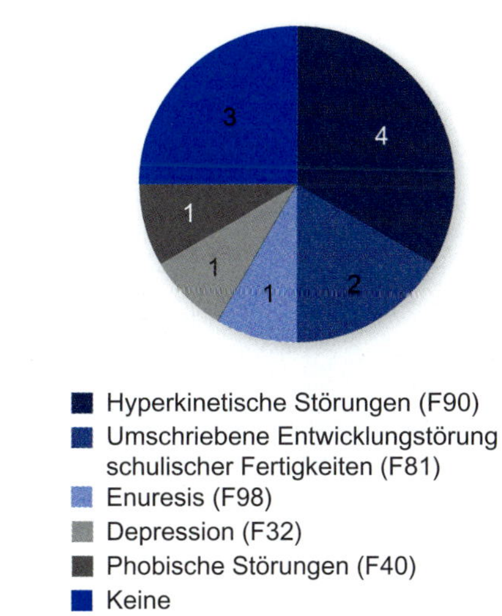

Abb. 9.8 Komorbide Störungen der Gruppenteilnehmer (Nennung der Eltern; Doppelnennungen und mehrere Achsen möglich) [L231]

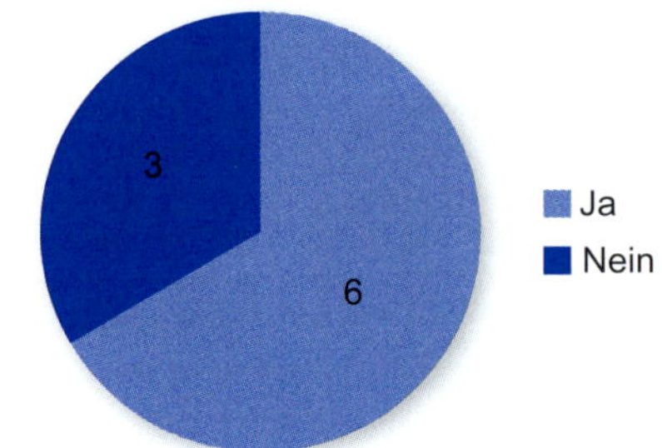

Abb. 9.9 Ambulante Psychotherapie/psychiatrische Vorbehandlung der Gruppenteilnehmer [L231]

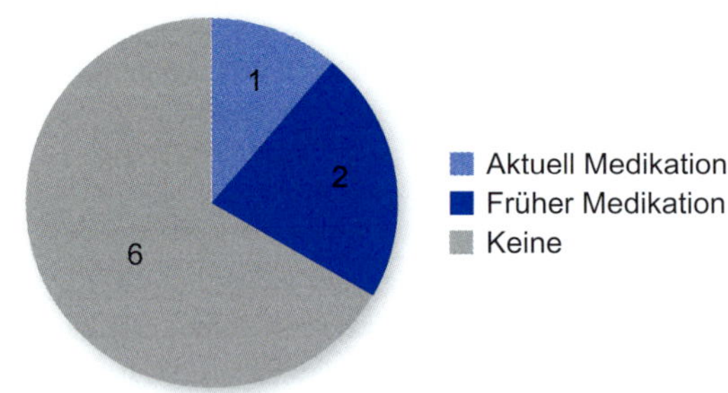

Abb. 9.10 Medikamentöse Vorbehandlung der Gruppenteilnehmer [L231]

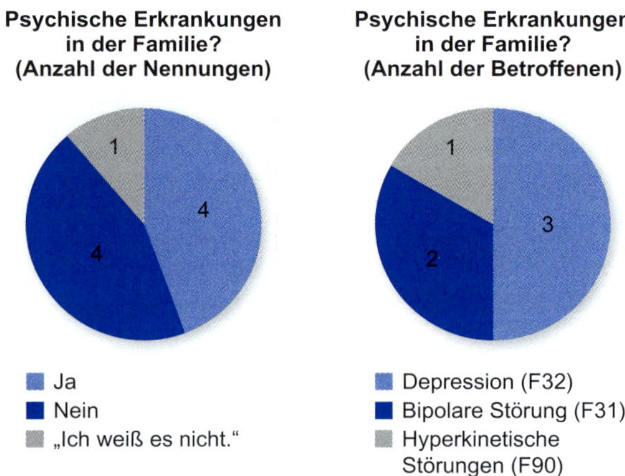

Abb. 9.11 Psychische Erkrankungen in der Familie [L231]

An psychischen Erkrankungen innerhalb der Familien der Gruppenteilnehmer wurden vor allem Störungen aus dem Affektiven Spektrum angegeben. Knapp die Hälfte der ausfüllenden Eltern verneinte psychische Erkrankungen innerhalb der Familie (➤ Abb. 9.11).

Die Frage nach Freundschaften und deren Herkunft („Real-Life" oder „Online") gibt einige interessante Denkanstöße. Zwar verbietet es sich, bei der geringen Fallzahl irgendeine Form der Allgemeingültigkeit zu erheben, aber da sich dem Thema Freundschaft intensiv im Rahmen des Moduls 10 (➤ Kap. 6.10) gewidmet wird, an dieser Stelle vielleicht ein paar Überlegungen: Das Reflektieren über den Wert einer „wahren Freundschaft" könnte Effekte haben, ebenso die Tatsache, dass nach der Gruppe insgesamt zwei Jugendliche dazu stehen mehr „Online-Freunde" als „Real-Life-Freunde" zu haben (➤ Abb. 9.12).

Keiner der Gruppenteilnehmer befand sich zum Abschluss der Gruppentherapie in einer festen Partnerschaft (bei Beginn war eine Enthaltung angegeben worden; ➤ Abb. 9.13).

Zur Erfassung einer möglicherweise komorbid bestehenden Abhängigkeit von Online-Pornografie erfolgte die Erfragung des Konsums bzw. des Masturbationsverhaltens (➤ Abb. 9.14). Bei den vorliegenden Patienten zeigten sich in der Exploration ein für das Alter und Geschlecht normales Nutzungsverhalten. Dieses von vielen zu Recht mit Scham besetzte Thema fand deswegen in der Gruppentherapie allenfalls am Rande Aufmerksamkeit. Die Zahlen zu Ende der Gruppentherapie waren identisch.

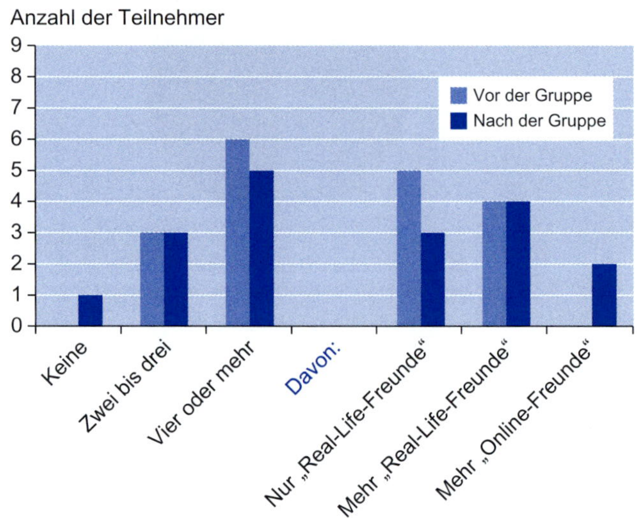

Abb. 9.12 Anzahl der Freundschaften der Teilnehmer [L231]

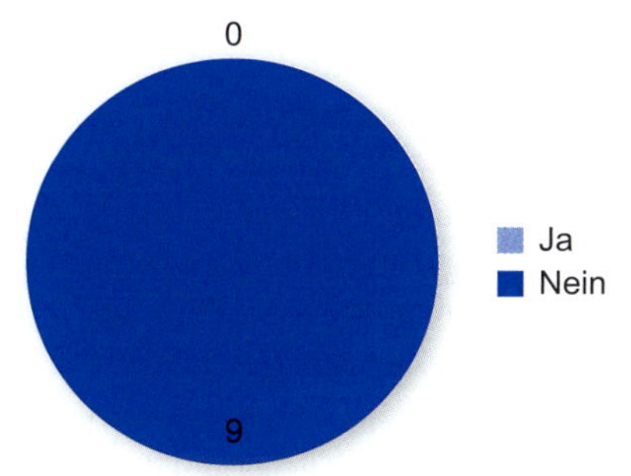

Abb. 9.13 Aktuelle Partnerschaft [L231]

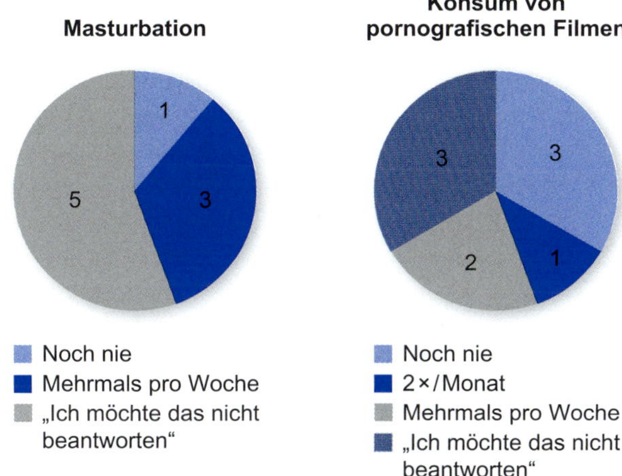

Abb. 9.14 Masturbation/Konsum von pornografischen Filmen [L231]

Ein Ergebnis, das hingegen Auswirkungen auf die zukünftige Gestaltung der Gruppentherapie hat, ist die Veränderung der Freizeitgestaltung (➤ Abb. 9.15). Zwar zeigen sich hier im Gruppenverlauf Tendenzen dazu, andere Dinge zu unternehmen, gerade die sportliche Betätigung könnte jedoch deutlich besser sein. An der Anzahl der sportlichen Aktivitäten änderte sich gesamt gesehen nichts, lediglich ein Teilnehmer scheint eine weitere Sportart begonnen zu haben. Für uns die Erkenntnis, diesbezüglich noch mehr „hinterher“ zu sein. Überlegenswert wäre zum Beispiel auch mehr Sportmodule als das eine (Modul 8, ➤ Kap. 6.8) anzubieten.

Die verwendeten Mediengeräte der Jugendlichen erfragten wir mittels eines Freitextes und Hierarchisierung. Das Diagramm (➤ Abb. 9.16) zeigt die Antworten zu Beginn der Behandlung.

Wie man sieht, ist das Smartphone weit vor allen anderen Geräten zu finden. Alle der Gruppenteilnehmer nutzen es als Spielgerät, sechs von ihnen nannten es zuerst. Spielkonsole und Computer spielen eine sekundäre Rolle. Ein Umstand, der bei uns dazu geführt hat, uns mehr mit Smartphone-Spielen auseinanderzusetzen. Bei den nachfolgend dargestellten Medientiteln zeigt sich ebenfalls ein deutliches Bild: Videoportale wie YouTube oder Twitch dominieren, ein zweiter Peak zeigt sich bei den (etwas aus dem Bewusstsein gerückten) sozialen Netzwerken (➤ Abb. 9.17).

Bei der bevorzugten Spielart gab es erwartungsgemäß wenig Überraschungen: acht von neun Gruppenteilnehmern bevorzugen es, mit anderen zusammen zu spielen (➤ Abb. 9.18). Ausreißer finden sich hier (allerdings nicht im vorliegenden Datensatz) etwa bei Spielern, die im Rahmen einer komorbiden Autismus-Erkrankung Simulationen bevorzugen.

Natürlich interessierte uns, welche der Spiele von den Jugendlichen gespielt wurden. Im Rahmen der CSAS-Testung wurden deshalb zu zwei Zeitpunkten die jeweils gespielten Spiele erfragt. In der Regel war dies vor und nach der Gruppentherapie (➤ Abb. 9.19). Nicht alle Teilnehmer konnten aus formalen Kriterien in die Auswertung eingeschlossen werden.

Auch wenn die „Klassiker“ Minecraft, Fifa und Fortnite vertreten sind: Es überrascht, wie „breit“ die Jugendlichen spielen. Insgesamt 21-mal wurden Titel nur einmal genannt. Ein Umstand, der unter anderem auf die hohe Anzahl an Free-to-play-Mobile-Spiele zurückzuführen ist. Wie bereits mehrfach dargelegt, ist es deshalb für die Behandler umso wichtiger,

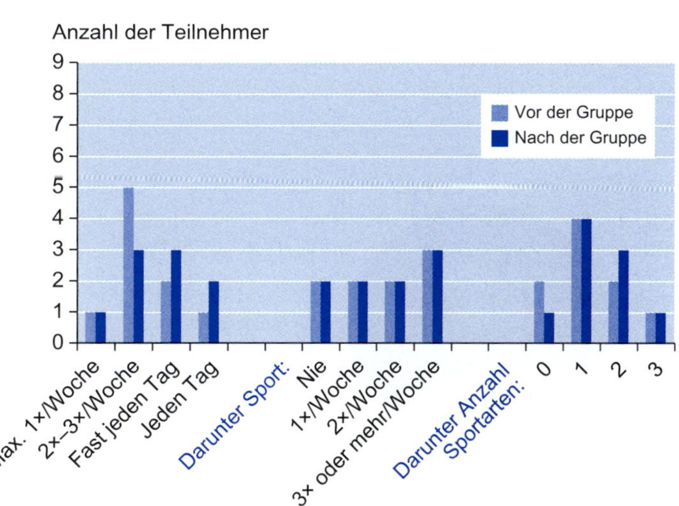

Abb. 9.15 Andere Freizeitaktiviäten/Sport [L231]

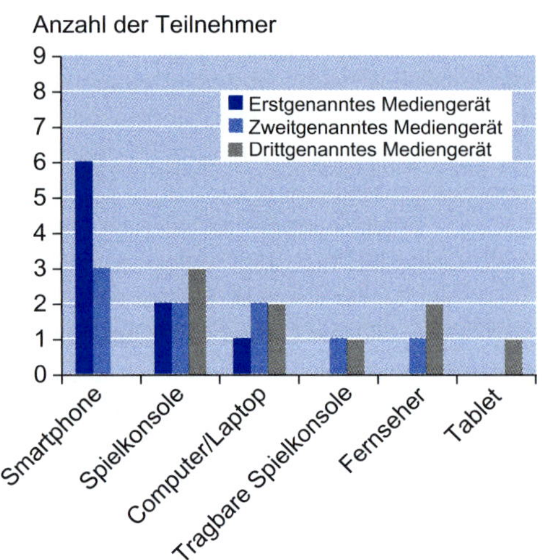

Abb. 9.16 Genutzte Mediengeräte [L231]

einen guten Überblick über verschiedene Genres und Titel zu haben. Es sind eben nicht nur die „*Minecraft*-Kinder" und „*Fortnite*-Kinder", die einen spezifischen Hilfebedarf haben.

Da wir zu zwei Zeitpunkten erfragten, interessierte uns eine mögliche Veränderung der Spielinhalte während der Gruppentherapie. Bei konsequenter Anwendung der Stimuluskontrolltechnik „Ampel" sollte ein solcher Wechsel ja eigentlich Zeichen eines Therapiefortschrittes sein. Sechs der neun Datensätze konnten wir diesbezüglich auswerten (➤ Abb. 9.20).

Man könnte nun natürlich sagen, dass ⅔ der Patienten einen mehr oder weniger starken Wechsel der von ihnen gespielten Spiele vorgenommen haben. Allerdings entspricht das auch dem natürlichen Verlauf (Spiele werden durchgespielt, bzw. langweilig) und es fällt uns schwer, eine Wertung diesbezüglich vorzunehmen. Ist es nun zum Beispiel so viel besser, nur noch *Ark* statt *Minecraft* und *Destiny* zu spielen? An dieser Stelle muss man etwas selbstkritisch sagen, dass viele der Jugendlichen das Ampel-Modell nur halbherzig umsetzen können. Es ist illuso-

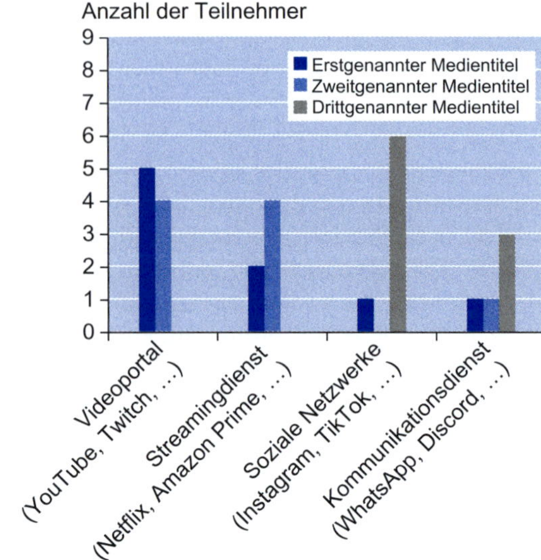

Abb. 9.17 Genutzte Medientitel [L231]

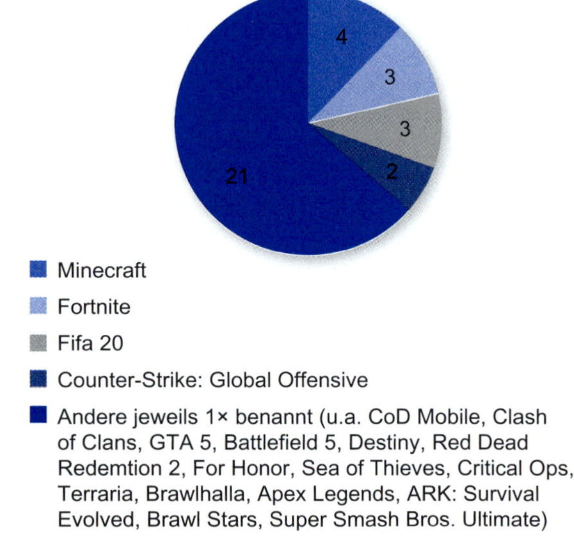

Abb. 9.19 Aktuell amm meisten gespielte Spiele (Anzahl der Nennungen) [L231]

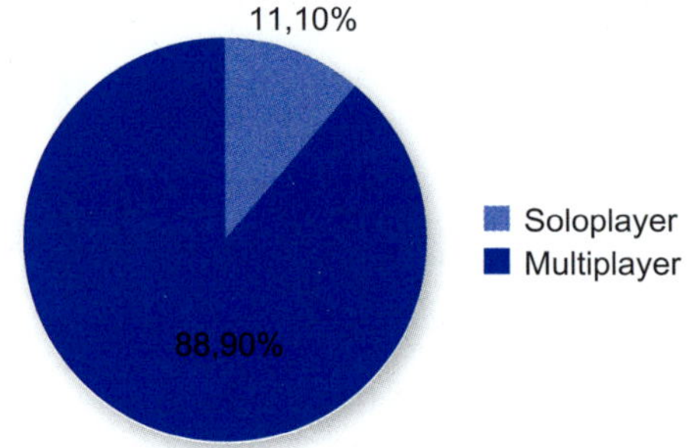

Abb. 9.18 Bevorzugte Spielart [L231]

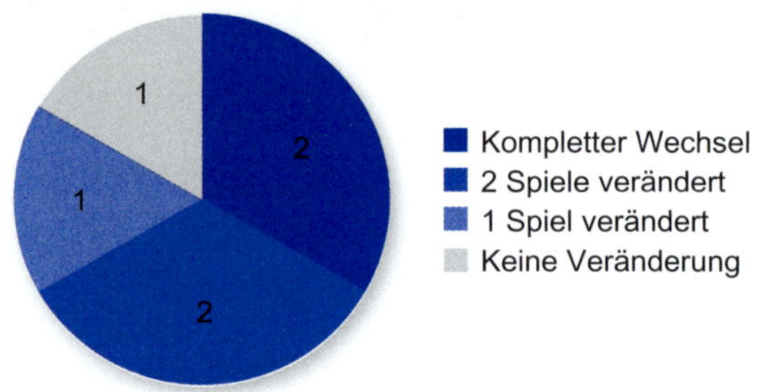

Abb. 9.20 Veränderung des Spielverhaltens während der Gruppentherapie (Anzahl der Teilnehmer) [L231]

risch zu glauben, dass sie danach nur noch künstlerisch wertvolle Spiele wie *Life Is Strange* (Modul 3, ➤ Kap. 6.3 aus dem Manual für Videospielabhängigkeit) oder ähnliches spielen. Dennoch: Wir können bei den meisten zurückmelden, dass sie kritischer auf die von ihnen in Betracht gezogenen Spiele geschaut haben.

9.3 Eltern und Familie

Aufgrund des Stellenwertes der Angehörigengespräche und der Erarbeitung einer Medienkompetenz der Eltern interessierte uns natürlich auch, wie gut die Eltern über die von den Jugendlichen gespielten Titel Bescheid wussten. Spannend ist ja zudem die Frage, ob die Eltern nach der Behandlung diesbezüglich besser abschnitten. Sieben der neun Datensätze konnten wir aus formalen Gründen zulassen (leider fiel auch eine Komplettübereinstimmung raus; ➤ Abb. 9.21). Das Ergebnis ist wenig belastbar, aber zeigt eher weniger Übereinstimmungen als zuvor. Hier sehen wir einen klaren Nachholbedarf was die Gestaltung der Eltern-Abschlussgespräche angeht. Eine Hypothese wäre, dass die Eltern das Feld nun den deutlich medienkompetenteren Kindern überlassen.

Im Zuge einer systemischen Betrachtungsweise interessierte uns auch der Medienkonsum (also alles außer Spielen) der anderen Familienmitglieder. Dieser wurde auf Seiten der Jugendlichen und der Eltern erfragt (➤ Abb. 9.22).

Auffällig ist der insgesamt sehr hohe Medienkonsum des Geschwisterkindes, das so nicht nur in der Betrachtung durch den Patienten (um sich selbst besser dazustellen), sondern auch in der Betrachtung durch die Eltern gesehen wurde. Überrascht hat uns zudem die kritische eigene Einstellung der Eltern. Beim

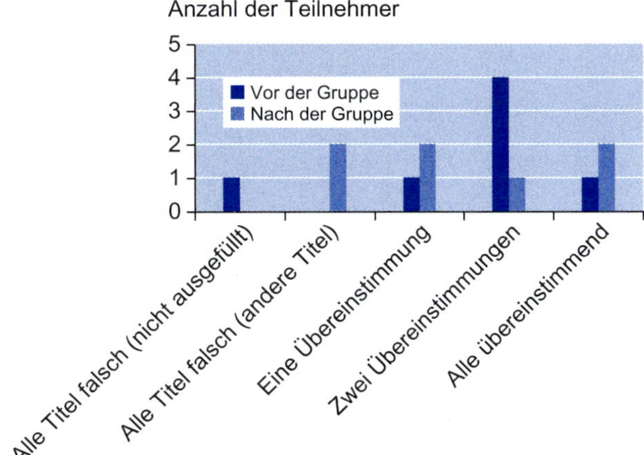

Abb. 9.21 Wissen die Eltern, was gespielt wird? [L231]

Medienkonsum des Patienten selbst sahen Eltern und Patient eine leichte (nicht signifikante) Zunahme nach der Gruppentherapie, diese könnte durch eine Suchtverschiebung (aktives Spielen hin zum passiven Konsum) zu erklären sein.

Schaut man sich die Angaben zum Videospielkonsum an, so ergeben sich die in ➤ Abb. 9.23 dargestellten Daten.

Nun wird auch die Rolle der Geschwisterkinder klarer: Sie spielen im Vergleich zu den (aus den CSAS gezogenen Werten) nämlich lange nicht so viel wie die vorgestellten Patienten. Die Vorstellung und damit zu großen Teilen auch der Leidensdruck der Eltern scheint aus dem tatsächlichen Spielen von Videospielen zu erwachsen. Interessant sind hier abermals die sehr reflektiert antwortenden Bezugspersonen, die ihren eigenen Konsum i. d. R. höher einschätzen als der Patient. Der Anteil

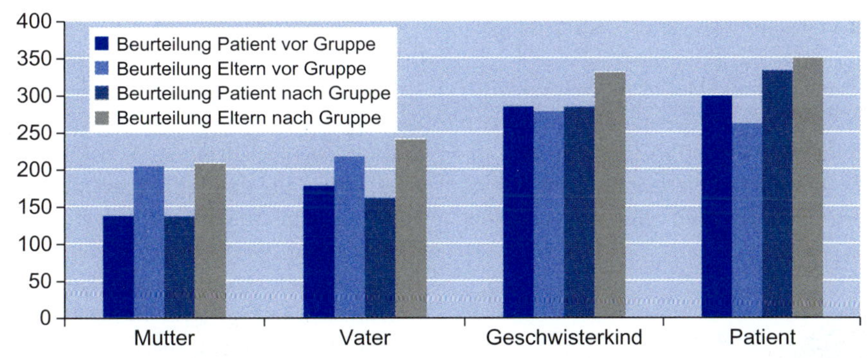

Durchschnittlicher täglicher Medienkonsum in Minuten	Beurteilung Patient vor Gruppe	Beurteilung Eltern vor Gruppe	Beurteilung Patient nach Gruppe	Beurteilung Eltern nach Gruppe
Mutter	136	203	136	208
Vater	176	216	160	240
Geschwisterkind	283	277	283	330
Patient	297	261	332	349

Abb. 9.22 Medienkonsum in der Familie [L231]

9

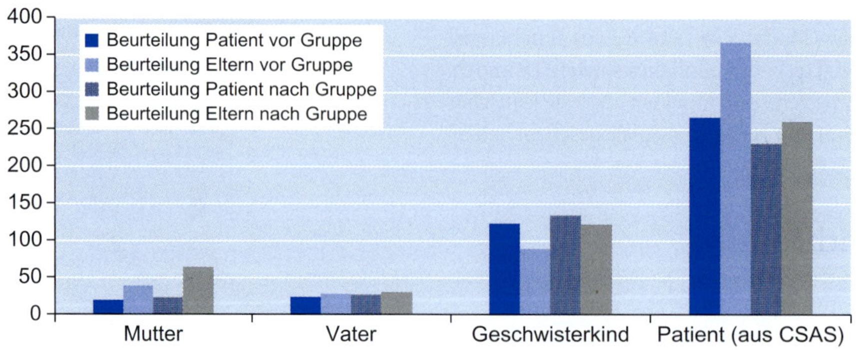

Durchschnittlicher täglicher Medienkonsum in Minuten	Beurteilung Patient vor Gruppe	Beurteilung Eltern vor Gruppe	Beurteilung Patient nach Gruppe	Beurteilung Eltern nach Gruppe
Mutter	21	40	23	64
Vater	25	29	27	30
Geschwisterkind	124	89	134	121
Patient (aus CSAS)	266	**367**	230	**260 (p = 0,012)**

Abb. 9.23 Videospielkonsum in der Familie [L231]

spielender Mütter überrascht (bei den bereits genannten Einschränkungen aufgrund der kleinen Stichprobe).

Zum Abschluss der Gruppentherapie wurden die Jugendlichen mit einer offenen Frage zu den von ihnen umgesetzten Zielen befragt (➤ Abb. 9.24). Die Mehrheit gab an, die Spielzeit verringert haben zu können. Auch der zuvor aversiv erlebte Kontrollverlust habe sich gebessert. Ein Drittel der Teilnehmer gab eine gesteigerte familiäre Harmonie an.

Mit einer weiteren offenen Frage wurden noch zu verbessernde Aspekte erfragt (➤ Abb. 9.25). Hier steht vor allem der Wunsch nach weiteren alternativen Freizeitaktivitäten und ein weiterer Abbau des Kontrollverlusts auf den eigentherapeutischen To-do-Listen der Teilnehmer.

Im Rahmen des letzten Moduls (Modul 10, ➤ Kap. 6.10) wurden die Jugendlichen zudem gebeten, den anonymen Feedbackbogen auszufüllen. Dessen Ergebnisse wollen wir nachfolgend ebenfalls vorstellen. Wir erhielten sieben Bögen zurück, wobei der Bogen nicht von allen vollständig ausgefüllt

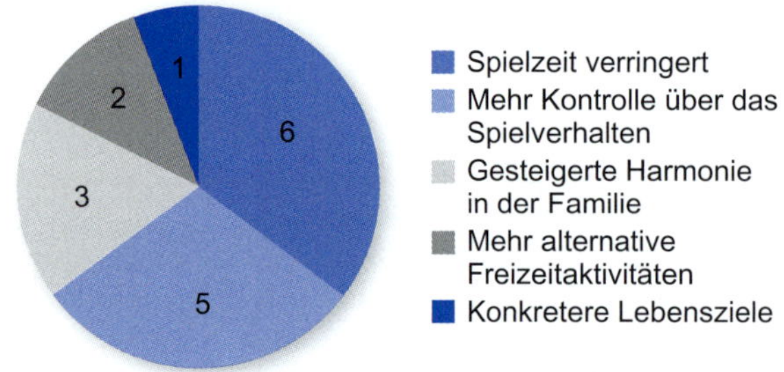

Abb. 9.24 Veränderungen durch die Gruppentherapie (Anzahl der Nennungen) [L231]

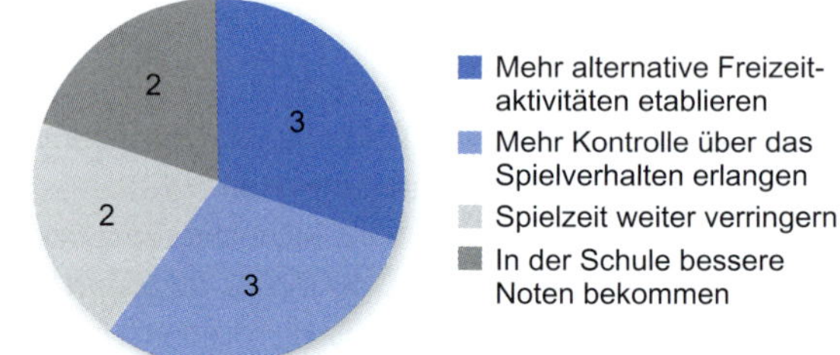

Abb. 9.25 Noch ausstehende Veränderungen nach der Gruppentherapie (Anzahl der Nennungen) [L231]

wurde. Die Jugendlichen konnten einzelnen Aspekten der Gruppentherapie Schulnoten geben. Insgesamt bewerteten sie die Gruppentherapie mit der Note 1,75. Die therapeutische Gestaltung kam noch besser an: 1,25. Die Dauer der Veranstaltung empfanden alle der Teilnehmer als genau richtig. Bei der Frequenz wünschte sich ein Teilnehmer eine Ausweitung des Angebots auf zwei Tage in der Woche, der Rest war mit der wöchentlichen Frequenz zufrieden. Die Möglichkeit, etwas mitzunehmen, bewerteten die Jugendlichen im Mittel mit der Note 1,75. Die Möglichkeit der Veränderung wurde mit 2,2 bewertet, eine Verbesserung des Konsumverhaltens mit 2,0. Lediglich bei den Konflikten zu Hause gab es eine „schlechtere" Bewertung: Im Mittel kamen die Jugendlichen auf ein „befriedigend". Hier ist jedoch explizit darauf hinzuweisen, dass solche Themen natürlich nicht eindimensional in der Gruppe betrachtet werden können (und auch wurden). Schulabstinenz war bei der vorliegenden Gruppe nur vereinzelt ein Thema, so überrascht die Gesamtnote 1,0 nicht. Bezüglich der Weiterempfehlung der Gruppe lag der Mittelwert bei 1,4. Ein respektables

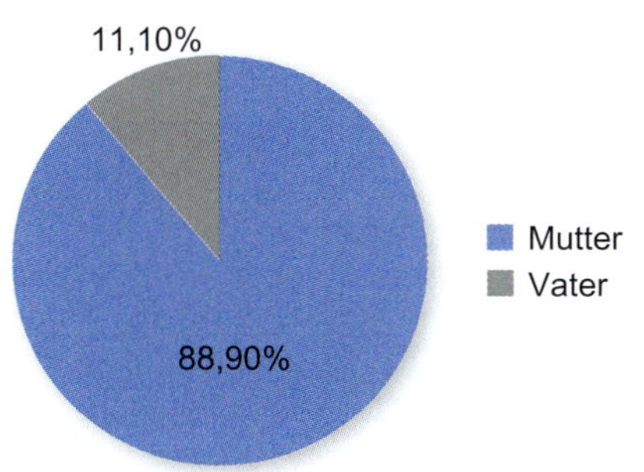

Abb. 9.26 Wer füllt die Angehörigen-Fragebögen aus? [L231]

Ergebnis, das uns darin bestätigt, den Kern getroffen zu haben und wirklich Therapie auf Augenhöhe anzubieten.

Nachfolgend wollen wir den Blick noch einmal kurz auf die Angehörigen richten. Da die meisten Jugendlichen zunächst fremdmotiviert das Angebot der Sprechstunde wahrnahmen, stellt sich natürlich die Frage, wer hinter der Vorstellung steckt. Die Zahlen sind eindeutig: Es sind vor allem die Mütter, die sich hilfesuchend an das Therapieangebot gewandt haben und in der Folge auch federführend beim Ausfüllen der Fragebögen sind (➤ Abb. 9.26).

Im Rahmen der Erstvorstellung und des Abschlussgesprächs nach der Gruppe wurden die Eltern gebeten, ihr Kind in drei Sätzen zu beschreiben (➤ Abb. 9.27). Interessant dabei: Vor der Gruppe wurde keines der Kinder ausschließlich negativ beschrieben, im Anschluss jedoch schon. Davon ausgehend, dass die Eltern nicht voraussetzten, dass bereits Geschriebenes nicht wiederholt werden muss: Die Daten spiegeln die Resultate der Elternarbeit wider. Die Haltung gegenüber dem eigenen Kind kann sich im Verlauf der Therapie ändern.

9.4 Bewertung der Gruppentherapie

Wir kommen zur Auswertung der anonymen Feedbackbögen und die Ergebnisse (➤ Abb. 9.28) können sich wirklich sehen lassen.

In Form eines Freitextes konnten die Jugendlichen zudem berichten, was ihnen besonders gut und was ihnen gar nicht gefallen hat. Die nachfolgenden Aussagen stehen eigentlich für sich (➤ Abb. 9.29). Insgesamt sind die Rückmeldungen überaus positiv. Die Aussage „bisschen wenig Zeit" stammt nicht von derselben Person, die sich auch eine Erhöhung der Frequenz gewünscht hatte und kann sich daher auch auf die Dauer der jeweiligen Gruppensitzungen beziehen.

Schaut man sich die Benotung der einzelnen Module an, so ergibt sich ein leichter Einbruch in der überaus positiven Bewertung nach der Hälfte des Gruppenprogramms (➤ Abb. 9.30). Gerade das Sportmodul wurde nicht von allen Teilnehmern positiv aufgenommen, wobei hier zu bemerken ist, dass wir im Erhebungszeitraum nur einmal Klettern waren und verschiedene Sport- und Freizeitaktivitäten ausprobieren wollten (zudem noch Geocaching und Basketball). Das Modul „Angehörige" könnte aufgrund der Rollenspiele in der Bewertung abgefallen sein. Diese wurden zumindest von einem Teilnehmer als Negativpunkt benannt. Insgesamt sind die Jugendlichen jedoch sehr zufrieden mit dem Gruppenprogramm und selbst die schlechteste Benotung liegt im Bereich „gut".

Im Freitext spiegelt sich die positive Benotung ebenfalls wider (➤ Tab. 9.2). Es ist schön zu sehen, dass die Jugendlichen jeweils die Kernaussagen der Module so positiv aufnehmen konnten.

Die in ➤ Tab. 9.3 vorgestellten Vorschläge zur Verbesserung halten sich in Grenzen. Die Erhöhung der Frequenz werten wir eher als positives Zeichen. Zur Entstehung der Abhängigkeit lassen sich bei wiederholter Nennung gewiss noch Schwerpunkte setzen. Die „Analyse einer Abhängigkeit" findet ja bereits in den Vorgesprächen statt, es macht aber vermutlich Sinn, hier auch im Gruppenverlauf noch häufiger Bezug zu nehmen.

Soweit die vorliegenden Ergebnisse. Aufgrund der geringen Fallzahl leider nicht allzu sehr belastbar, dennoch zeigen sie an vielen Stellen, dass wir mit dem Programm auf dem richtigen Weg sind. In der Zukunft dann gerne an anderer Stelle belastbarere Zahlen – vielleicht ja auch mit Patienten, die Sie, liebe Leserin und lieber Leser, behandeln?

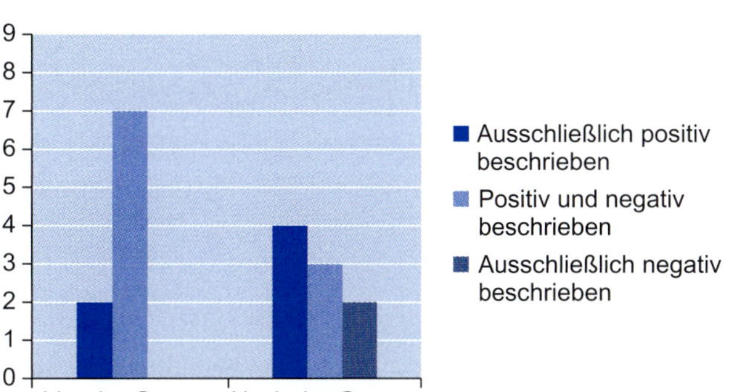

Abb. 9.27 Beschreiben Sie Ihr Kind in drei Sätzen (Anzahl der Teilnehmer) [L231]

Schulnote für die Gruppentherapie:

X [1,75]

1 2 3 4 5 6

Therapeutische Gestaltung:

X [1,25]

1 2 3 4 5 6

Dauer der Veranstaltung:
100% sagen: „Genau richtig“

Frequenz der Veranstaltung (1×/Woche)
80% sagen: „Genau richtig“
20% sagen: „Zu lang, lieber 2×/Woche“

„Ich konnte etwas mitnehmen.“

X [1,75]

1 2 3 4 5 6

„Ich konnte etwas für mich verändern.“

X [2,2]

1 2 3 4 5 6

„Mein Konsumverhalten hat sich verbessert.“

X [2]

1 2 3 4 5 6

„Zuhause gibt es weniger Konflikte.“

X [3]

1 2 3 4 5 6

„Ich gehe regelmäßig in die Schule.“

X [1]

1 2 3 4 5 6

„Ich würde die Gruppe weiterempfehlen.“

X [1,4]

1 2 3 4 5 6

Abb. 9.28 Übersicht der Feedbackbögen mit Mittelwerten (Schulnoten) [L231]

Das Rollenspiel
Mir hat am besten gefallen, dass man sich ein genaues Ziel vornimmt und versucht dieses zu erreichen. Auch das Sportmodul fand ich sehr gut.
Neues gelernt. Alle waren nett.
Die Besprechung von Videospielen generell.
Die Teilnahme hat mir geholfen viele alternative Aktivitäten zu finden und meinen Spielkonsum zu reduzieren. Und mir wurde klar, was passieren kann, wenn man sich nicht auf das schulische/berufliche Leben konzentriert.
Die verschiedenen Formen der Sucht und wie man mit ihr umgeht.
Bisschen wenig Zeit
Dass wir zu mehreren in der Gruppe waren.
Dass die Gruppe in einer Gruppe verlaufen ist.
Das hat mir besonders gut gefallen/Das hat mir nicht gefallen

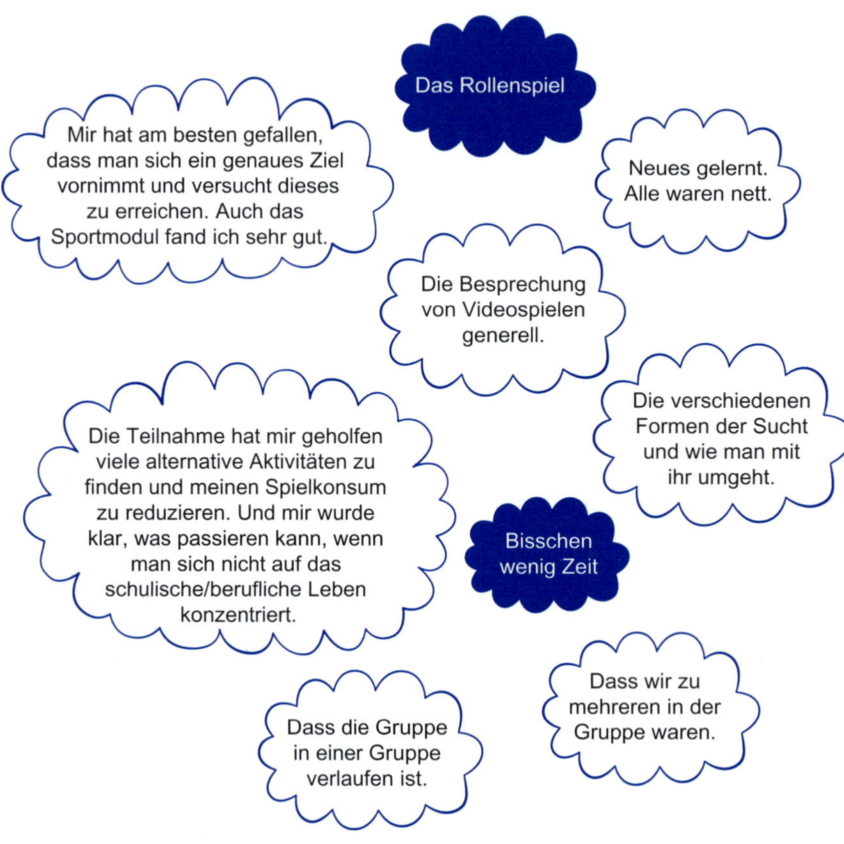

Abb. 9.29 Abschließende Gedanken [L231]

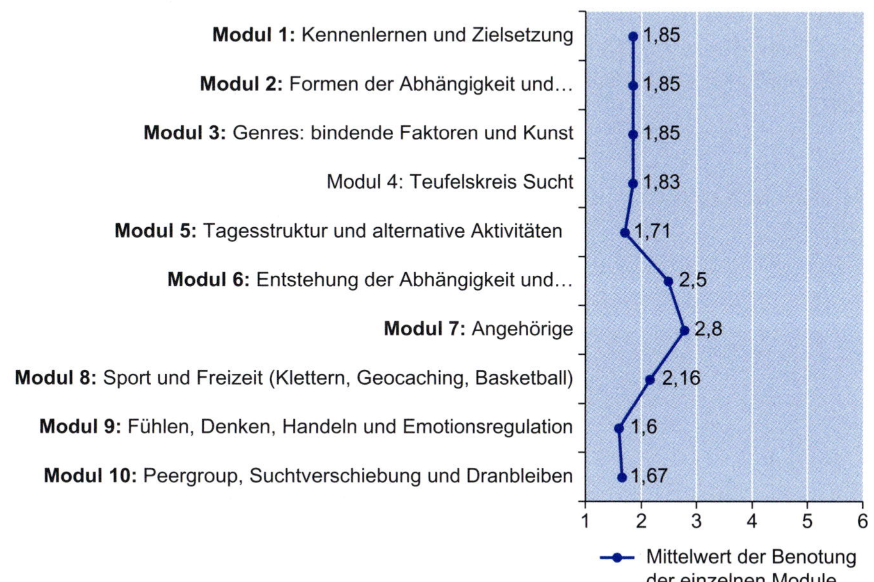

Abb. 9.30 Benotung der einzelnen Module [L231]

Tab. 9.2 Freitext der einzelnen Module

Modul	Das fand ich gut	Das fand ich nicht gut
Modul 1: Kennenlernen und Zielsetzung	„Sich ein genaues Ziel zu überlegen" „Andere kennenlernen" „Guter Einblick in die Gruppe" „Andere mit dem gleichen Problem kennenlernen"	-
Modul 2: Formen der Abhängigkeit und Abhängigkeitskriterien	„Die verschiedenen Formen der Abhängigkeit" „Herauszufinden, was dazu führt abhängig zu sein" „Wieso man abhängig wird"	„War etwas langweilig"
Modul 3: Genres, bindende Faktoren und Kunst	„Die guten Seiten verschiedener Spiele" „Der Austausch von Genres und die Besprechung"	-
Modul 4: Teufelskreis Sucht	„Gute von schlechten Spielen unterscheiden" „Die Gestaltung"	-
Modul 5: Tagesstruktur und alternative Aktivitäten	„Neue Hobbies kamen in Frage" „Alternative Aktivitäten finden" „Die vielen verschiedenen Aktivitäten, die man machen kann"	„War schwer, sich etwas einfallen zu lassen"
Modul 6: Entstehung der Abhängigkeit und Begleiterkrankungen	„Weshalb ich süchtig bin"	-
Modul 7: Angehörige	„Eltern haben verstanden, warum man spielt" „Zu überlegen, was meine Eltern spielen oder wie sie damit umgehen"	„Rollenspiel war unangenehm"
Modul 8: Sport und Freizeit (Bouldern)	„Gruppe war sehr nett, Sport" „Hat Spaß gemacht"	-
Modul 9: Fühlen, Denken, Handeln und Emotionsregulation	„Was man spürt, wenn man spielt"	-
Modul 10: Peergroup, Suchtverschiebung und Dranbleiben	„Man hat gelernt, wie man nach der Gruppe weitermacht" „Rollenspiel"	-

Tab. 9.3 Vorschläge zur Verbesserung	
Dieses Thema hat mir gefehlt/ darüber hätte ich gerne mehr gehört	• Entstehung der Abhängigkeit • Analyse, ob man süchtig ist • Teufelskreis Sucht
Das sollte noch verbessert werden	Dass die Gruppe 2x/Woche ist.

KERNAUSSAGEN

- Die Wirksamkeit des vorliegenden Programms **[bei Ausrichtung auf Videospiele]** konnte (bei eingeschränkter Aussagekraft aufgrund der geringen Fallzahl) im Rahmen einer Studie nachgewiesen werden.
- Es ergaben sich signifikante Ergebnisse bei der Veränderung der durchschnittlichen Spielzeit der Patienten (aus Elternsicht).
- Analog zur Spielzeit konnten wir aus Elternsicht die Verbesserung eines abhängigen Spielverhaltens zu einem nicht mehr abhängigen Spielverhalten sehen.
- In der Selbstbeurteilung durch die Patienten zeigte sich eine signifikante Verminderung des CSAS-Summenwerts, d.h. der Summe der gesamten Abhängigkeitskriterien.

IV Materialien

Inhalt

Gruppentherapie Soziale-Netzwerke-Nutzungsstörung

Das „Git Gud in Social-Life"-Programm

Modul	Datum der Teilnahme	Stempel/Unterschrift
1: Kennenlernen und Zielsetzung		
2: Formen der Abhängigkeit und Abhängigkeitskriterien		
3: Bindende Faktoren, Chancen und Gefahren		
4: Teufelskreis Sucht		
5: Tagesstruktur und alternative Aktivitäten		
6: Entstehung der Abhängigkeit und Begleiterkrankungen		
7: Angehörige		
8: Sport und Freizeit		
9: Fühlen, Denken, Handeln und Emotionsregulation		
10: Peergroup, Suchtverschiebung und Dranbleiben		

Dieser Therapiehefter gehört: ______________________________

Gruppenregeln

STEP 1

Wir bitten dich, regelmäßig und pünktlich zu erscheinen.
Elektronische Geräte sind während der Teilnahme an der Gruppe nicht erlaubt!

Solltest du verhindert sein, sage bitte rechtzeitig über die Telefonnummer/E-Mail-Adresse
______________________________ ab.

Deine verpassten Module holst du zu einem späteren Zeitpunkt nach.

Die Gruppe vereinbart die folgenden Gruppenregeln:

1. ______________________________

2. ______________________________

3. ______________________________

4. ______________________________

5. ______________________________

Meine Vierfeldertafel

STEP 2

	Vorteile	Nachteile
Kurzfristig		
Langfristig		

Mein SMARTes Ziel

S ______________ : ____

M ______________ : ____

A ______________ : ____

R ______________ : ____

T ______________ : ____

ICH SETZE MIR FOLGENDES ZIEL: ____________________________________

____

____

____

____

Meine Lebensziele

In 5 Jahren: ____

In 10 Jahren: ____

In 15 Jahren: ____

Mein Medientagebuch

Tag	Medienstart (Uhrzeit)	Medienende (Uhrzeit)	Gerät (Handy, PC, Spielkonsole, ...)	Inhalt (Soziales Netzwerk, YouTube, Spiele, ...)	Sonstige Aktivitäten
Montag					
Dienstag					
Mittwoch					
Donnerstag					
Freitag					
Samstag					
Sonntag					

Gesamtdauer der Medienzeit: ____________

STEP 3

Abhängigskeitskriterien, Nutzungsformen und biologische Grundlagen

Abhängigkeitskriterien

Was bemerke ich bei mir?

1. Gedankliche Vereinnahmung/Übermäßige Beschäftigung ______________________
2. Entzugserscheinungen ______________________
3. Toleranzentwicklung ______________________
4. Kontrollverlust ______________________
5. Konflikte (Lügen/Verheimlichen/Täuschen anderer) ______________________
6. Dysfunktionale Gefühlsregulation ______________________
7. [Verhaltensbezogene Einengung/Interessenverlust] ______________________
8. [Fortsetzung trotz psychosozialer Probleme] ______________________
9. [Gefährdung/Verluste] ______________________

Formen der Abhängigkeit

Markiere die bei dir vorliegenden Abhängigkeitsfelder

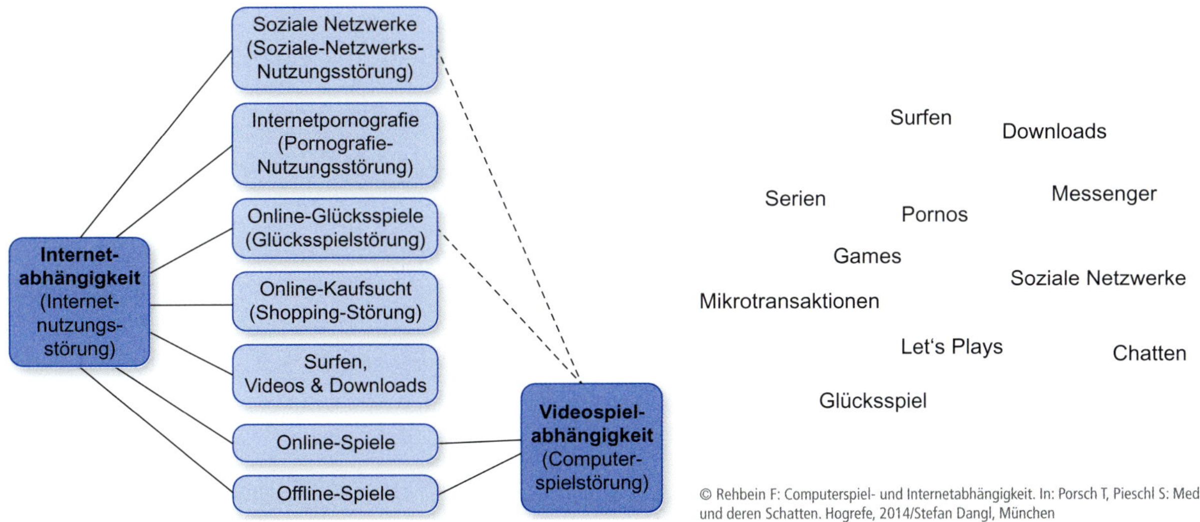

© Rehbein F: Computerspiel- und Internetabhängigkeit. In: Porsch T, Pieschl S: Medien und deren Schatten. Hogrefe, 2014/Stefan Dangl, München

Biologische Grundlagen

1. Die Rolle des Botenstoffs Dopamin beim Suchtverhalten: ______________________
2. Der Begriff des Suchtgedächtnisses: ______________________
3. Das Gratifikations-Kompensationsmodell: ______________________

Gratifikation

Kompensation

Suchtentwicklung

____

____

____

____

© Brand M, et al.: Integrating psychological and neurobiological considerations regarding the development and maintenance of specific Internet-use disorders. In: Neuroscience & Biobehavioral Reviews. Volume 71, Elsevier, December 2016/Stefan Dangl, München.

4. Veränderung durch Therapie ______________________

Bindende Faktoren, Chancen und Gefahren

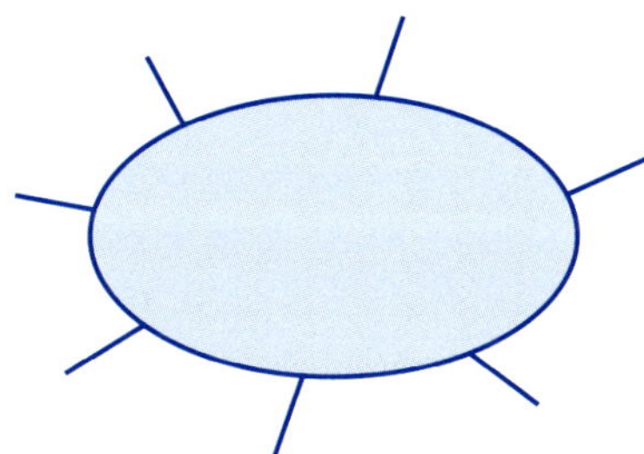
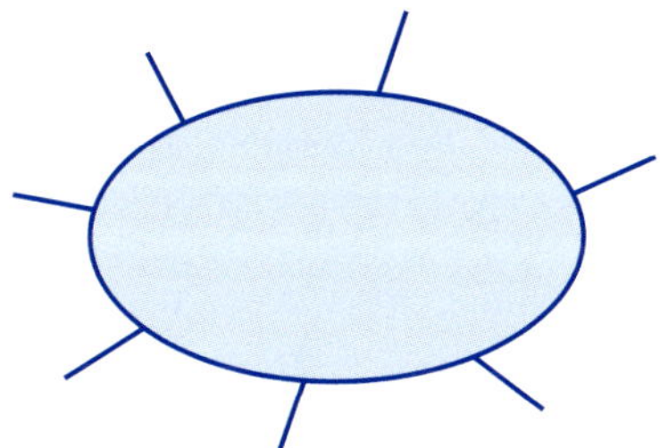
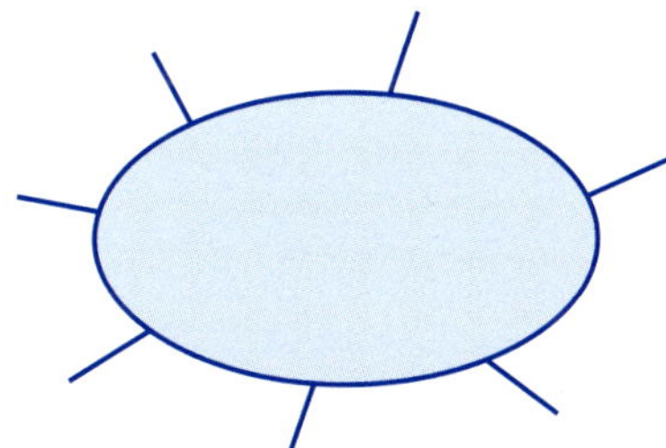
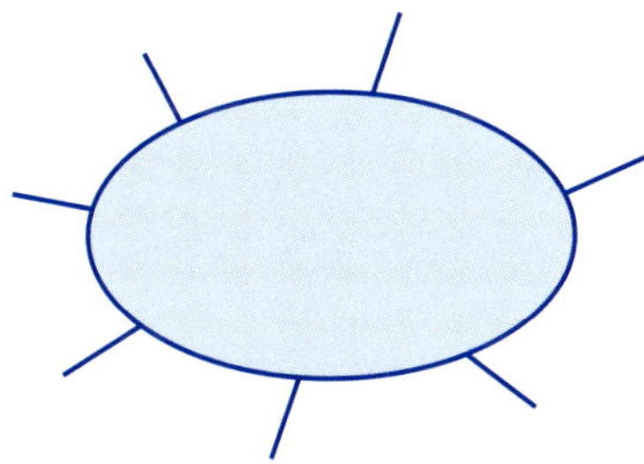

Ich markiere Bindungsfaktoren, die ich behalten möchte, grün und solche, die ich loswerden möchte, rot. Die für mich noch nicht geklärten markiere ich gelb.

13 Regeln zur sicheren Nutzung des Internets

1. Persönliche Daten geheim halten! ______________________
2. Bei öffentlichen Profilbildern nicht erkennbar sein! ______________________
3. Kontakte mit fremden Personen kritisch hinterfragen! ______________________
4. Reale Treffen mit Internetpersonen an öffentlichen Orten und im Beisein Erwachsener!

   ____
5. Niemals Nackt-/Unterwäschefotos verschicken. Niemandem! ______________________
6. Kommunikationsregeln fordern und einhalten. ______________________
7. Vermeintlichen Fakten nicht automatisch vertrauen! ______________________
8. Achtung vor Schadsoftware! ______________________
9. Zahlungen mit den Eltern besprechen. ______________________
10. Das Urheberrecht achten! ______________________
11. Gratisangebote kritisch prüfen! ______________________
12. Verstörendes mit den Eltern besprechen! ______________________
13. Mut haben, Inhalte abzulehnen! ______________________

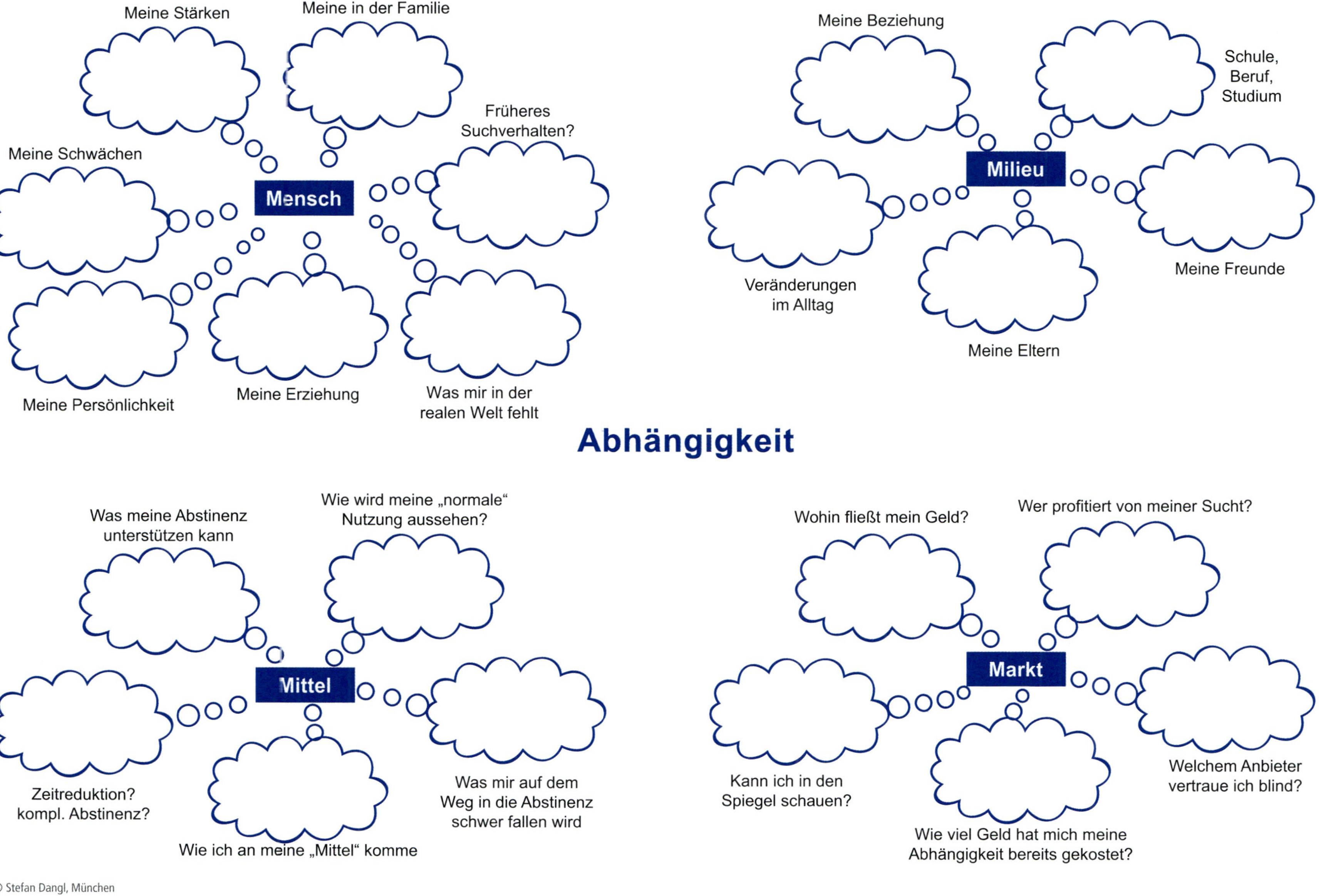
Abhängigkeit
Mensch
Meine Stärken
Meine in der Familie
Früheres Suchverhalten?
Meine Schwächen
Meine Persönlichkeit
Meine Erziehung
Was mir in der realen Welt fehlt
Milieu
Meine Beziehung
Schule, Beruf, Studium
Veränderungen im Alltag
Meine Eltern
Meine Freunde
Mittel
Was meine Abstinenz unterstützen kann
Wie wird meine „normale“ Nutzung aussehen?
Zeitreduktion? kompl. Abstinenz?
Wie ich an meine „Mittel“ komme
Was mir auf dem Weg in die Abstinenz schwer fallen wird
Markt
Wohin fließt mein Geld?
Wer profitiert von meiner Sucht?
Kann ich in den Spiegel schauen?
Wie viel Geld hat mich meine Abhängigkeit bereits gekostet?
Welchem Anbieter vertraue ich blind?
© Stefan Dangl, München

Teufelskreis Sucht

STEP 7

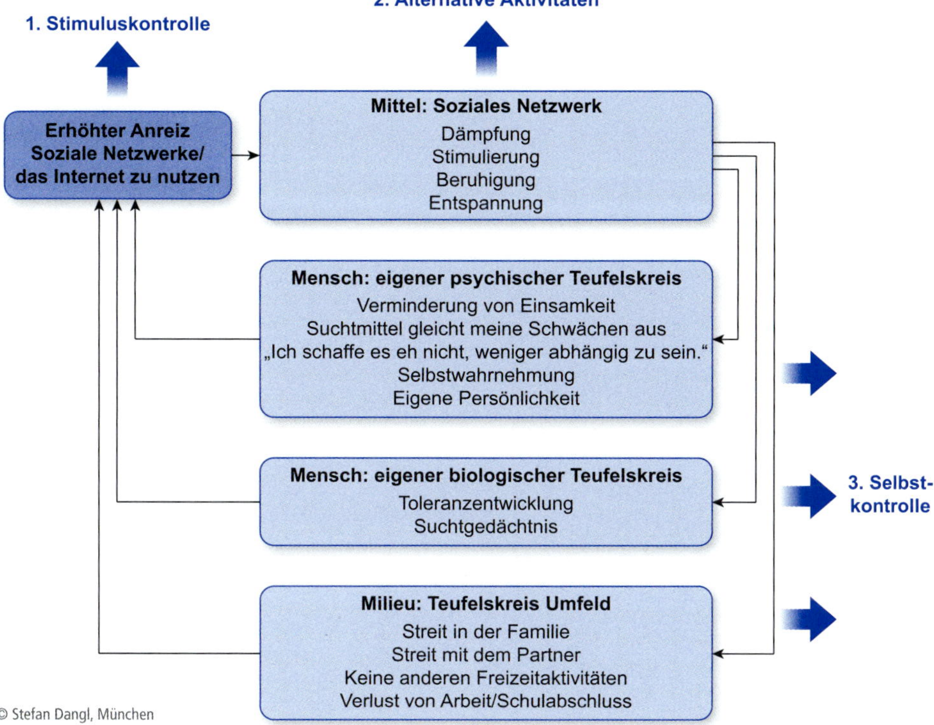

Wie könnt ihr den Teufelskreis so gestalten, dass er besser zu euch passt? Streicht durch oder zeichnet neu!

1. Stimuluskontrolle (aktiver und passiver (!) Konsum)
   a) Ampelsystem

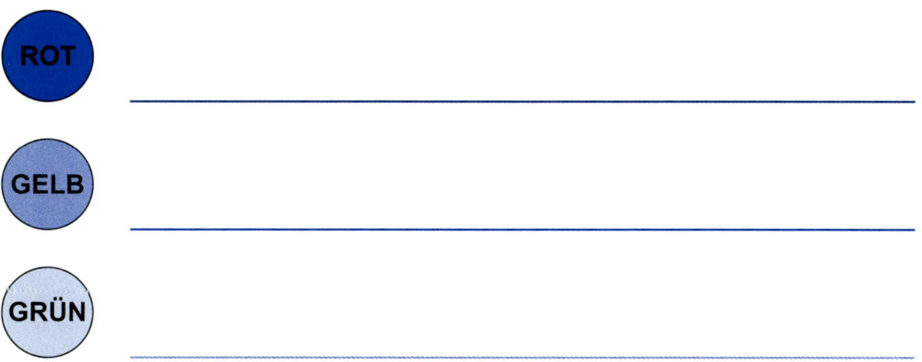

   b) Weitere Methoden (z. B. Handy nur Zuhause, Zeitbegrenzung, Totalabstinenz)

   ____

   ____

2. Alternative Aktivitäten: ______________________________
3. Selbstkontrolle: ______________________________

Mein Freizeitplan:

Ich fülle die durch meine Fortschritte entstandenen Freizeitlücken mit (positiven) alternativen Aktivitäten!

Uhrzeit	Montag		Dienstag		Mittwoch		Donnerstag		Freitag		Samstag		Sonntag	
	früherer Konsum	aktueller Konsum	früherer Konsum	aktueller Konsum	früherer Konsum	aktueller Konsum	früherer Konsum	aktueller Konsum	früherer Konsum	aktueller Konsum	früherer Konsum	aktueller Konsum	früherer Konsum	aktueller Konsum
6–9 Uhr														
9–12 Uhr														
12–15 Uhr														
15–18 Uhr														
18–21 Uhr														
21–0 Uhr														
0–6 Uhr														

Gesamtdauer der Medienzeit: ____________

STEP 8

Alternative Aktivitäten

STEP 9

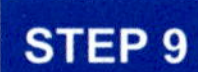

Vorschläge aus der Gruppe:

____

Was hat mir früher Spaß gemacht?

____

Welche Sportarten kommen für mich in Frage?

____

Das werde ich künftig ausprobieren:

____

11 Regeln für einen besseren Schlaf:

1. Möglichst feste Schlafzeiten
2. Mittagsschlaf vermeiden
3. Ausreichende Schlafdauer
4. Das Bett ist zum Schlafen da!
5. Kein Alkohol oder Nikotin vor dem Schlafen
6. Allabendliche Rituale
7. Keine reichhaltigen Mahlzeiten am Abend
8. Körperliche Aktivität am Tag
9. Schlafatmosphäre schaffen
10. Kein Druck vor dem Einschlafen!
11. **DIE WICHTIGSTE REGEL: 2 Stunden vor dem Schlafengehen keine elektronischen Medien mehr!**

Prokrastination „Aufschieberitis":

Widerwillen gegenüber der Aufgabe
Aufschieben der Arbeit – Vermeidung durch weniger unangenehme Alternativtätigkeiten
Teufels-kreis
Konsequenzen kurzfristig:
• Spannungsreduktion
• Nachlassen unangenehmer Gefühle
Konsequenzen kurzfristig:
• Angenehme Ersatztätigkeit
• Schneller Erfolg bei der Erledigung kleinerer Ersatztätigkeiten
Kurzfristig besseres Gefühl
Konsequenzen langfristig:
Leistungsrückstand, Stress, Selbstabwertung, schlechtere Stimmung

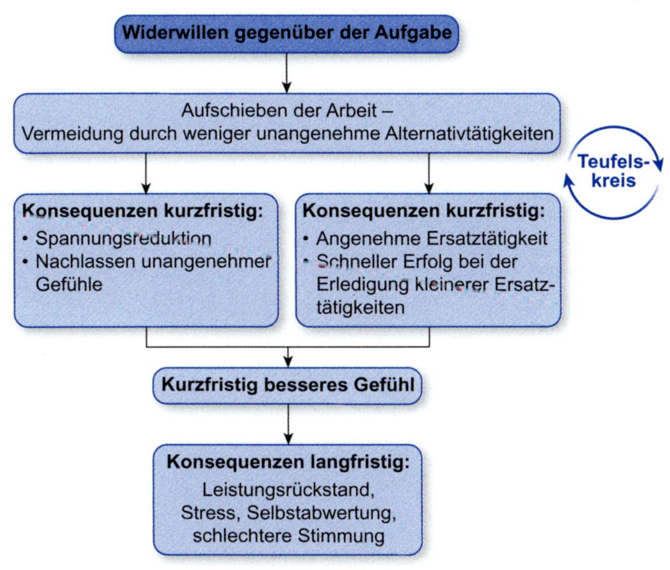

© Höcker A, Engberding M, Rist F: Prokrastination: Ein Manual zur Behandlung des pathologischen Aufschiebens. Hogrefe, 2. Aufl. 2017/Stefan Dangl, München

1. Iteration statt Perfektion
2. Anwendung des sogenannten Rubikon-Modells mit den Unterschritten
   a) Abwägen (Motivationsbildung, ggf. Rückgriff auf Vierfeldertafel [Step 2])
   b) Planen, ggf. unter Zuhilfenahme des SMART-Modells (Step 2)
   c) Handeln. Dabei am besten in Etappen arbeiten, die Arbeit aufteilen, Ablenkungen (Medien) vermeiden und ausreichende Pausen (alternative Aktivitäten) einplanen.
   d) Abschließend bewerten und belohnen (ggf. in der Teilabstinenz auch mit kontrolliertem Konsum, besser natürlich mit einer alternativen Aktivität)

Entstehung einer Abhängigkeit

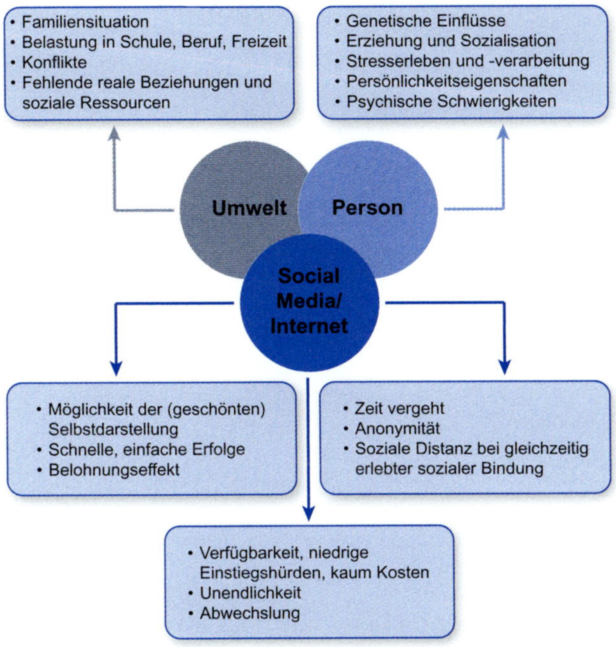

- Familiensituation
- Belastung in Schule, Beruf, Freizeit
- Konflikte
- Fehlende reale Beziehungen und soziale Ressourcen

- Genetische Einflüsse
- Erziehung und Sozialisation
- Stresserleben und -verarbeitung
- Persönlichkeitseigenschaften
- Psychische Schwierigkeiten

Umwelt

Person

Social Media/ Internet

- Möglichkeit der (geschönten) Selbstdarstellung
- Schnelle, einfache Erfolge
- Belohnungseffekt

- Zeit vergeht
- Anonymität
- Soziale Distanz bei gleichzeitig erlebter sozialer Bindung

- Verfügbarkeit, niedrige Einstiegshürden, kaum Kosten
- Unendlichkeit
- Abwechslung

Welche Faktoren ich bei mir selbst finden kann: ______________________________

____

____

____

____

____

____

____

Was ein Hund damit zu tun hat:

____

____

Das ist meine persönliche „Glocke": ______________________________

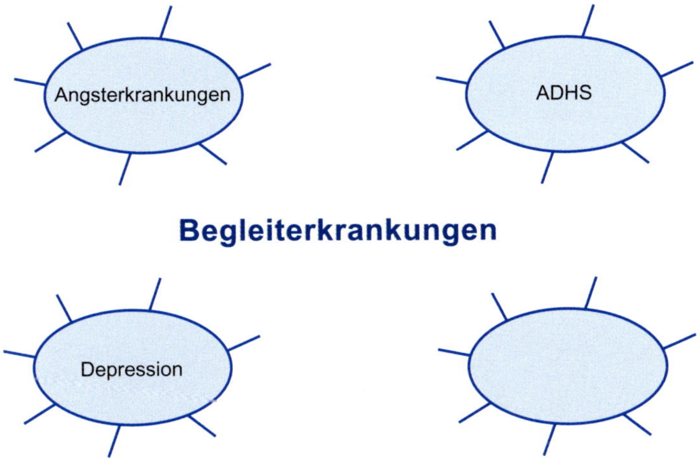

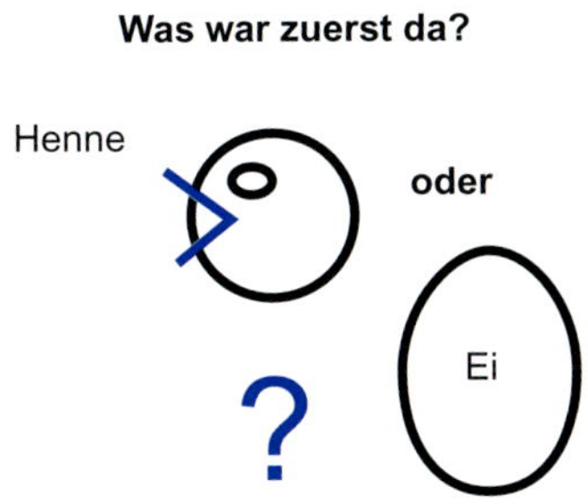

Begleiterkrankungen

Angsterkrankungen

ADHS

Depression

Was war zuerst da?

Henne **oder** Ei

?

____

Behandlungsmöglichkeiten der Abhängigkeit von Sozialen Netzwerken/dem Internet

Psychotherapie: ______________________________

Medikation: ______________________________

Hilfsangebote: ______________________________

Meine eigenen Themen an die Gruppe: ______________________________

Wie sind meine Fortschritte? ______________________________

Wo brauche ich noch Hilfe? ______________________________

Was nehme ich mir für die verbleibenden Module vor? ______________________________

____

Angehörige

STEP 11

Meinen Eltern gebe ich folgende Note im Fach Medienkompetenz: ☐ 1; ☐ 2; ☐ 3; ☐ 4; ☐ 5; ☐ 6

Das fasziniert mich am meisten an meinem aktueller Lieblings-App ______________________ (Name)

1. ______________________ 2. ______________________ 3. ______________________

Diese Aspekte sind bei dieser App aktuell problematisch für mich:

1. ______________________ 2. ______________________ 3. ______________________

App	Mindestalter

Mein reales Alter: ____

Mein von mir eingeschätztes Reife-Alter in Bezug auf die Nutzung des Internets:

____

Diese Regeln zur sicheren Nutzung des Internets (Step 5) sollte ich mir dringend nochmals anschauen:

____

____

Das will ich in Zukunft online anders machen: ______________________________

____

____

Aus dem Elternrollenspiel habe ich mitgenommen: ______________________________

____

____

Diese 3 Basisvoraussetzungen sollte ich mit meinen Eltern besprechen:

1. ____
2. ____
3. ____

Eine Bitte an meine Eltern:

Liebe ________________, lieber ________________, ich würde mir Folgendes von euch im weiteren Kampf gegen meine Abhängigkeit wünschen: ______________________________

____

____

____

____

Als Sorgeberechtigte unseres Kindes ____________________ (Vor- und Zunahme des Kindes) sind wir,

____ (Name der sorgeberechtigten Kindsmutter) und/oder

____ (Name des sorgeberechtigten Kindsvaters)

mit der am ________________________________ (Datum) vorgesehenen sportlichen Aktivität

____ (Beschreibung der Aktivität) einverstanden.

Uns ist bewusst, dass die Durchführung der Aktivität unter Anleitung und unter Wahrung der Sicherheitsregeln erfolgt. Dennoch besteht keine persönliche Haftung des begleitenden Therapeuten im Falle einer Verletzung.

Ort und Datum ____________________ Unterschrift Sorgeberechtigte ______________________

Ort und Datum ____________________ Unterschrift Sorgeberechtigter ______________________

✂- -

Rolle	Fähigkeit	Anzahl bei 6 Mitspielern	Anzahl bei 7 Mitspielern	Anzahl bei 8 Mitspielern	Anzahl bei 9 Mitspielern
Influencer	Nachts wählen die Influencer eine Person aus, die sie umbringen möchten. Tagsüber geben sie vor, normale Forenmember zu sein.	2	2	2	2 (oder 3)
Influencer gegen Forenmember, diese sind:					
Forenmember	Forenmember ohne eine entsprechende Sonderfunktion haben nur im Rahmen der Abstimmung Einflussmöglichkeiten auf das Spiel.	1	1	1	2 (oder 1)
Der Forentroll	Scheidet er aus dem Spiel aus (durch Tod bzw. Auslieferung), so nimmt er eine Person seiner Wahl ebenfalls aus dem Spiel.	1	1	1	1
Der Hacker	Zu Beginn der Nacht darf er sich in die Datenbanken des Forums hacken und vom Spielleiter die Identität einer am Spiel teilnehmenden Person erfahren.	0	0	1	1
Die Ihr-wärt-so-süß-zusammen-Tante	Sie verkuppelt zwei Spieler miteinander, die fortan, unabhängig von ihrer Rolle oder Fraktion, ein Liebespaar darstellen. Scheidet einer der beiden aus dem Spiel aus, so stirbt der andere ebenfalls aus Kummer.	0	1	1	1
Die Administratorin	Einmal während des gesamten Spiels kann sie eine Person in der Nacht löschen (töten) oder upgraden (vor dem Tod bewahren). Löschen und Upgraden können auch in derselben Nacht angewandt werden. Diese Person kann auch sie selbst sein.	1	1	1	1
Das Gamer-Girl	Das Gamer-Girl ist nachts noch lange wach und liebt das Risiko. Sie kann versuchen, während der Wachphase der Influencer die Augen etwas zu öffnen, um deren Identität herauszubekommen.	1	1	1	1
Ablauf Hacker → Influencer (+ heimlich Gamer-Girl) → Admin → Erwachen → Abstimmung → Einschlafen					

Das nehme ich mit:

____

Denken, Fühlen, Handeln und Emotionsregulation

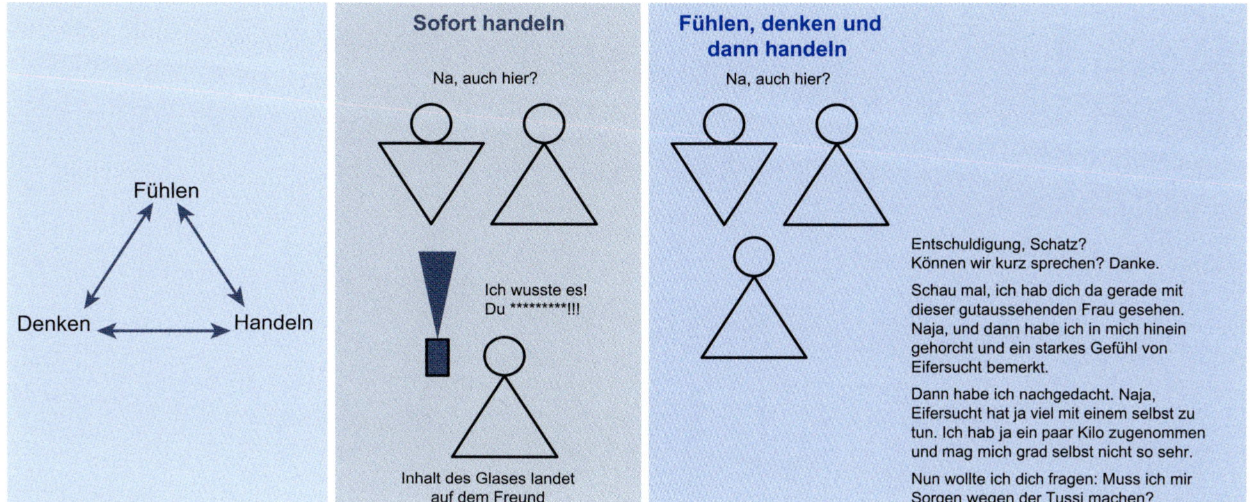

Dysfunktionale Emotions-/(Gefühls-)-Regulation bedeutet:

____

____

Ein Beispiel dafür:

____

____

____

Wochenprotokoll (Step 14) nutzen, anschließend Situation herausgreifen und einer **Situationsanalyse** unterziehen.

Situation	Ich	Medien-/Internetnutzung		Konsequenz
		Vorher	**Nach Beginn**	
		Gedanken	Gedanken	Kurzfristig (positiv)
		Körper	Körper	Langfristig (positiv)
		Gefühle	Gefühle	Kurzfristig (negativ)
		Verhalten	Verhalten	Langfristig (negativ)

Wochenprotokoll

Tag	Situation	Gedanken	Gefühle	Körper	Verlangen 0–10	Nutzungsdauer (min)
Montag						
Dienstag						
Mittwoch						
Donnerstag						
Freitag						
Samstag						
Sonntag						

Gesamtdauer der Medienzeit: ______________

Stressabbau und Entspannung

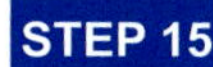

1. Stressverringerung bedeutet bei mir:

____

____

____

2. Stressbewertung bedeutet bei mir:

____

____

____

3. Entspannung (ohne digitale Medien!) bedeutet bei mir:

____

____

____

Ein paar Entspannungsverfahren: ______________________________

Anleitung für eine PMR-Übung:

- Hast du Lust, eine kleine PMR-Übung durchzuführen?
- Prüfe, ob du im Rahmen der Möglichkeiten bequem sitzt. Wenn es die Situation erlaubt, kannst du die Augen schließen. Du kannst sie jedoch auch geöffnet lassen. Richte deine Aufmerksamkeit auf deine Füße. Wohin haben deine Füße dich heute schon getragen? Wohin werden dich deine Füße heute noch tragen? Schließ diesen Gedanken nun bewusst mit einem innerlichen Stopp-Signal ab und versuche, im Hier und Jetzt zu sein.
- Wenn deine Gedanken abschweifen, lass sie einfach ziehen und konzentriere dich wieder auf deine Füße. Es ist gut, dass du sie hast. Deine Füße sind so wichtig für dich. Spreize nun die Fußzehen beider Füße nach oben, sodass der Fuß nur noch mit der Ferse Kontakt zum Boden hat. Halte die Spannung mit ganzer Intensität für zehn Sekunden und senke die Füße dann wieder ab, während du ausatmest.
- Warte etwa eine halbe Minute und führe die Übung dann noch einmal durch. Spürst du, wie gut diese Übung deinen Füßen tut?
- Richte deine Aufmerksamkeit nun auf die Hände. Mach dir klar, dass es gut ist, dass du deine Hände hast. Deine Daumen, deine Zeigefinger, deine Mittelfinger, deine Ringfinger und deine kleinen Finger. Jeder einzelne Finger ist so wichtig. Balle nun beide Hände für zehn Sekunden mit ganzer Intensität zur Faust und atme normal weiter. Beim Ausatmen löse die Anspannung in den Händen und öffne diese wieder.
- Warte etwa eine halbe Minute und führe die Übung dann noch einmal durch. Spürst du, wie gut diese Übung deinen Händen tut?
- Verweile noch einen Moment in der Entspannung und kehre dann wieder in das Hier und Jetzt zurück.
- Nach einigen Durchgängen und wenn du dich mit der Übung sicher fühlst, kannst du sie auch auf andere Körperregionen anwenden. Ein typischer Ablauf wären nacheinander die folgenden Aktionen: Faustschluss, Ellenbogen beugen, Fußzehen nach oben spreizen, Unterschenkel Richtung Gesäß ziehen, Augenbrauen nach oben ziehen, Augen zukneifen, Zähne aufeinanderbeißen, Kopf auf die Brust legen. PMR muss man üben, am besten täglich für mindestens zwanzig Minuten. Die Übungen kann man entweder im Sitzen oder im Liegen durchführen, wobei das Sitzen meist einfacher in den Alltag integriert werden kann.
- Versuche, ob auch die anderen Entspannungsverfahren etwas für dich sind.
- Lass dich nicht irritieren, wenn du dir bei der Anwendung anfangs komisch vorkommst. So geht es den meisten.

Peers

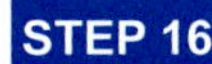

Zeichne deine Peers mit Kreisen um dich herum auf. Was verbindet euch?

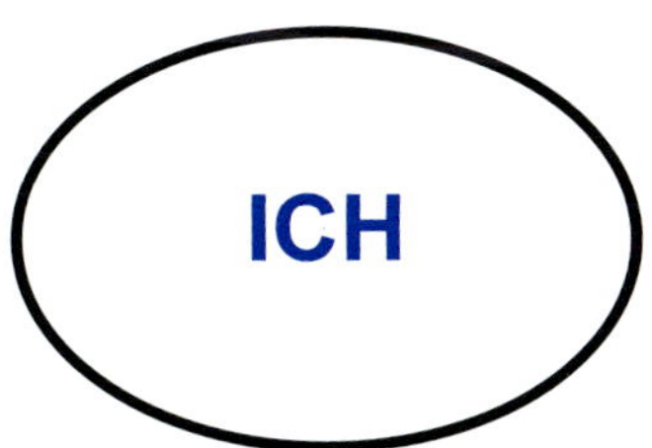

In mehreren Schritten erkennen, wer dir guttut:

- Mit wem aus deiner „Peergroup" kannst du offen über deine Probleme sprechen?
- Was zeichnet diese Person aus? Ist sie vertrauenswürdig? Kann sie sich in dich hineinversetzen?
- Würde ein wirklich guter Freund dein Problem nicht nachvollziehen können und dich dabei unterstützen?
- Schlage deiner „Peergroup" alternative Freizeitaktivitäten vor. Mache ihnen möglichst konkrete Angebote, die sich mit den von dir geplanten Freizeitaktivitäten decken. Beispielsweise den Vorschlag, ins Schwimmbad zu gehen, sich zum Volleyballspielen oder für ein Brettspiel zu verabreden.
- Überlege dir, wie du das Thema „Peergroup" in deinem konkreten Fall berücksichtigen solltest. Wenn nötig, fertige eine Situationsanalyse wie auf Step 13 beschrieben an.

Fragen zur Selbstsicherheit

Beantworte die die zehn nachfolgenden Fragen:

1. Wann hast du das letzte Mal eine Information erfragt (zum Beispiel nach dem Weg oder der Uhrzeit)?
   ____
2. Wann hast du das letzte Mal jemanden um einen Gefallen gebeten (zum Beispiel, ob er dir etwas Arbeit abnehmen oder dir bei den Hausaufgaben helfen kann)? ______________________________
3. Wann hast du dich das letzte Mal beschwert (zum Beispiel über eine aus deiner Sicht ungerechtfertigte Benotung in der Schule)? ______________________________
4. Wann hast du das letzte Mal zu etwas „Nein!" gesagt (zum Beispiel, wenn jemand andauernd deine Zeit beansprucht, du aber das Gefühl hast, er nutzt dich in diesem Punkt nur aus)?
   ____
5. Wann hast du das letzte Mal deine Meinung geäußert (zum Beispiel, wenn jemand in einer Diskussion ganz anderer Ansicht war als du)? ______________________________
6. Wann hast du das letzte Mal jemanden berechtigterweise kritisiert (zum Beispiel, wenn jemand sich dir gegenüber falsch verhalten hat)? ______________________________
7. Wann hast du das letzte Mal jemandem ein Kompliment gemacht (zum Beispiel, wenn derjenige ein neues Kleidungsstück gekauft hat und dieses zum ersten Mal trägt)? ______________________________
8. Wann konntest du das letzte Mal ein Lob annehmen (zum Beispiel, wenn jemand deine schulischen/beruflichen oder privaten Bemühungen entsprechend honoriert hat)? ______________________________
9. Wann hast du dich das letzte Mal berechtigterweise für etwas entschuldigt (zum Beispiel, wenn du jemanden ungerecht behandelt hast)? ______________________________
10. Wann hast du das letzte Mal von dir aus ein Gespräch begonnen oder neue Aspekte in ein bestehendes Gespräch eingebracht (zum Beispiel in einer Gruppe von Menschen, wenn du eigentlich etwas Passendes zum Thema beisteuern konntest, dich aber nicht getraut hast)? ______________________________

Aufrechterhaltung

Suchtverschiebung: Ich habe besonders Sorge, dass sich meine Sucht in Richtung (vergleiche Step 4)

____

____

____ verschiebt und werde darauf vermehrt achten.

Die drei Säulen des Dranbleibens:

1. Transfer in den Alltag mithilfe der Verhaltenstherapie (Analyse schwieriger Situationen und Wiederholung von „gesundem“ Verhalten)
2. Suchtverschiebung beachten
3. Mit Rückfällen umgehen (Krisenplan und W-Fragen)

   a) W ______________________________?

   b) W ______________________________?

   c) W ______________________________?

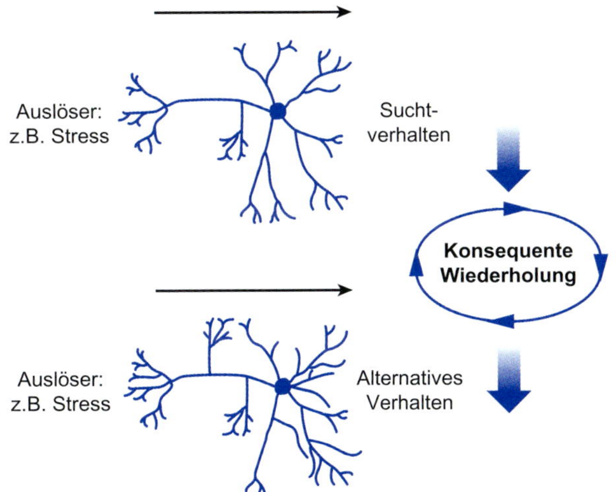

Bausteine für meinen Krisenplan:

Wenn ich wieder anfangen sollte, vermehrt Soziale Netzwerke zu nutzen/im Internet zu surfen oder die nachfolgenden Frühwarnzeichen

____

zeigen sollte, werde ich meine bisherigen Erfolge nicht kampflos aufgeben. Ich weiß, dass ich selbst dazu beitragen kann, nicht wieder in alte Verhaltensmuster zurückzufallen.

Ich werde:

- XYZ anrufen (beste Freundin, Vertrauensperson) und mit ihr/ihm über meinen Rückfall sprechen.
- versuchen, das Verlangen, das Handy zu nutzen/im Internet zu surfen, zu reduzieren, indem ich die App deinstalliere/das Handy ausschalte/meine Internetmöglichkeiten einschränke/etc. Wenn ich das alleine nicht schaffen sollte, bitte ich meine Freundin/meinen Freund/meinen Partner/meinen Bruder/meine Schwester/meine Eltern um Hilfe.
- die Liste meiner alternativen Freizeitaktivitäten anwenden und joggen gehen/mich mit Freunden verabreden/Musik hören/etc.
- mir professionelle Unterstützung holen, indem ich meine Therapeutin/meine Selbsthilfegruppe anrufe (Tel.: 1234) bzw. aufsuche (Therapiezeiten XX Uhr jeden XXtag), bzw. da ich noch keine professionelle Behandlung habe, wähle ich die Nummer meines zuständigen Krisendienstes (Tel. 1234) und versuche im Anschluss eine professionelle Behandlung zu vereinbaren.

Formuliert zu Hause euren individuellen Krisenplan auf einer Karteikarte und tragt diese in eurem Portemonnaie bei euch.

Feedbackbogen (anonym), zum Ankreuzen

STEP 18

Die Gruppentherapie fand ich, in Schulnoten: ☐ 1; ☐ 2; ☐ 3; ☐ 4; ☐ 5; ☐ 6
Die Gestaltung durch die Therapeuten fand ich, in Schulnoten: ☐ 1; ☐ 2; ☐ 3; ☐ 4; ☐ 5; ☐ 6
Die Dauer der Veranstaltung war o zu kurz; ☐ genau richtig; ☐ zu lang
Die Frequenz (1x/Woche) fand ich o zu kurz; ☐ genau richtig, ☐ zu lang
Ich konnte etwas mitnehmen, in Schulnoten: ☐ 1; ☐ 2; ☐ 3; ☐ 4; ☐ 5; ☐ 6
Ich konnte etwas für mich verändern, in Schulnoten: ☐ 1; ☐ 2; ☐ 3; ☐ 4; ☐ 5; ☐ 6
Mein Konsumverhalten hat sich verbessert, in Schulnoten: ☐ 1; ☐ 2; ☐ 3; ☐ 4; ☐ 5; ☐ 6
Zu Hause gibt es weniger Konflikte, in Schulnoten: ☐ 1; ☐ 2; ☐ 3; ☐ 4; ☐ 5; ☐ 6
Ich gehe regelmäßig in die Schule, in Schulnoten: ☐ 1; ☐ 2; ☐ 3; ☐ 4; ☐ 5; ☐ 6
Ich würde die Gruppe weiterempfehlen, in Schulnoten: ☐ 1; ☐ 2; ☐ 3; ☐ 4; ☐ 5; ☐ 6

Modul	Schulnote 1–6, 0 für (noch) nicht teilgenommen	Das fand ich gut	Das fand ich nicht gut
1: Kennenlernen und Zielsetzung			
2: Formen der Abhängigkeit und Abhängigkeitskriterien			
3: Bindende Faktoren, Chancen und Gefahren			
4: Teufelskreis Sucht			
5: Tagesstruktur und alternative Aktivitäten			
6: Entstehung der Abhängigkeit und Begleiterkrankungen			
7: Angehörige			
8: Sport und Freizeit			
9: Fühlen, Denken, Handeln und Emotionsregulation			
10: Peergroup, Suchtverschiebung und Dranbleiben			

STEP 18 Das hat mir insgesamt besonders gut gefallen:

____

____

____

____

Das hat mir insgesamt gar nicht gefallen:

____

____

____

____

Dieses Thema hat mir gefehlt/darüber hätte ich gerne mehr gehört:

____

____

____

____

Das sollte noch verbessert werden:

____

____

____

____

Vielen Dank, dass du dir die Zeit für die Beantwortung der Fragen genommen hast.

Schön, dass du mit dabei warst!

Alles Gute auf deinem weiteren Lebensweg.

Literaturverzeichnis

Aarseth E, Bean A M, Boonen H, et al. Scholars' open debate paper on the World Health Organization ICD-11 Gaming Disorder proposal. Journal of behavioral addictions 2017; 6(3): 267–270.

Baer S, Saran K, Green DA. Computer/gaming station use in youth: Correlations among use, addiction and functional impairment. Paediatrics & Child Health 2012; 17(8): 427–431.

Brunborg GS, Mentzoni RA, Frøyland LR. Is video gaming, or video game addiction, associated with depression, academic achievement, heavy episodic drinking, or conduct problems? Journal of Behavioral Addictions 2014; 3(1): 27–32.

Bozkurt H, Coskun M, Ayaydin H, Adak i, Zoroglu SS. Prevalence and patterns of psychiatric disorders in referred adolescents with Internet addiction. Psychiatry and Clinical Neurosciences 2013; 67(5): 352–359.

Cheng C, Lau YC, Chan L, Luk JW. Prevalence of social media addiction across 32 nations: Meta-analysis with subgroup analysis of classification schemes and cultural values. Addict Behav. 2021 Jun;117:106845.

DAK-Gesundheit. Mediensucht 2020 – Gaming und Social Media in Zeiten von Corona - DAK-Längsschnittstudie: Befragung von Kindern, Jugendlichen (12–17 Jahre) und deren Eltern. 2020. www.dak.de/dak/download/dak-studie-gaming-social-media-und-corona-2296434.pdf [Aufgerufen am 01.11.2022].

DAK-Gesundheit. WhatsApp, Instagram und Co. – so süchtig macht Social Media. 2018. www.dak.de/dak/download/internetsucht-studie-pdf-2106324.pdf [Aufgerufen am 01.11.2022].

DAK-Gesundheit. Mediensucht während der Corona-Pandemie. Ergebnisse der Längsschnittstudie von 2019 bis 2021 zu Gaming und Social Media mit dem UKE Hamburg. 2021. www.dak.de/dak/download/praesentation-2508260.pdf [Aufgerufen am 01.11.2022].

González-Bueso V, Santamaría J, Fernández D, Merino L, Montero E, Ribas J. Association between Internet Gaming Disorder or Pathological Video-Game Use and Comorbid Psychopathology: A Comprehensive Review. International Journal of Environmental Research and Public Health 2018; 15(4): 668.

Grawe K. Psychologische Therapie. Göttingen: Hogrefe; 1998.

Höcker A, Engberding M, Rist F. Prokrastination: ein Manual zur Behandlung des pathologischen Aufschiebens. Göttingen: Hogrefe, 2017.

Illy D. Ratgeber Depression: Hilfe für den Alltag. München: Elsevier, 2015.

Illy D, Florack J. Ratgeber Videospiel- und Internetabhängigkeit: Hilfe für den Alltag. München: Elsevier; 2018.

Illy. Videospielabhängigkeit: Behandlung ohne Diagnose PP 17, Ausgabe März 2018, Seite 118.

Illy D. Praxishandbuch Videospiel- und Internetabhängigkeit. München: Elsevier, 2020.

Illy D, Florack J. Behandlungsmanual Videospiel- und Internetabhängigkeit. München: Elsevier, 2021.

Illy D. Ratgeber Daueronline in Sozialen Medien. München: Elsevier, 2022.

Kielholz P, Ladewig D. Die Abhängigkeit von Drogen. München: Deutscher Taschenbuch-Verlag, 1973.

King DL, Delfabbro PH. The Cognitive Psychopathology of Internet Gaming Disorder in Adolescence. Journal of Abnormal Child Psychology 2016; 44(8): 1635–1645.

Kiresuk TJ, Sherman RR. Goal Attainment Scaling: A General Method for Evaluating Comprehensive Community Mental Health Programs. Community Mental Health Journal 1968; 4(6): 443–453.

Küfner H, Bühringer G. Alkoholismus. In: Hahlweg K, Ehlers A (Hrsg): Psychische Störungen und ihre Behandlung. Enzyklopädie der Psychologie. Göttingen: Hogrefe, 1997.

Lin SS, Tsai C-C. Sensation seeking and internet dependence of Taiwanese high school adolescents. Computers in Human Behavior 2002; 18(4): 411–426.

Mihara S, Higuchi S. Cross-sectional and longitudinal epidemiologicalstudies of Internet gaming disorder: Asystematic review of the literature. Psychiatry and ClinicalNeurosciences 2017; 71(7): 425–444.

Miller WR, Rollnick S: Motivierende Gesprächsführung. Freiburg: Lambertus, 2015.

Müller KW, Janikian M, Dreier M, et al. Regular gaming behavior and internet gaming disorder in European adolescents: results from a cross-national representative survey of prevalence, predictors, and psychopathological correlates. European Child & Adolescent Psychiatry 2014; 24(5): 565–574.

Perrault AA, Bayer L, Peuvrier M, et al. Reducing the use of screen electronic devices in the evening is associated with improved sleep and daytime vigilance in adolescents. Sleep 2019; 42(9): zsz125.

Porsch T, Pieschl S (Hrsg.): Neue Medien und deren Schatten. Göttingen: Hogrefe 2014; 219–243.).

RadioEins vom RBB. Digitale Welt: Fluch oder Segen? www.youtube.com/watch?v=thbb8h8vnvs [Aufgerufen am 01.11.2022].

Rumpf H-J, Meyer C, Kreuzer A, John U. Prävalenz der Internetabhängigkeit (PINTA). Bericht an das Bundesministerium für Gesundheit. 2011. www.bundesgesundheitsministerium.de/fileadmin/Dateien/5_Publikationen/Drogen_und_Sucht/Berichte/Forschungsbericht/Studie_Praevalenz_der_Internetabhaengigkeit__PINTA_.pdf [Aufgerufen am 01.11.2022].

Rüther R (2019). 16-Jähriger gewinnt Fortnite-WM und 3 Millionen US-Dollar. www.gamestar.de/artikel/16-jaehriger-gewinnt-fortnite-wm,3347116,kommentar4303416.html [Aufgerufen am 01.11.2022].

Schou Andreassen C, Billieux J, Griffiths MD, Kuss DJ, Demetrovics Z, Mazzoni E, Pallesen S. The relationship between addictive use of social media and video games and symptoms of psychiatric disorders: A large-scale cross-sectional study. Psychol Addict Behav. 2016 Mar;30(2):252–62.

Shanawaz, M. Rehman, U. Social Networking Addiction Scale. Cogent Psychology. 2020. 7/1.

Spitzer M. Die Smartphone-Epidemie. Gefahren für Gesundheit, Bildung und Gesellschaft. Stuttgart: Klett-Cotta; 2019.

Strittmatter E, Kaess M, Parzer P, et al. Pathological Internet use among adolescents: Comparing gamers and non-gamers. Psychiatry Research 2015; 228(1): 128–135.

Tichelaar J, den Uil SH, Antonini NF, van Agtmael MA, de Vries TPGM, Richir MC. A 'SMART' way to determine treatment goals in pharmacotherapy education. British Journal of Clinical Pharmacology 2016; 82(1): 280–284.

Vadlin S, Åslund C, Nilsson KW. Stability of problematic gaming and associations with problematic gambling: A three-year follow-up study of adolescents in the SALVe-cohort. European Psychiatry 2017; 41: S882.

Wartberg L, Kriston L, Kramer M, Schwedler A, Lincoln TM, Kammerl R. Internet gaming disorder in early adolescence: Associations with parental and adolescent mental health. European Psychiatry 2017: 43: 14–18.

Wartberg L., Kriston L., Thomasius R. Internet gaming disorder and problematic social media use in a representative sample of German adolescents: Prevalence estimates, comorbid depressive symptoms and related psychosocial aspects. Computers in Human Behavior, Volume 103, 2020, Pages 31–36.

Watzlawick P, Bavelas JB, Jackson DD, Norton W. Pragmatics of human communication: a study of interactional patterns, pathologies, and paradoxes. New York, London: W. W. Norton & Company, 1967.

Wölfling K, Jo C, Bengesser I, Beutel ME, Müller KW. Computerspiel- und Internetsucht: ein kognitiv-behaviorales Behandlungsmanual. Stuttgart: Kohlhammer, 2012.

Yeh Y-C, Wang P-W, Huang M-F, Lin P-C, Chen C-S, Ko, C-H. The procrastination of Internet gaming disorder in young adults: The clinical severity. Psychiatry Research 2017; 254: 258–262.

Young KS. Internet addiction: symptoms, evaluation and treatment. In: VandeCreek L, Jackson TL (Hrsg.). Innovations in clinical practice: A source book. Sarasota, FL: Professional Resource Press 1999: 351–352.

Young KS, Pistner M, O'Mara J, Buchanan J. Cyber Disorders: The Mental Health Concern for the New Millennium. CyberPsychology & Behavior 1999; 2(5): 475–479.